아쉬탕가 요가 프라이머리 시리즈 입문서
ASHTANGA YOGA OF MIND
아쉬탕가 요가 오브 마인드

황승욱

마음의 등불

아쉬탕가 요가 프라이머리 시리즈 입문서
ASHTANGA YOGA OF MIND
아쉬탕가 요가 오브 마인드

1판 1쇄 인쇄 2015년 1월 27일
1판 4쇄 인쇄 2023년 1월 28일

지은이 황승욱
펴낸곳 마음의 등불
펴낸이 황승욱
편집인 황승욱, 김경희
사진 STUDIO.JK402
디자인 마음의 등불

등록번호 제 2014-42호
주소 서울시 광진구 천호대로 109길 71-3
전화 02) 422-9788
전자우편 truthyoga@truthyoga.co.kr
홈페이지 http://www.printmind.co.kr 마음의 등불 | http://www.truthyoga.co.kr 트루스 요가
ISBN 979-11-954015-0-5

이 책에 수록된 글과 사진은 저작권법에 따라 보호받은 저작물이므로 무단 전재와 무단 복제를 금지하며,
이 책 내용의 전부 또는 일부를 이용하려면 반드시 저작권자의 서면 동의를 받아야 합니다.

KPJAYI MYSORE INSTITUTE의 관련된 모든 사진은 허가하에 촬영되었습니다.

이 도서의 국립중앙도서관 출판시도서목록(CIP)은 서지정보유통지원시스템 홈페이지(http://seoji.nl.go.kr)와
국가자료공동목록시스템(http://www.nl.go.kr/kolisnet)에서 이용하실 수 있습니다.
(CIP제어번호 : CIP2015001680)

* 책값은 뒤표지에 있습니다.
* 잘못된 책은 바꿔드립니다.

This book is dedicated to our guru, Sri K. Pattabhi Jois and my guru R. Sharath Jois who have given me the strength to keep practice and whose wisdom guides my practice.

이 책을 수련의 의지를 불러 일으키고 수련의 길잡이가 되어주신
존경하는 구루지와 나의 구루 샤랏 선생님께 바칩니다.

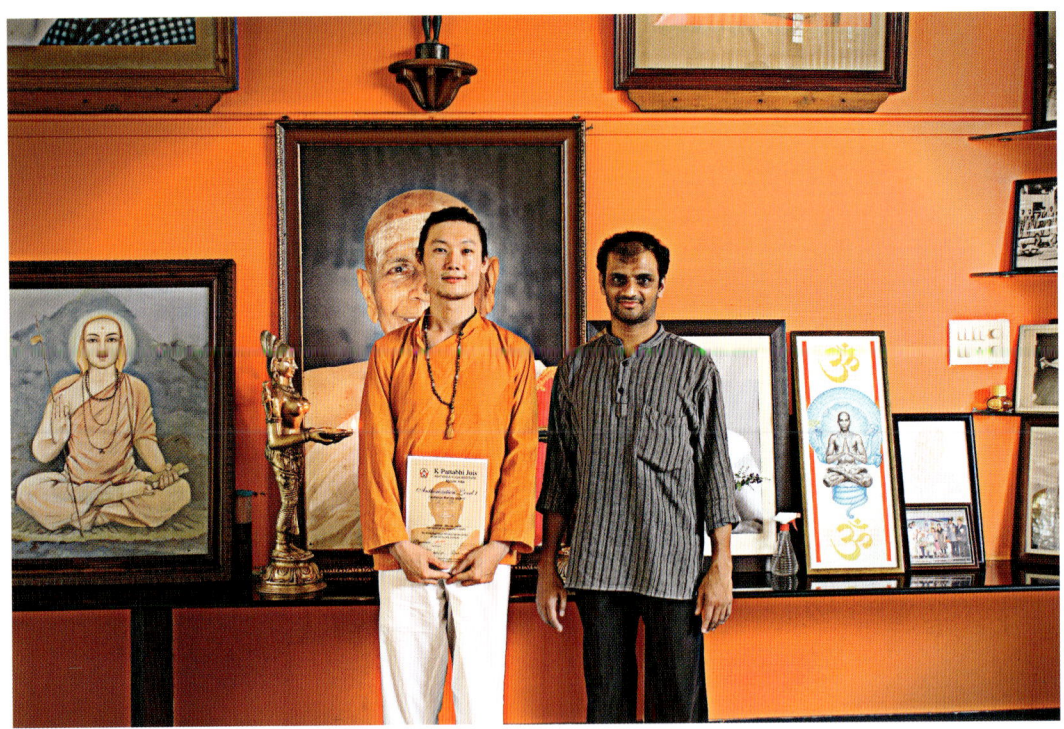

with R. Sharath Jois

practice yoga for peace of mind!

R Sharath Jois

practice yoga for peace of mind
- R. Sharath Jois -

저자의 요청으로 한국에서 요가를 수련하는
모든 분들에게 보내는 샤랏 선생님의 메시지입니다.

ASHTANGA YOGA OF MIND
INTRODUCTION 소개
책을 만든 이유 및 소개

아쉬탕가 요가 수련은 저에겐 어렵고도 힘든 수련입니다.
하지만 꾸준하게 반복적인 수련으로 얻게 된 것은 건강한 신체만이 전부가 아니었습니다. 심리적인 불안정함과 기복이 심하게 흔들리는 감정을 안정되게 만들어 주도록 도와주었습니다. 아쉬탕가 요가 수련은 어렵게만 생각했던 육체적인 고통과 내면의 고통에서 벗어나는 실질적이며 구체적인 방법을 알려줍니다.

제가 얻게 된 신체적인 건강과 마음의 안정을 어떻게 하면 쉽게 전달할 수 있을지를 생각하며, 그리고 아쉬탕가 요가를 수련함으로써 스스로의 변화됨으로 인해 수련의 재미를 느낄 수 있기를 희망하는 마음으로 부족하지만 용기를 내어 책을 만들었습니다.

『아쉬탕가 요가 오브 마인드』는 한국에서의 수련과 1년 중 3개월씩 4년에 걸친 인도 마이소르에서의 수련 및 아쉬탕가 요가의 계승자이신 샤랏 선생님의 가르침을 토대로 만들어졌습니다. 파타비 조이스(구루지)의 뒤를 이어 아쉬탕가 요가를 계승하는 샤랏 조이스(구루)에게 제가 만든 책을 보여드리는 것만으로도 저에겐 커다란 행복이었으며, 선생님의 메시지를 이 책에 첨부하는 것은 스승의 큰 사랑을 받은 것이라고 생각합니다.

인도 마이소르에서 샤랏 선생님 같은 좋은 선생님의 지도 아래 수련을 하면 좋겠지만 그렇지 못한 분들을 위해 간접적이나마 "레드 클래스(Led Class)"에 대한 정확한 자세와 호흡 그리고 느낌을 전달하고자 노력하였습니다. 한 동작씩 따라 해보면서 레드 클래스의 전체적인 흐름을 느낄 수 있었으면 합니다.

글 보다는 사진을 대량으로 첨부하여 보다 쉽고 편하게 이해를 돕도록 만들었으며 초보 자세 및 구분 동작을 통해 아쉬탕가 요가를 초보 수련자부터 숙련자분들까지 수련에 도움이 되었으면 하는 마음으로 이 책을 구성하였습니다.

Led Class(이하 레드 클래스)란 인도 마이소르(India, Mysore)의 Sri K. Pattabhi Jois-Ashtanga Yoga Institute에서 진행되고 있는 수업의 형태를 말합니다.
일주일 중에서 토요일과 월요일(2014년 10월 기준이며, 그전에는 금요일과 일요일이었습니다.)에 하는 레드 클래스는 선생님의 구령으로 수업이 진행됩니다.
이때 수업시 구령을 설명한 것이 빈야사 카운트이며 이 책에서 빈야사 카운트를 순서대로 기술한 이유는 수련시 정해진 호흡과 자세를 순서에 맞춰 수련하기 위함으로 빈야샤 카운트에 대한 이해를 돕고자 노력하였습니다. 지속적인 자각 및 호흡을 통한 집중과 몰입에 초점을 두고 수업이 진행되며 전체적인 흐름을 중요하게 생각합니다.

한 동작 한 동작 중요하지 않은 자세는 없으며, 전체적인 흐름과 수업을 진행하는 선생님의 가르침에 대한 깊은 사상과 철학은 수업의 구령을 통해 받아들이는 사람들마다 부분적인 차이가 있다는 것을 알 수 있었습니다.
아쉬탕가 요가의 비밀 아닌 비밀들은 수련을 통해 수련자마다 재해석 될 수 있음을 받아들였으면 합니다. 다름을 이해하며 수련을 즐기셨으면 좋겠습니다.
요가를 수련하는 수련자로서 수련의 방법이 다를지라도 방향과 목적은 같다고 생각합니다. 반복적인 수련을 통해 육체적인 고통에서 벗어나길 희망하며, 신체적인 긴장을 통해 내면인 마음의 안정을 찾도록 노력하는 것이 저의 바람입니다.
이 글을 읽는 모두가 똑같은 요가 수련자라고 생각하며 수련을 통해 여러분들이 얻고자 하는 것을 모두 얻기를 희망합니다.

Mysore, India, 2014
황승욱

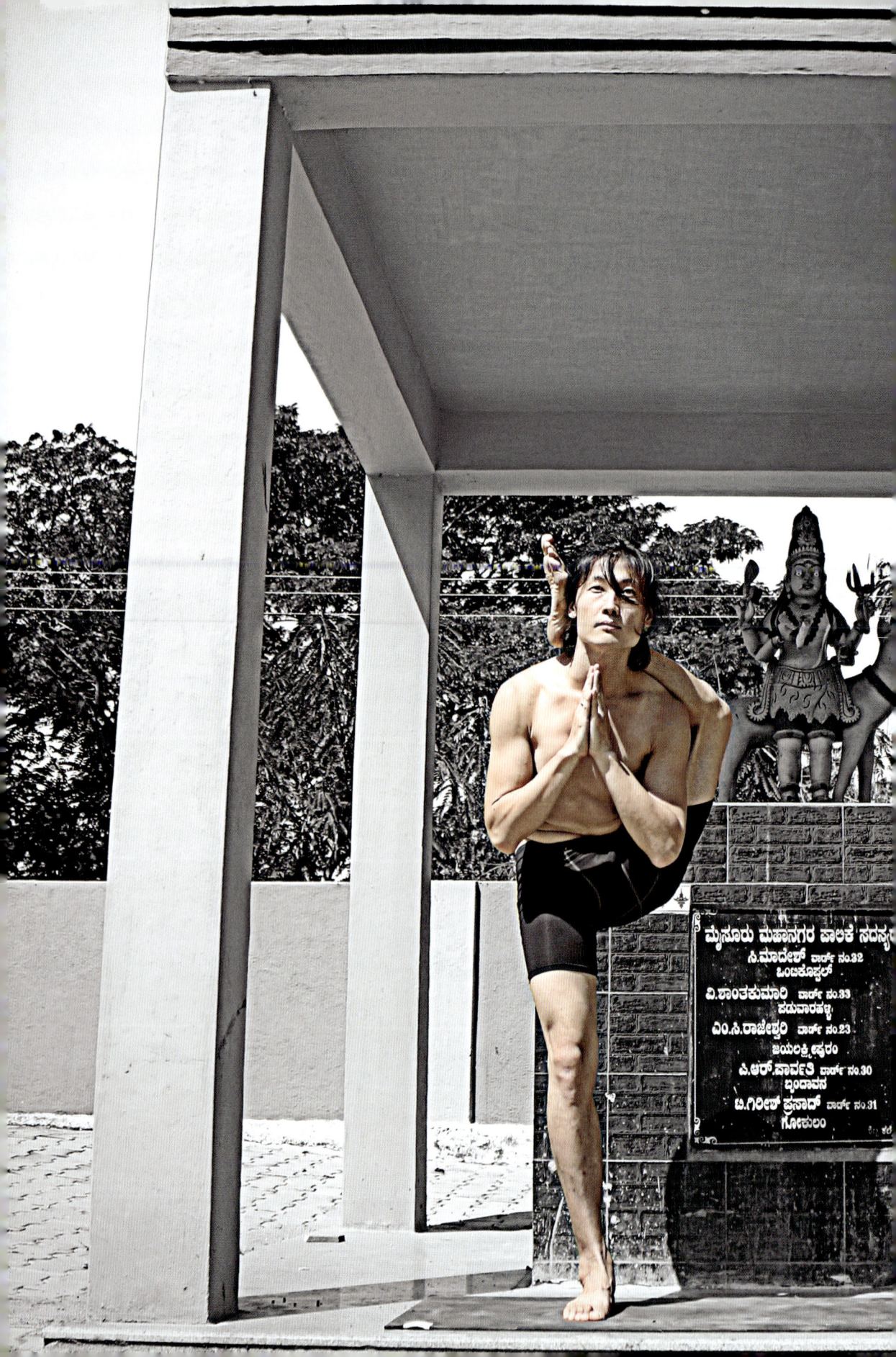

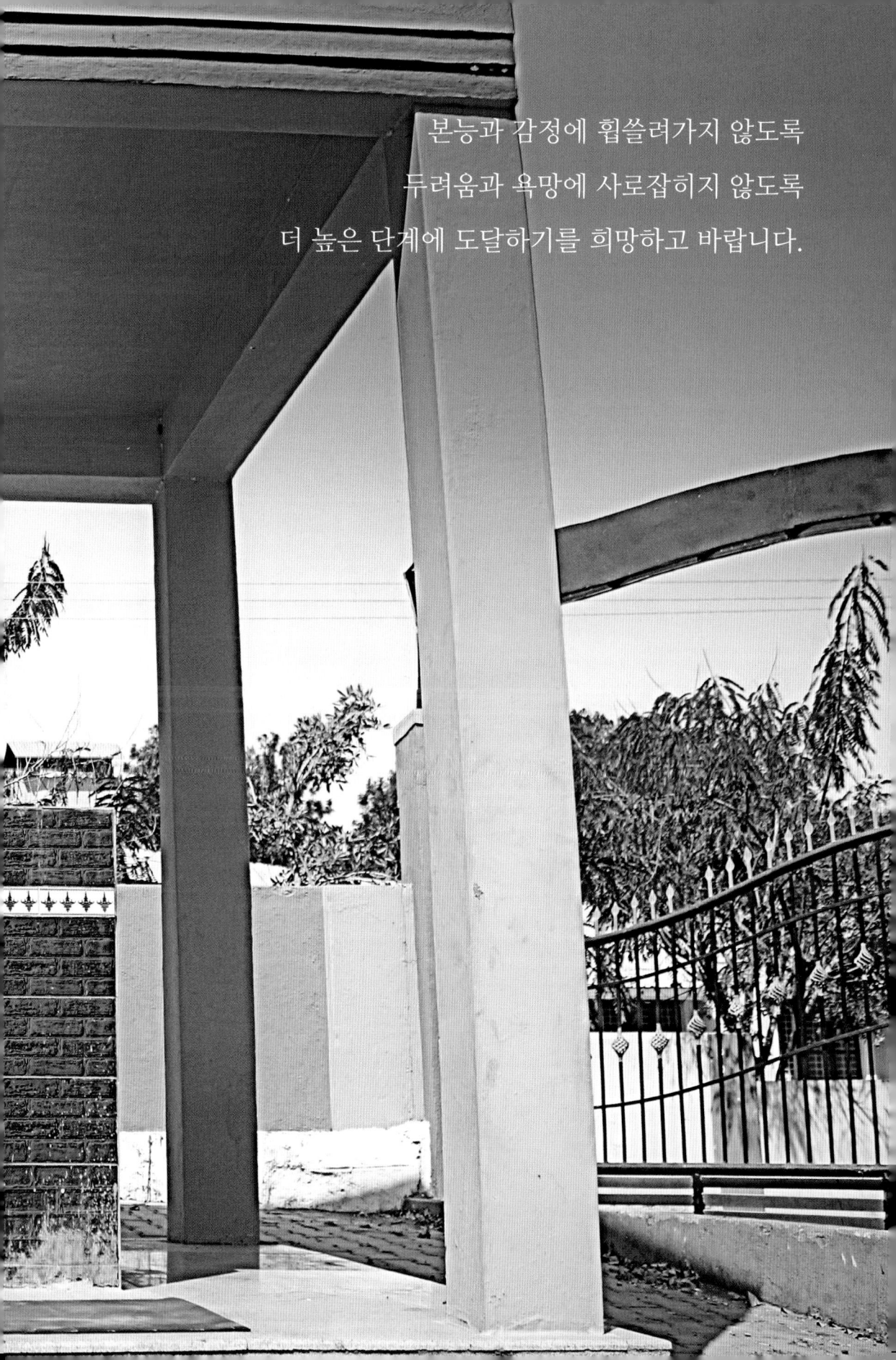

ASHTANGA YOGA OF MIND
CONTENTS 목차

INTRODUCTION 소개 ·············· 6
HOW TO ? 이 책을 공부하는 방법 ······ 12
ASHTANGA YOGA ·············· 14
   의미와 역사 ······················ 14
   8단계 ··························· 15
   아사나 ·························· 16
   마이소르 이야기 아쉬탕가 요가의 계승 ····· 19
   우짜이 호흡 ······················ 20
   드리스티 ························ 21
   3가지 반다 ······················ 22
   오프닝 만트라 ··················· 24
   망갈라 만트라 ··················· 25
   빈야사 / 트리스타나 ··············· 26
   수련일지 - 욕심 ·················· 28
   수리야 나마스카라 A ·············· 30
   수리야 나마스카라 - 상세 설명 ······ 32
   수리야 나마스카라 B ·············· 34

스탠딩 시퀀스 ··················· 38
   빈야사 카운트 ··················· 40
   마이소르 이야기 셀프프랙티스와 레드클래스 41
   파단구스타사나 ·················· 42
   파다하스타사나 ·················· 44
   웃티타 트리코나사나 A ············ 46
   웃티타 트리코나사나 B ············ 48
   웃티타 파르스바코나사나 A ········ 50
   웃티타 파르스바코나사나 B ········ 52
   프라사리타 파도타나사나 A ········ 54
   프라사리타 파도타나사나 B ········ 56
   프라사리타 파도타나사나 C ········ 58
   프라사리타 파도타나사나 D ········ 60
   파르스봇타나사나 ················ 62
   웃티타 하스타 파단구스타사나 ····· 64
   수련일지 - 어리석었던 지난날 ······ 67
   수련일지 - 아사나 수련 중요하다 ··· 68
   아르다 밧다 파드모타나사나 ······· 70
   웃카타사나 ······················ 72
   비라바드라아사나 ················ 74

시티드 시퀀스 ·················· 76
   빈야사 카운트 ··················· 78
   동작의 전환 -1 점프 스루 ········· 80
   동작의 전환 -2 점프 ············· 81
   동작의 전환 -3 워킹 ············· 82
   동작의 전환 -4 점프백 ··········· 83
   동작의 전환 -5 워킹백 ··········· 84
   수련일지 - 회상 ················· 86
   단다아사나 ······················ 88

파치마타나아사나 A, B ········· 89
파치마타나아사나 C, D ········· 90
프르바타나아사나 ················ 92
아르다 밧다 파드마 파치마타나아사나 ······· 94
트리앙 무카 에카파다 파치마타나아사나 ··· 96
자누 시르샤아사나 A ············ 98
자누 시르샤아사나 B ············ 100
자누 시르샤아사나 C ············ 102
마리챠아사나 A ···················· 104
마리챠아사나 B ···················· 106
마리챠아사나 C ···················· 108
마리챠아사나 D ···················· 110
나바사나 ······························ 112

하프 ··········· 114
부자피다사나 ························ 116
꾸르마사나 ··························· 118
숩타 꾸르마사나 ···················· 119
마이소르 이야기 최선을 다한다는 것 ····· 122
가르바 핀다사나 ···················· 124
쿡쿠타아사나 ························ 125
밧다 코나사나 A, B ············· 126
우파비스타 코나아사나 A, B ······ 128
숩타 코나아사나 ···················· 130

숩타 파단구스타사나 ·············· 132
차크라사나 ··························· 135
우바야 파단구스타아사나 ········ 136
우르드바 무카 파치마타나사나 ···· 138
세투 반다아사나 ···················· 140

피니쉬 시퀀스 ········ 142
우르드바 다누라사나 ············· 144
백벤딩 - 드랍백 & 컴업 ········· 146
파치마타나아사나 D ·············· 148
살람바 사르방가사나 ············· 149
할라아사나 ··························· 150
가르나 피다아사나 ················ 151
우르드바 파드마사나 ············· 152
핀다아사나 ··························· 153
마츠야아사나 ························ 154
우타나 파다사나 ···················· 155
시르샤아사나 ························ 156
밧디 피드미시니 / 요기 무드리 ···· 158
파드마사나 ··························· 159
우트플르트히 ······················· 160
수련일지 - 나태함, 게으름 ······· 162
감사의 말 ····························· 168
INDEX - 색인 ····················· 172

ASHTANGA YOGA OF MIND
HOW TO ? 이 책을 공부하는 방법
아쉬탕가 요가를 처음 배우시는 분들을 위해 이 책을 보는 방법을 간단하게 설명합니다.

THE STANDING SEQUENCE
전체 순서에서 서서 하는 자세와 앉아서 하는 자세 그리고 마무리하는 자세로 나누어져 있으며 각 자세의 큰 단락을 나타냅니다.

웃티타 트리코나사나 -A -5
(UTTHITA TRIKONASANA -A)
"자세의 이름" - "빈야사 숫자"를 설명합니다.

UTTHITA=뻗은 · TRI=셋 · KONA=각도
산스크리트어 명칭을 해석하여 설명합니다.

DRISHTI = 손
바라보는 시선의 위치를 설명합니다.

자세의 대표 사진과 설명입니다.

사마스티티는 빈야사 카운트에서 제외됩니다. 그래서 앞 숫자가 없습니다.

동작의 순서 및 빈야사 카운트입니다. 구분 동작으로 자세 한 설명을 넣었으며 호흡과 자세의 연결 및 전체적인 흐름이 중요하므로 수련의 흐름이 끊어지지 않도록 기술했습니다.

예외적인 부분을 설명합니다. 2-1로 표기된 부분은 자세를 이어가는 과정에서 잠시 호흡을 내쉬던지 또는 마시는 과정으로 빈야사 카운트를 세지 않습니다. 그래서 2-1로 표기합니다.

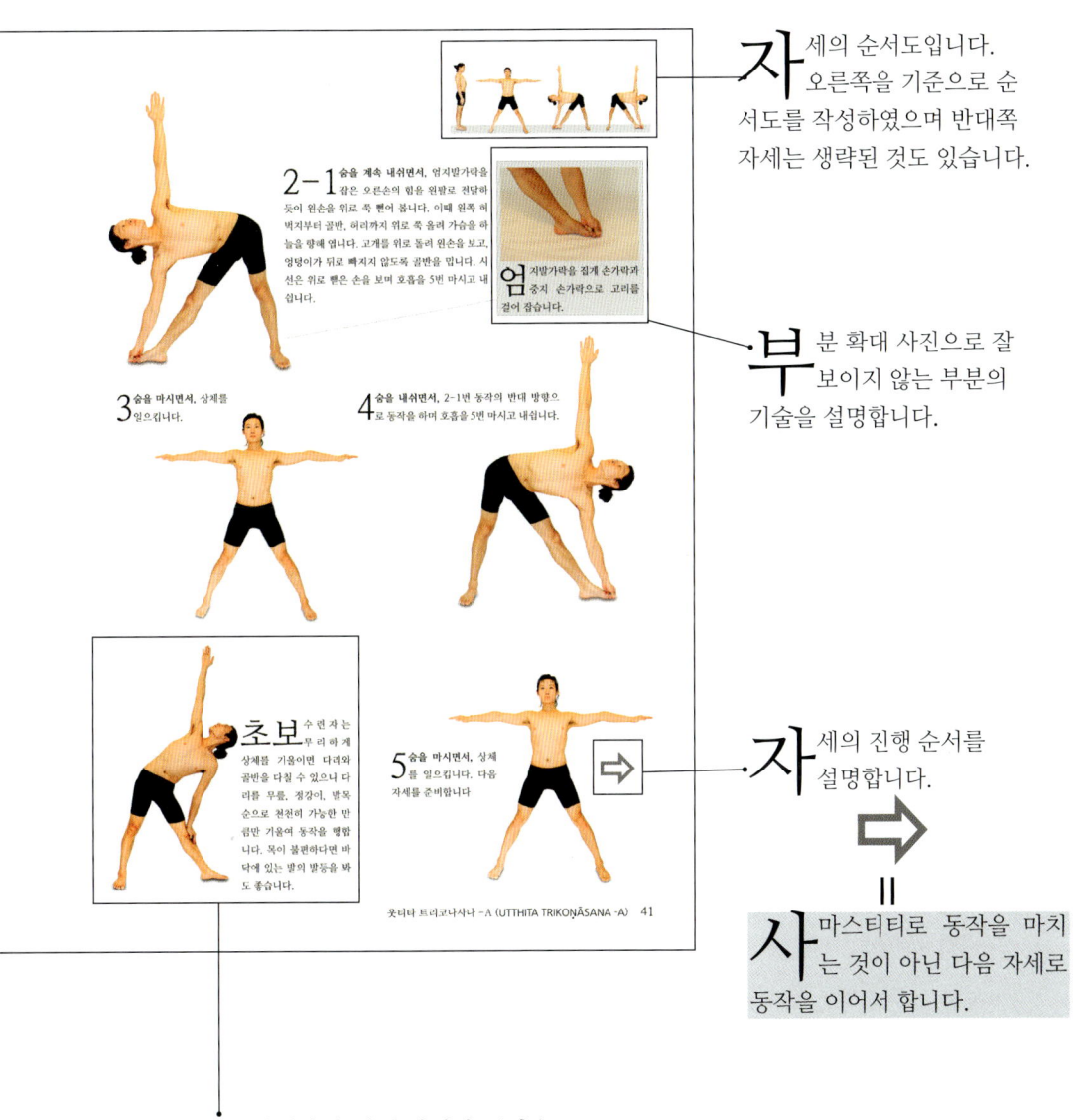

자 세의 순서도입니다. 오른쪽을 기준으로 순서도를 작성하였으며 반대쪽 자세는 생략된 것도 있습니다.

부 분 확대 사진으로 잘 보이지 않는 부분의 기술을 설명합니다.

자 세의 진행 순서를 설명합니다.

사 마스티티로 동작을 마치는 것이 아닌 다음 자세로 동작을 이어서 합니다.

초 보 자세를 삽입하여 진행 과정이 똑같은 단계별 자세를 설명합니다.

HOW TO ? 이 책을 공부하는 방법 13

ASHTANGA YOGA
아쉬탕가 요가 의미와 역사 (MEANING & HISTORY)
아쉬탕가 요가에 대한 이해와 역사 그리고 계승과 특징을 설명합니다.

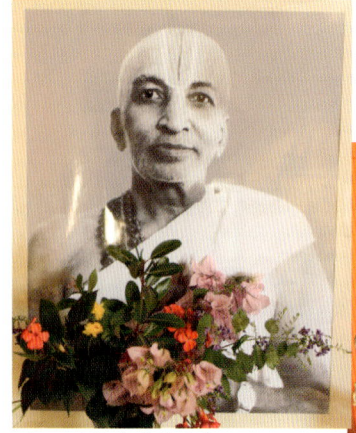

1. 크리쉬나 마차리아

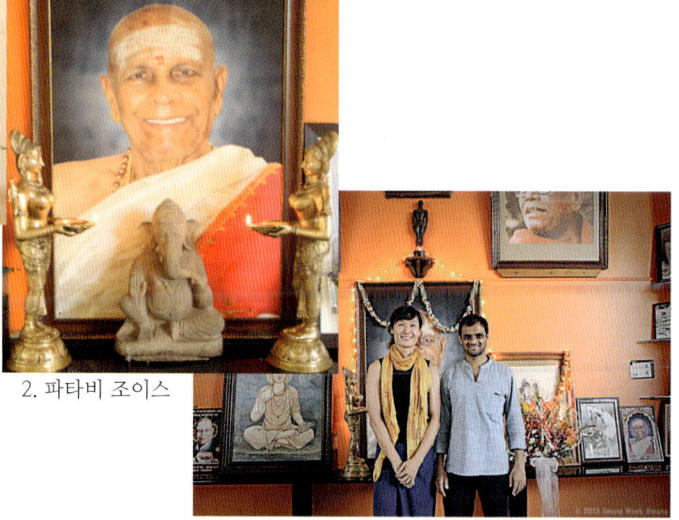

2. 파타비 조이스

3. 샤랏 선생님과 함께

아쉬탕가 요가란?

약 BC 200년경 인도의 위대한 현자 파탄잘리가 고안한 요가 수련의 8단계를 기초로 둔 8개의 가지라는 뜻의 요가를 의미합니다. 인도 마이소르에 있는 아쉬탕가 요가 연구소에서 파타비 조이스(Sri K. Pattabhi Jois)가 가르치는 요가를 말하며, 일정한 시퀀스와 우짜이라는 특정 호흡을 유지하며 육체적인 변화와 함께 정신적이며 영적인 고차원적 성숙함을 수련할 수 있는 과학적인 수련법입니다.

아쉬탕가 요가의 계승

Yoga Korunta 경전에 기록된 아쉬탕가 요가는 크리쉬나 마차리아에게 전해지고 파타비 조이스(구루지=존경하는 스승)에게 계승되었습니다. 현재 아쉬탕가 요가는 파타비 조이스의 딸 샤라스와티와 손자 샤랏 조이스가 전통을 이어가고 있습니다.

아쉬탕가 요가의 특징

아쉬탕가 요가에는 과학적이며 철학적인 지식들이 담겨있으며 빈야사, 드리스티, 반다, 호흡 등 연속적인 자세와 호흡을 유지하며 집중하는 수준 높은 행법으로 총 8단계로 나누어져 있습니다.

ASHTANGA YOGA 8 STEPS

아쉬탕가 요가 8단계 (ASHTANGA YOGA 8 STEPS)

현자 파탄잘리의 요가 수트라를 기초로 둔 아쉬탕가 요가의 8단계와 궁극적인 목표를 설명합니다.

1단계 - 금계(야마 YAMA) 도덕적 규칙
 (1) 아힘사(AHIMSA) - 비폭력, 불살생
 (2) 사뜨야(SATYA) - 진실
 (3) 아스떼야(ASTEYA) - 남의 것을 훔치지 않음
 (4) 브라마차리아(BRAHMACHARYA) - 금욕
 (5) 아파리그라하(APARIGRAHA) - 무소유

2단계 - 권계(니야마 NIYAMA) 스스로의 정화, 공부
 (1) 사우챠(SHAUCHA) - 청결
 (2) 산토샤(SANTOSHA) - 만족
 (3) 따빠스(TAPAS) - 고행
 (4) 스와디아야(SWADHYAYA) - 학문 연구
 (5) 이쉬와라 프라니다나(ISHVARA PRANIDHANA) - 헌신

3단계 - 자세(아사나 ASANA) 특정한 자세 또는 앉는 방법
 아쉬탕가 요가의 시리즈를 예로 듭니다.
 (1) 첫 번째 시리즈(PRIMARY) - 인체를 정렬하고 정화
 (2) 두 번째 시리즈(INTERMEDIATE) - 신경계의 정화
 (3) 세 번째 시리즈(ADVANCED) - 움직임의 우아함과 강함을 통합

4단계 - 호흡 조절(쁘라나야마 PRANAYAMA)
 육체와 정신 사이에 있는 호흡을 조절하여 신체 및 정신을 자각

5단계 - 감각 조절(쁘라띠야하라 PRATYAHARA)
 감각을 조절하여 신체 및 정신을 컨트롤

6단계 - 집중(다라나 DHARANA)
 어떠한 생각과 감각에도 방해 받지 않는 집중과 몰입

7단계 - 명상(디야나 DHYANA)
 평정한 마음을 끊어짐 없이 이어가는 과정

8단계 - 깨달음(사마디 SAMADHI)

ASHTANGA YOGA OF MIND

아사나 (ASANA)

아사나를 통한 신체적, 정신적 변화를 설명합니다.

아사나(asanas)를 통한 신체적 정신 변화

아사나와 금계, 권계

아사나 수련시 최상의 신체 및 정신적인 결과를 얻기 위하여 금계와 권계의 수련이 필수이며, 금계와 권계의 수련 없이 아사나만을 수련해서는 결코 좋은 결과를 얻을 수 없습니다. 하지만 금계와 권계를 완벽히 실천하는 것은 매우 어려우므로 아사나와 함께 금계와 권계를 수련하는 것을 권합니다.

1. 아사나의 개념

의미

> 어근 'as' 로부터 유래된 'asana'의 원래의 의미는 앉는 좌석(방석 등, a seat)을 의미합니다. 따라서 아사나는 특정한 자세이거나 앉는 자세들을 말합니다.

정의

> 파탄잘리는 요가수트라 2장 46절에서 아사나를 "가장 편안하고 안정된 자세"라고 정의했습니다. 아사나는 파탄잘리 요가에서는 3단계로, 하타 프라디피카에서는 1단계로, 게란다상히타에서는 2단계로 분류되어 있으며 가장 편안하고 안정된 자세라고 정의되어 있습니다. 이것은 아사나가 그 어떤 자세를 취하더라도 편안하고 안정되어 있어 오랜 시간 동안 편안하게 유지할 수 있어야 한다는 것을 뜻합니다.
>
> 이 정의는 아사나가 신체적으로뿐만 아니라, 정신적으로도 편안함과 안정감을 주어야 한다는 것을 뜻한다고 볼 수 있으며, 따라서 아사나는 신체의 외적인 자세뿐만 아니라 정신 또한 평안하고 안정된 상태(명상 상태, 의식이 편안하고 안정된 상태)를 뜻한다고 해석할 수 있습니다.
>
> 다양한 연구 결과에 의하면 아사나 수련은 자율 신경계가 주로 부교감 신경의 활동이 활발해질 수 있도록 도와주어 신체 내부에 대해 더 깊고 섬세하게 알아차리는 능력을 계발해서 내적인 자기 성찰과 심신의 고요함, 만족감 등을 가져다준다는 연구 결과를 얻게 되었습니다.
>
> 아사나는 자율 신경계와 호흡기계, 내분비계, 척추 그리고 다양한 내장 기관들을 활성

화시키고 안정시키며 골격계를 유연하게 유지하고 활성화시켜 신체 내부에 필요한 대사 진행들을 원활하고 안정된 상태로 유지시키는데 도움이 되는 것으로 연구와 수련을 통해 이해하게 되었습니다. 이러한 기제들이 전체적으로 신체적, 감정적으로 안정된 상태를 유지하는데 도움을 준다고 볼 수 있습니다.

특히, 이완을 위한 아사나 명상을 위한 아사나들은 정신적, 영적인 인성을 계발하는데 더 적절한 아사나입니다.

2. 아사나의 장점

초보자들도 다양한 자세들로 지루하지 않고 흥미 있게 요가(명상) 수련을 지속할 수 있으며 다양한 자세들로 신체의 구석구석을 자극하고 탐구 및 관찰할 수 있습니다.

평소에 자극이 미치지 못하던 부분들, 쓰지 않던 근육, 골격, 관절, 내장 기관들을 자극하여 신체 전체를 활성화시킵니다.

3. 아사나와 자기 관리

아사나 수련을 통해 신경계, 소화계, 근골격계, 순환계, 내분비계 등 신체의 내부와 외부 전체를 자극하고 활성화시키니 정체된 에너지와 음혈을 풀어주어 생리적인 변화를 일으키게 됩니다. 또한 신체의 변화와 함께 마음속 깊은 곳에 잠재되어 있는 불순한 것들을 의식의 표면으로 떠오르게 하여 스스로를 관찰 함으로써 마음의 문제를 해결할 수 있도록 도와줍니다.

이것은 신체와 정신을 모두 정화하여 자유롭고 건강하게 할 수 있도록 합니다.

4. 왜 아사나 수련을 하는가?

외적으로는 내장 기관의 활성화 및 신체의 건강을 통해 완전한 휴식을 위하여 수련하며 내적으로는 마음의 안정과 갈등의 극복을 위해서 수련하며 효율적인 자기 관찰을 위하여 수련합니다. 즉 내·외적인 고통과 갈등으로부터 자유로워지기 위하여 수련합니다.

5. 아사나와 정신건강

아사나는 일반 운동과는 달리 평온하고 고요한 마음으로 몸과 마음의 변화들을 섬세하게 관찰하는 수련법입니다. 심신의 깊은 변화들을 섬세하게 느끼고 관찰할 수 있으려면 먼저 차분하고 고요하게 안정되어 있고 예리하게 깨어있는 마음이 요구됩니다. 이런 노력으로 인해 정신적, 육체적으로 건강한 상태로 만들 수 있습니다.

아사나 수련의 목적 자체가 심신이 이완된 상태에서 깨어있는 의식을 안정되게 잘 유지하는 것이니 만큼, 이 또한 정신 건강의 유지와 예방, 증진 차원에서 도움이 됩니다.

아사나 수련을 통하여 일어나는 신체의 신경계, 근골격계, 내분비계 등의 생리학적인 변화들이 몸과 마음을 깊이 자극하여 신체적으로 더 건강해질 수 있도록 도울 뿐만 아니라 정신적으로도 건강한 상태를 유지할 수 있도록 돕습니다.

다양한 아사나의 체위들이 명상 수련을 보다 흥미 있고 지속적으로 할 수 있도록 하여, 수련의 지속성을 돕는데, 이 또한 계속적인 정신건강의 유지에 도움이 된다고 할 수 있습니다. 결론적으로 아사나는 신체를 도구로 하여 수련을 하고 있으나 단지 유연성이나 기술, 과격한 운동 및 일반 신체적인 운동과는 달리 주로 정신적인 안정과 깨어있는 의식을 계발하기 위한 수련법으로 신체와 정신의 현상을 보다 깊고 섬세하게 관찰하기 위한 수련법입니다. 따라서 아사나 수련은 유연성, 고도의 기술, 경쟁 등 외적인 것에 집착해서 수련해서는 안되며 항상 이완된 노력과 끊어지지 않는 자각으로 호흡에 맞추어서 수련해야 합니다.

이것은 고통을 평온한 마음으로 관찰하는 타파(tapa) 수련이며, 자신을 관찰하고 연구하는 스와디야야(swadhyaya) 수련이고, 자기 자신에게 일어나고 사라지는 본성에 의지해야 하는 이쉬와라 프라니다나(ishvara pranidhana) 수련이라고 할 수 있습니다. 야마 & 니야마(yama & niyama)의 실천, 깨어있으려는 노력, 무집착한 마음으로 수련해야 합니다.

아사나의 수련은 생리적으로도 많은 변화를 일으켜 안정되고 건강한 몸과 마음을 가꾸어 줄 뿐만 아니라, 아사나 수련의 기본 성격 자체가 안정되고 깨어있는 정신을 가꾸어 나가기 위한 일종의 명상 수련법이고, 깊은 아사나 수련을 통하여 무의식 속에 잠재되어 있는 불순한 것들을 의식의 표면으로 끌어올려 정화 시켜주는 역할도 합니다.

그러므로 아사나 수련은 정신 건강의 유지 및 예방, 증진 차원에서 많은 도움이 되며 마인드 컨트롤까지 할 수 있도록 도와줄 수 있습니다.

ASHTANGA YOGA OF MIND
마이소르 이야기 - 아쉬탕가 요가의 계승
MYSORE STORY - 2012.02.10 / 샤랏 선생님에 대한 단상.

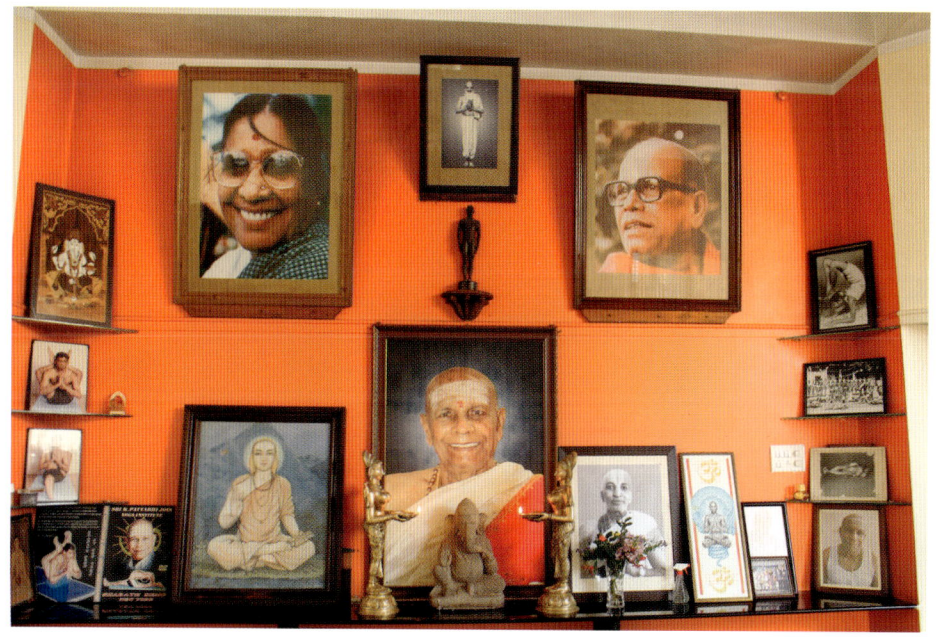

아쉬탕가 요가는 "크리쉬나 마차리아"라는 현자에게 전승되었으며 그분의 수업 방식은 매우 엄격하였다고 전해집니다. 엄격함을 통해 수련과 인내에 대해서 제자들을 가르쳤던 것 같습니다. 그분의 제자 중 파타비 조이스, 아헹가, 데시카차르 등 전설같은 선생님들이 계십니다. 여럿 제자 중 파타비 조이스(우리는 그를 구루지라고 부릅니다.)에게 아쉬탕가 요가가 전승되었으며, 구루지는 전 세계에 아쉬탕가 요가를 널리 전파했습니다. 구루지가 돌아가시면서 현재는 샤라스와티(구루지의 딸)와 샤랏 조이스(구루지의 손자이자 저자의 스승)에게 전승되었고, 구루지가 수업을 진행했던 메인 샬라에서 손자인 샤랏 조이스가 아쉬탕가 요가의 전통을 계승하고 있습니다. 오래전부터 요가는 스승과 제자가 함께 살면서 의, 식, 주를 함께 해결하며 입에서 입으로 전승되었습니다. 그만큼 스승의 영향력은 지배적이라고 생각됩니다. 스승은 제자보다 뛰어나지만 모든 것을 안다고 생각하지 않았으며 제자가 깨닫기를 바라는 마음이 더욱 컸고 자신 또한 지속적인 수련으로 깨달음을 얻기를 희망했습니다. 때로는 스승과 제자와의 열띤 토론이 있었지만 언제나 겸허한 태도로 서로를 대했으며, 요가 수련의 형태만을 중요하다고 생각하지 않았습니다. 좀 더 고차원적인 깨달음을 희망했습니다.

제가 처음 마이소르에 갔을 때 오랜 전통을 그대로 따르면서 자신의 수련을 하고 전 세계에서 찾아온 수 많은 수련자들을 전통 그대로 가르치시는 샤랏 선생님의 모습을 보고 가슴속에 존경심이 생겼습니다. 부족하지만 노력하는 마음으로 조금씩 진보된 수련이 되기를 저와 이 글을 읽으시는 모든 분들과 함께 희망합니다.

BREATH
우짜이 호흡 (UJJAYI PRANAYAMA)

우짜이 호흡에 대한 설명합니다.

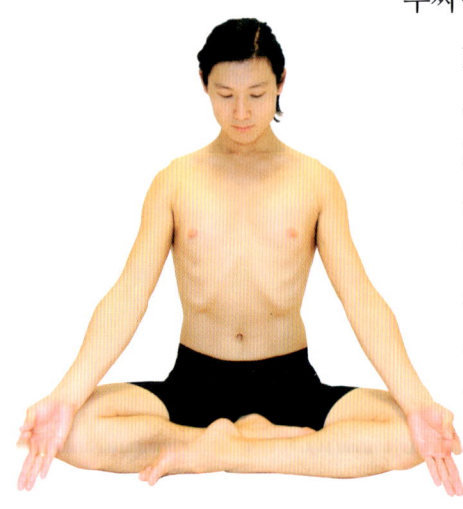

우짜이 호흡 (UJJAYI PRANAYAMA)

It (also) destroys all the diseases of the Nad is, dropsy, and diseases of the Dhatus.
hence, moving or resting, one should practise the Kumbhaka called Ujjayi.

"기도와 체액의 모든 질환과 수종을 없앤다.
이 우짜이라고 불리는 호흡법은 움직이면서도 할 수 있으며, 쉬거나 앉거나 걸을 때도 행할 수 있다."

0 50 하타요가 프라디피카

- **우짜이 호흡**

산스크리스트어로 '성취', '정복'을 뜻합니다. 소리를 통한 몸의 떨림을 이용한 호흡법입니다.

- **기술**

1. 편한 명상 자세로 앉습니다.
2. 코 뒤쪽의 성문에서 소리를 내며 흉강 전체를 부풀리며 숨을 들이마십니다. 이때 목 안쪽(입을 아~하는 소리를 내며 벌릴 때 목구멍 뒤쪽)에서 마찰되는 소리가 생기게 됩니다. 혀를 입 천장에 붙이고 목 안쪽이 마르지 않도록 하면 좋습니다.
3. 몸에 힘을 주지 않고 천천히 내쉽니다. 마실 땐 목구멍 아랫부분이라면 내쉴 땐 목구멍 윗부분과 코 안쪽 부분이 울리듯 내쉬어 봅니다.
4. 숨을 모두 토해 낸 다음 깊이 들이마시고 천천히 내쉬면서 자연 호흡으로 이완합니다.
5. 신체 변화를 관찰합니다.

아쉬탕가 요가 아사나(자세) 수련 시 호흡은 마시는 숨과 내쉬는 숨을 1:1 비율로 동일하게 합니다.

출처 : 하타요가 프라티피카 원문 - Kaivalyadhama,S.M.Y.M.Samiti -india ,
경전 번역 - 배해수 편역, - 요가 비전 - ,지혜의 나무, 2006

DRISTI
드리스티 (DRISTI)

드리스티에 대한 설명 및 자세를 행할 때 바라보는 응시점을 설명합니다.

응시점 (DRISTI)

드리스티는 응시하다는 뜻입니다.
아쉬탕가 요가를 수련할 때에는 자세마다 정해진 위치의 응시점이 있습니다.
응시점은 각 자세마다 다르지만 궁극적인 목표는 수련시 집중과 몰입을 통한 명상을 하기 위함입니다. 시선을 신체를 보며 고정하지만 응시점을 통해 내면의 나를 바라보며 감각을 제어하고 생각을 차단하며 컨트롤 함으로써 정신적인 수련을 할 수 있으며, 계속된 자각을 통해 신체 수련시 부상을 방지할 수 있도록 도와줍니다.

아쉬탕가 요가의 드리스티는 총 9개로 요약됩니다.

Urdhva	-	하늘
Brumadhya	-	제 3의 눈
Nasagra	-	코 끝
Parsva	-	오른쪽 측면 (오른쪽 자세를 행할 때)
Parsva	-	왼쪽 측면 (왼쪽 자세를 행할 때)
Nabhi	-	배꼽
Hastagra	-	중지 손가락 끝
Angusta	-	엄지 손가락 끝
Padagra	-	엄지 발가락 끝

출처 : 드리스티의 응시점 - R. SHARATH JOIS, -ASTANGA YOGA ANUSTHANA - KPJAYI MYSORE, 2013

BANDHA
3가지 반다 (THE THREE BANDHA)
우디야나 반다, 잘란다라 반다, 물라 반다 - 3가지 반다의 대한 설명입니다.

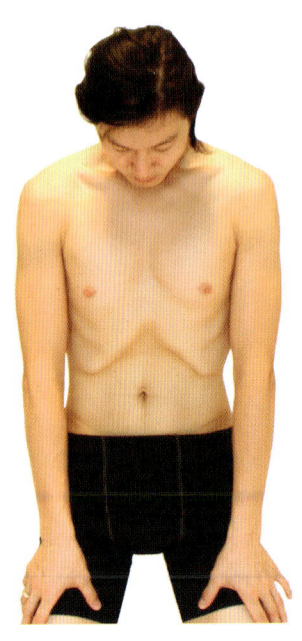

우디야나 반다 (Uddiyana Bandha)

Pull back the part of the abdomen and raise it to the level above the navel. this is Uddiyana bandha, a lion to the elephant – death

"배꼽 아래에서 위에 이르기까지 복부를 수축한다. 이 우디야나 반다는 죽음의 코끼리를 내쫓는 사자와 같다."
― 3-56 하타요가 프라티피카

Uddiyana is the best of all the bandhas.
if Uddiyana is perfected liberation comes naturally.

"우디야나 반다는 모든 반다들 중에서 최고의 반다이다. 이 수행을 자연스럽게 이루게 될 때 해탈은 저절로 온다."
― 3-59 하타요가 프라티피카

- **우디야나 반다 – 횡경막 올리기**

산스크리스트어로 '우디야나'는 올린다는 뜻이고 반다는 특정 해부학적 부분을 수축한다는 뜻입니다. 횡경막과 늑골의 수련이며, 앉거나 서있는 자세에서 할 수 있습니다.
양손은 무릎이나 허벅지에 놓습니다. 복부의 앞쪽 근육을 강하게 수축하여 가능한 깊게 호흡을 내쉽니다. 또한 가슴도 강하게 수축합니다.
그 후 늑골을 들어 올리며 공기가 폐에 들어오지 않도록 합니다. 횡경막은 올라가고 복부는 상당히 압박을 받게 되어 복부는 오목한 모양으로 만들어집니다. 더 이상 편안히 숨을 멈추고 있기 어려워지면 목과 어깨를 이완하고, 늑골을 풀고 천천히 숨을 들이마셔 복부의 압력이 천천히 없어지도록 합니다.

- **수련의 이익**

우디야나는 복부를 위한 훌륭한 수련입니다.
우디야나는 변비, 소화 불량, 간의 문제 등에 매우 좋으며 정신적으로는 이 우디야나 반다를 자연스럽게 이루게 될 때 해탈이 저절로 온다고 하타 요가 프라티피카에 서술되어 있습니다.

- **주의**

순환계나 복부에 상당한 문제가 있는 사람들은 혼자서 연습해서는 안됩니다.

잘란다라 반다 (Jalandhara Bandha)

Contracting the throat, the chin should be firmly placed on the chest. this is known as jalandhara bansdha, the destroyer (grestest enemy) of old age and (premature) death, i.e. death before 'Nispattiavastha' is attained.

"목을 당겨 조이고 턱을 가슴 쪽으로 끌어내려서 붙인다.
이 행법을 잘란다라 반다라고 부른다. 이는 늙음과 죽음을 극복한다."

– 3-69 하타요가 프라티피카

- **잘란다라 반다 – 턱 잠그기**

'잘란다라'는 목을 지나는 뇌와 신경을 의미하며 '다라'는 위로 끌어당기는 것을 뜻합니다. 잘란다라 반다는 척추와 척수를 끌어 당기는 수련이기에 뇌에 작용을 합니다. 이러한 작용으로 인해 요가 전통에서 '잘란다라 반다'라는 이름이 나왔다고 합니다. 잘란다라 반다는 턱을 가슴 가까이에 붙여 누르는 것입니다. 잘라다라 반다를 하는 동안 턱은 목과 머리를 적당히 구부려 인후부의 V자형 부분에 꽉 붙입니다.

물라 반다 (Mula Bandha)

By constant practice of mulabandha urine and ordure diminish: apana meets prana and even old become young.

"평소 물라 반다를 수행하면 아파나와 프라나의 합일이 이루어지면서 대소변이 감소되고 나이가 들어도 젊음을 유지한다."

– 3-64 하타요가 프라티피카

- **물라 반다 – 항문 조이기**

몸통의 신경계 중 가장 끝에 위치한 부분에 관심을 가지기 때문에 물라 반다라고 합니다. 물라 반다는 항문을 강하게 조이는 수련이며, 항문 조이기만으로도 물라 반다를 할 수 있지만 항문을 조이기 위하여 골반 전체를 수축하여야 합니다. 그렇기 때문에 물라 반다는 결국 골반을 수축하는 수련이라고 할 수 있습니다. 물라 반다는 항문의 괄약근에 있는 신경 말단을 통하여 중추 신경계와 교감 신경계에 작용을 합니다.

- **주의**

물라 반다를 잘못 수련하면 심한 변비를 일으키고 소화계에 지장을 줄 수 있습니다.
수축을 할 때 잘못 실행하면 생식기에 문제가 생길 수 있습니다. 그러므로 이 수련은 체계적으로 이루어져야 하며 전문적인 지도하에 수련하면 좋습니다.

출처 : 하타요가 프라티피카 원문 - Kaivalyadhama,S.M.Y.M.Samiti -india
경전 번역 - 배해수 편역, - 요가 비전 - , 지혜의 나무, 2006

MANTRA
오프닝 만트라 (OPENING MANTRA)
아쉬탕가 요가 수련 전 만트라를 챈팅합니다.

Om
옴

vande gurūṇām caraṇāravinde
반데 그루남 챠라나 라빈데
sandarśita svātma sukhāva bodhe
산다르쉬타 스와트마 수카 바보테
niḥśreyase jaṅgalikāyamāne
니 세레야세 장칼리카 야마네
saṃsāra hālāhala mohaśāntyai
삼사라 할라할라 모하 샨타이

ābāhu puruṣākāram
아바후 뿌루샤카람
śaṅkhacakrāsi dhāriṇam
샨카차크라시 다리남
sahasra śiraśam śvetam
사하스라 시라삼 스베탐
praṇamāmi patanjalim
프라나마미 파탄잘림

Om
옴

참 자아를 일깨워주시며 반복적인 망상을 진정시켜 주시는
스승에게 진심으로 고개 숙여 감사합니다.
또한 천 개의 머리와 칼을 든 눈부시게 빛나는
파탄잘리에게 고개 숙여 감사합니다.

출처 : 만트라 원문 - R. SHARATH JOIS, -ASTANGA YOGA ANUSTHANA - KPJAYI MYSORE, 2013

MANTRA
망갈라 만트라 (MANGALA MANTRA)
수련을 마무리하는 크로징 만트라입니다.

Om
옴

svastiprajābhyaḥ paripālayantām
스와스티 프라자 바햐 파리 팔라 얀탐

nyāyena mārgeṇa mahim mahīśāḥ
냐 에나 마르게나 마히 마히샤하

gobrāhmanebhyaḥ śubhamastu nityam
고 브라마네뱌하 슈바마하스투 니탬

lokāssamastāḥ sukhinobhavantu
로카하 사마스타하 수키누 바반투

Om śāntiḥ śāntiḥ śāntiḥ
옴 샨티 샨티 샨티

영화로운 번영이 되길
법과 정의로 세상을 지배하길
신성과 학식이 보호되길
세상의 모든사람들이 행복하고 번성하길

역자 주:
만트라 해석에 관련하여 아쉬탕가 요가를 접하기도 전에 종교적인 의미로 해석되거나 또는 번역에 의한 잘못된 오해가 생길 수 있다고 여겨져 원문의 대략적인 뜻과 의미를 설명하였습니다.

VINYASA
빈야사 (VINYASA)
호흡과 동작의 연결 빈야사를 설명합니다.

빈야사 란?

동작과 호흡은 따로 떨어져 있는 것이 아닌 밀접한 연관성이 있음을 수련을 통해 느끼게 됩니다. 호흡과 동작을 연결하여 아사나(자세)를 진행하면서 신체 변화 및 보다 높은 정신적인 차원에서의 집중과 몰입을 통하여 명상 단계로 가는 기초가 되며 끊어짐 없이 평정함을 유지할 수 있습니다. 아사나 후 이완을 통해 자각을 요하는 요가 수련과 달리 아쉬탕가 요가는 계속적으로 쉼 없이 이어지는 아사나 수련으로 자각과 명상을 유도합니다.

저의 초보 아쉬탕가 수련 시절에 '자각 및 명상의 단계가 빠진 것은 아닐까?'라는 의심을 할 정도로 동작 간의 이런 일정한 패턴을 가지는 빈야사 동작은 저에게 상당한 충격으로 다가왔습니다. 하지만 반복적으로 수련하면서 호흡과 동작 간의 특정한 법칙이 존재한다는 걸 알 수 있었습니다. 물이 위에서 아래로 흐르듯이 호흡에도 흘러가는 규칙이 있고, 이것은 아사나를 하면서 호흡과 반다와 드리스티로 인해 신체에 자연스럽게 스며드는 것을 알게 되었습니다. 빈야사는 신체 부상을 방지하는 안전장치이며 더 깊은 수련으로 안내합니다. 수리야 나마스카라는 빈야사의 개념을 보여주는 대표적인 예시이며 아사나와 아사나 사이를 이어주는 연결 동작인 전환 동작 또한 대표적인 빈야사라 할 수 있습니다.

전환 동작의 목적은 호흡과 동작의 자연스러운 연결을 통해 계속적인 집중과 몰입을 유도하며, 아사나 후에 다음 자세로 진행할 수 있도록 신체를 준비하고 움직이는 명상 상태를 이루기 위함입니다. 이 두 가지 예는 좀 더 자세하게 동작 그림과 설명을 첨부했습니다.

TRISTHANA
트리스타나 (TRISTHANA)
아쉬탕가 요가의 빈야사, 드리스티, 반다의 결합인 트리스타나의 대한 설명입니다.

트리스타나란?

1. 아사나(자세)와 호흡의 결합인 빈야사
2. 자세마다 다른 응시점 드리스티(바라보는 시점)
3. 신체의 일정 부분을 잠금과 열어둠을 사용하는 반다

위 세 가지를 함께 사용함으로써 신체를 컨트롤하는 것을 '트리스타나'라고 합니다.
아쉬탕가 요가의 빈야사(호흡과 움직임), 반다, 드리스티의 집중과 몰입이 아쉬탕가 요가의 8단계인 깨달음으로 이어집니다.

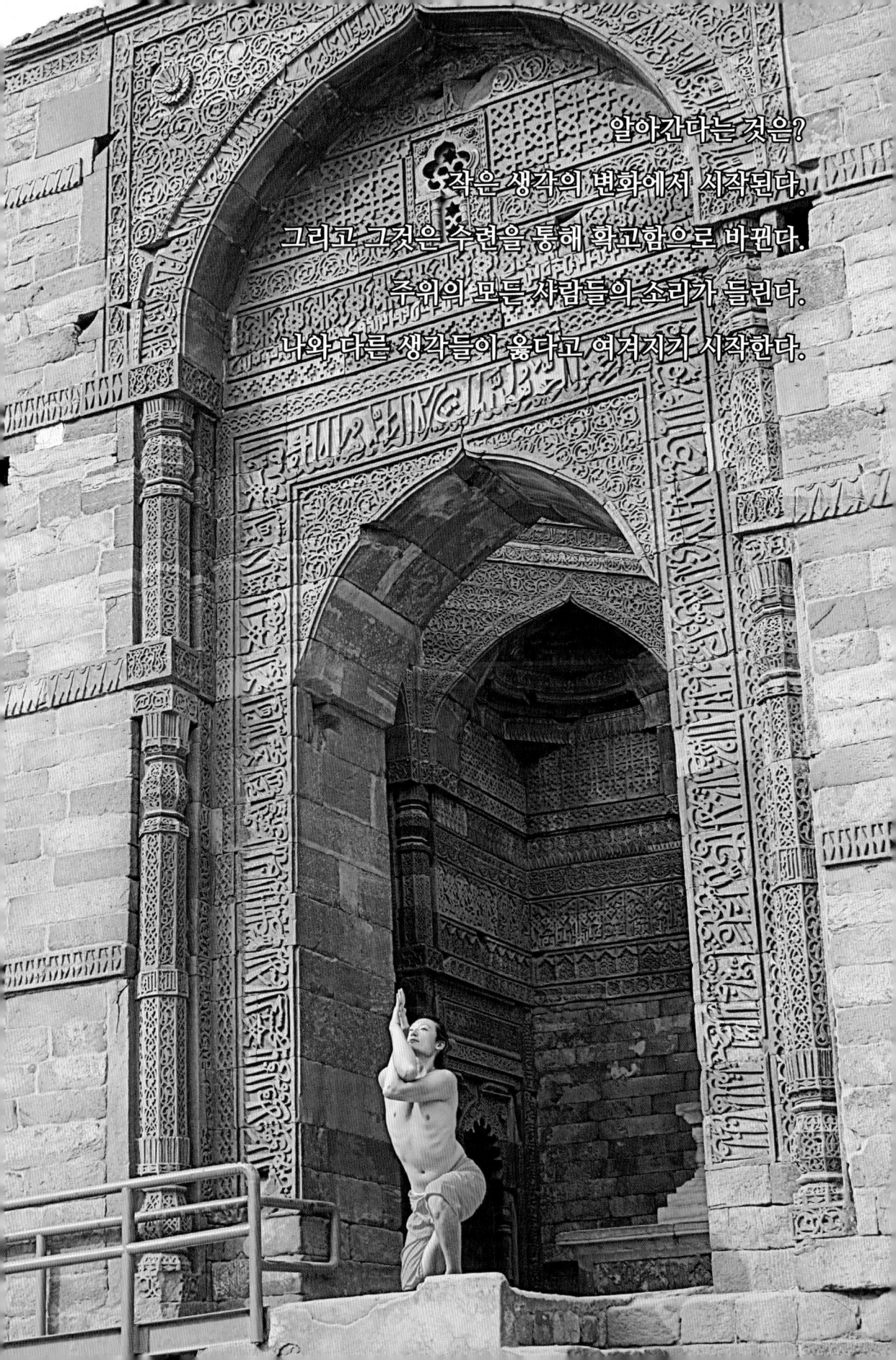

ASHTANGA YOGA OF MIND
수련일지 - 욕심
PRACTICE DIARY - 2012.02.17 / 어려운 아사나를 대하는 우리의 자세

아사나 수련을 하다 보면 어려운 자세도 있고 그렇지 않은 자세도 있습니다.
특히 갑자기 산처럼 느껴지는 자세들이 있습니다. 저에게 첫 산처럼 그리고 지금도 힘든 자세이기도 한 '웃티타 하스타 파단구스타아사나'가 있습니다. 이 자세는 스탠딩(서서하는 자세)에서 저에게 찾아온 첫 고통스런 자세였습니다. 그리고 시티드(앉는) 자세에서는 많은 분들이 힘들어하는 '자누 시르샤아사나 C' 와 '마리챠아사나 C, D'가 있습니다. 특히 '마리챠아사나 C' 자세는 허리를 돌려서 무릎을 감는 자세이기에 손과 손을 잡기가 힘들었습니다. 가끔 '마리챠아사나 C'가 편하게 되는 분들에겐 '마리챠아사나 D' 자세를 설명하는데 요가를 처음 시작하는 분들에게는 거의 수련할 수 없다고 봐도 될 정도로 힘들고 어려운 자세입니다.

이런 자세가 지나면 또 넘어야 되는 산이 나오는데 그것은 '부자피다사나' 자세입니다. 가끔 수업 시간에 설명하는데 점프해서 양손은 바닥에 짚고 두 다리로 양팔을 감고 이마나 턱을 바닥에 대고 호흡하는 자세로 이 자세를 많은 분들은 기인이나 수련한다고 생각할 정도로 힘들다고 생각합니다. 거기까지도 좋습니다. 그것을 넘자마자 '꾸르마사나', 두 다리를 브이(V) 모양으로 만들어 앉은 자세에서 두 무릎 밑으로 양팔을 넣고 손바닥을 바닥에 짚고 가슴과 턱을 바닥에 밀착시키며 호흡하는 자세가 나옵니다. 다음은 '숩다 꾸르마사나' 양손을 등 뒤로 돌려 손과 손을 잡는 자세를 취하는데 열심히 오랜시간 꾸준히 수련한 학생들만 양손을 잡을 수 있게 도와주면 손을 모을 수 있는 자세입니다.

이렇듯 우리는 산과 산을 계속 넘어가듯 수련을 이어갑니다.
마이소르에선 앞서 행한 자세가 이루어지지 않으면 그 자세에서 멈추고 피니쉬 시퀀스를 하고 사바사나로 마무리 한 후 집으로 갑니다. 하지만 한국에서 이렇게 수업을 진행한다면 아무도 수업을 받고 싶지 않을 것입니다. 조금 더 잘하고 싶은 욕심이 있는 학생들에게 자세를 이루지 못했다고 그만 하라고 한다면 감정과 마음이 상하기 때문입니다. 저 또한 마이소르에서 스탑으로 인해 마음 고생한 경험이 있었기에 어떤 감정인지 이해합니다.
자세를 잘하지 못하면 어떻습니까? 오히려 무리하게 수련하다가 다칠까봐 걱정입니다.
아쉬탕가 요가의 시퀀스는 전 자세가 순조로워지면 다음 자세에서 무리가 없어집니다. 수련하면 수련할수록 신체 변화를 느낄 수 있으며 과학적인 시퀀스를 이해할 수 있습니다.
하지만 처음엔 잘 모릅니다. 그냥 더 자세를 많이 하고 싶은 마음 뿐입니다. 그로 인해 신체 변화를 기대하면서 말입니다. 저에게도 전 자세가 조금 더 자연스럽게 이루어질 때 다음 자세에 대한 호기심과 '조금 더' 라는 마음이 생깁니다.

이것이 바로 욕심 또는 호기심이라고 생각됩니다.
이런 마음으로 인해 더 진보될 수 있는 것 같습니다. 하지만 과하면 모든 것을 그르치는 것을 알면서도 저는 다음 자세를 더 진행하고 싶어집니다. 저만 이런 마음이 생기는지 마이소르에서 수련할때 함께 수련하는 해외 친구들에게 물어봅니다.
그 결과 많은 사람들의 공통점을 발견합니다. 모두가 처음에는 저와 같은 마음을 가졌다는 것입니다. 더 잘해 보고 싶고, 샤랏 선생님에게 잘 보이고 싶고, 다음 아사나를 받기 위해 갈망하고, 미워하고, 그러다 포기하고를 말입니다. 순서는 사람마다 다르게 나타나지만 대체적으로 많은 사람들이 비슷한 감정을 경험한다고 했습니다. 그러다 비로소 마음을 내려놓을 때 얻어진다고 입을 모아 말합니다.

저의 감정의 욕심은 그들이 이미 지나간 감정의 시작인 것 같습니다.
그래서 계속적인 아사나 연습을 합니다. 몸이 부서져라 합니다. 넘어지고 또 넘어지고, 찢기고, 밟히고, 굳어지고, 엉기고, 말할 수 없는 고통도 계속적으로 따라온다고 글로 전달한 적이 있습니다.
곧 한국에 있는 저의 집에 가는 날이 다가오고 마이소르에서의 수련을 마무리를 지어야 하는 순간이지만 도져히 멈출 수가 없었습니다. 아쉬움이탈까요? 아식 현재 진행형입니다. 마무리는 아직이라고 생각하고 있습니다. 멈출 수가 없었습니다. 아마도 집에 가서도 멈추지 않았으면 하는 바람이 더 크다고 생각합니다. '짧은 시간'에 '빨리' 달라지고 싶으니까요.

저는 진실이 좋습니다. 진솔한 심정이 좋습니다. 그것이 사실입니다.
그래서 상황보다도 감정에 충실하고 그 사실을 이 글을 읽으시는 분들이 느끼길 바라서 이런 글을 씁니다.
이 글의 결론은 욕심입니다. 욕심을 설명 하려고 이렇게 많은 예와 감정을 기술했습니다.
욕심은 진보되기 위해 상당히 중요하다고 생각합니다. 하지만 그 감정으로 자신을 해치지 않도록 노력했으면 합니다. 이젠 마음이 편해졌습니다. 욕심이 거의 없어졌습니다. 다음으로 진행되는 것 같습니다. 조급함도 사라졌습니다. 솔직히 아직 어떤 감정도 없습니다.
이것이 지금 마음의 상태입니다.

SURYANAMASKARA
# 수리야 나마스카라 A -9 (SURYANAMASKARA -A)
SURYA = 태양 · NAMASKARA = 인사

아쉬탕가 요가 수련의 시작 자세인 수리야 나마스카라는 의식적으로 호흡과 자세(아사나)를 결합하여 깊은 이완을 통한 영적 측면으로 향하는 입문의 역할과 부교감 신경계를 자극함으로써 요가 수련으로 건강을 관리하는 건강법으로 수련 전 준비 동작으로 사용합니다.

이것이 아쉬탕가 요가 수련 중에서 가장 중요한 동작이라고 강조하고 싶습니다. 처음 수리야 나마스카라는 동작의 순서도 호흡도 따라하기 힘들었던 기억이 있습니다. 그만큼 수리야 나

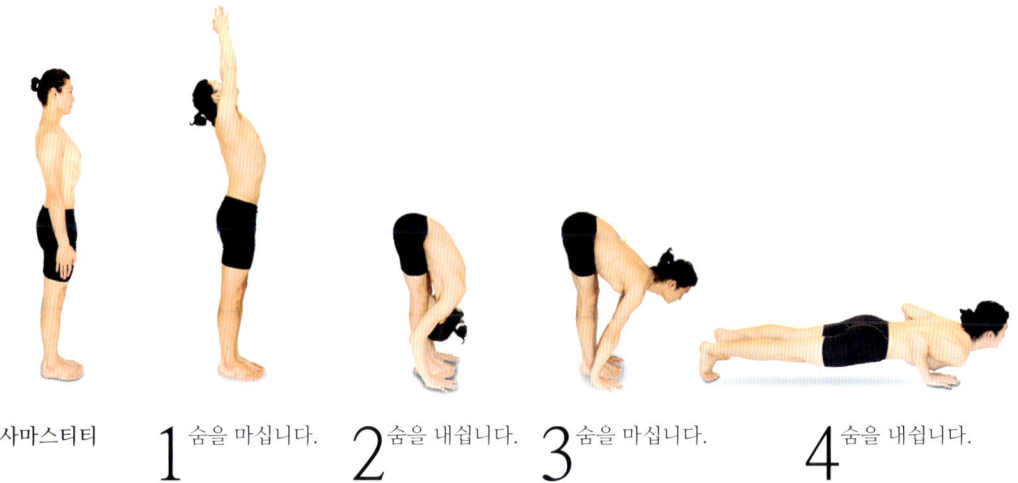

사마스티티 1 숨을 마십니다. 2 숨을 내쉽니다. 3 숨을 마십니다. 4 숨을 내쉽니다.

수리야 나마스카라 -A -9 (Suryanamaskara -A)

사마스티티 - **숨을 내쉬며**, 두 발과 다리를 모으고 허리와 가슴을 반듯하게 펴며 턱을 당깁니다. 팔을 곧게 펴서 내리고 손바닥은 몸쪽을 향하게 하며 손가락은 가지런히 모아 반듯하게 합니다.

1. **숨을 마시며**, 두 팔을 머리 위로 들어 올려 손을 모으고 시선은 제 3의 눈 또는 손을 봅니다.
2. **숨을 내쉬며**, 상체를 앞으로 숙여 가슴을 다리에 붙이며 두 손을 바닥에 두고 시선은 코를 봅니다.
3. **숨을 마시며**, 고개를 들어 등과 허리를 펴고 시선은 제 3의 눈 또는 손을 봅니다.
4. **숨을 내쉬며**, 두 다리를 뒤로 걷거나 점프 하여 몸을 바닥에 낮추고 시선은 코를 봅니다. (p83~p84 동작의 전환 참고) 초보 수련시 무릎을 먼저 내려놓고 상체를 내려놓아도 좋습니다. 점차적으로 상체를 바닥을 향해 반듯하게 낮추며 바닥에서 몸을 띄워 놓도록 노력해봅니다.

마스카라는 수련의 깊이에 따라 난이도도 다양하고 동작의 연결은 생각보다 어려우며 여러 번 반복하면 체력적으로는 힘들다는 생각이 듭니다. 그러므로 처음 수련할 때에는 우선 구분 동작과 호흡을 천천히 진행하며 반복적인 호흡 중심의 수련을 통해 정확한 동작을 기대하기 보다는 인내심 있게 조금씩 달라짐을 기대해봅니다. 레드 클래스(구령의 수업 p41 참고)수업 때에는 5번 반복적으로 수련합니다.

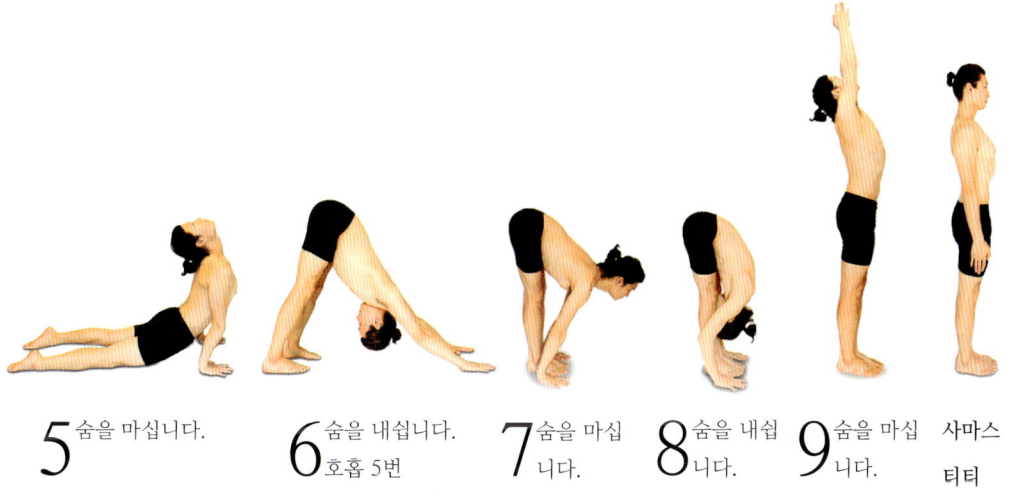

5 숨을 마십니다. 6 숨을 내쉽니다. 호흡 5번 7 숨을 마십니다. 8 숨을 내쉽니다. 9 숨을 마십니다. 사마스티티

5. **숨을 마시며,** 상체를 앞으로 밀면서 일으키고 발등과 손으로 몸을 바닥에 견고하게 지지하며 목과 허리를 뒤로 젖혀 가슴을 확장 시킵니다.
6. **숨을 내쉬며,** 어깨와 허리를 위로 밀어올리고 아랫배를 수축하며 두 다리를 골반 넓이만큼 벌리고 발을 11자 형태로 만들어 반듯하게 나란히 두고 발뒤꿈치를 지그시 누르며 고개를 숙이고 시선은 코를 보며 호흡을 5번 마시고 내쉽니다.
7. **숨을 마시며,** 두 다리를 점프하거나 걸어서 앞으로 가져오고 고개를 들어 등과 허리를 펴고 시선은 제 3의 눈을 봅니다.
8. **숨을 내쉬며,** 상체를 숙여 가슴을 다리에 붙이며 시선은 코를 봅니다.
9. **숨을 마시며,** 머리 위로 양 팔을 들어올려 손을 모으고 시선은 제 3의 눈 또는 손을 봅니다.

사마스티티 - **숨을 내쉬며,** 두 발과 다리를 모으고 허리와 가슴을 반듯하게 펴며 턱을 당깁니다. 팔을 곧게 펴서 내리고 손바닥은 몸쪽을 향하게 하며 손가락은 가지런히 모아 반듯하게 합니다.

SURYANAMASKARA
수리야 나마스카라 - 상세 설명

아쉬탕가 요가 수련시 자주 등장하는 자세입니다. 그만큼 중요한 자세이며 아사나 수련시 실질적으로 신체 변화에 도움을 주는 자세라고 생각되어 자세하게 기술합니다.

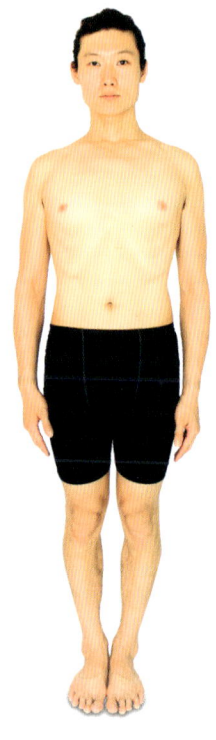

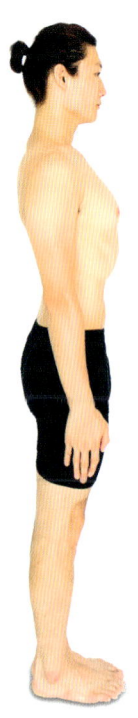

1. 수리야 나마스카라 첫 자세 사마스티티(samasthiti)입니다. 어떤 자세든 사마스티티로 시작하면 사마스티티로 끝나게 됩니다. 시작과 끝을 알리는 자세로 숨을 내쉬면서 두 엄지발가락과 두 발 그리고 두 다리를 모으고 아랫배를 당기면서 허리와 가슴을 반듯하게 펴며 턱을 당깁니다. 팔은 곧게 펴서 내리고 손바닥은 몸쪽을 향하게 하며 손가락은 가지런히 모아 반듯하게 폅니다. 어깨는 경직되지 않도록 자연스럽게 내립니다.

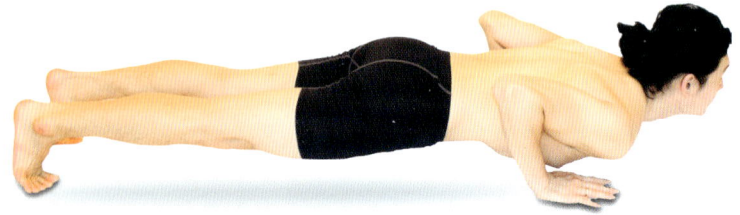

2. 수리야 나마스카라에서 네 번째로 등장하는 자세로 차투랑가 단다아사나(chaturanga dandasana)라고 합니다. 발과 손바닥으로 몸을 지지하여 바닥에서 띄운 상태를 유지하며 몸을 곧게 만들어 버티는 자세입니다. 연결 자세지만 강한 어깨와 반다를 사용하는 자세로 발가락으로 다리를 지탱하고 팔꿈치를 몸 쪽으로 붙이며 고개를 들어 시선을 코를 보고 숨을 내쉬는 자세입니다. 팔꿈치를 옆으로 벌리면 팔꿈치를 다칠 수 있으므로 몸 쪽으로 붙이고 아랫배에 힘을 주며 호흡을 내쉬고 몸을 바닥으로 내려놓지만 바닥에 닿지는 않도록 해야하는 자세입니다.

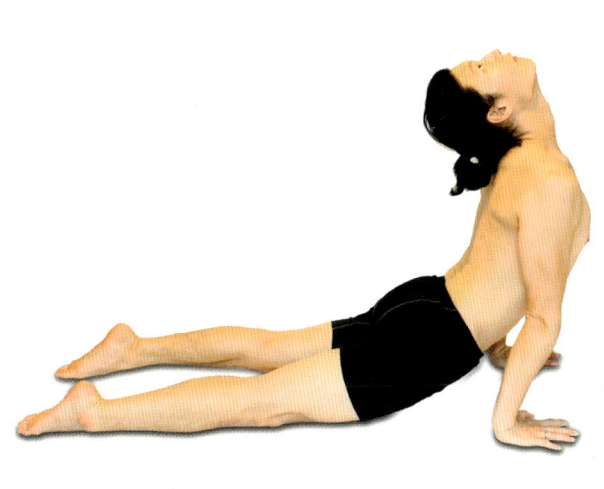

3 수리야 나마스카라의 다섯 번째 자세인 우르드바 무카 스바나사나 (urdhva mukha svanasana) 또는 업독 자세입니다. 어깨를 낮추고 고개를 뒤로 하되 목을 뒤로 너무 넘기지 않도록 하며 손바닥으로 바닥을 지지하여 골반과 가슴을 앞으로 밀어내고 하체를 살짝 바닥에서 띄워 허리를 이완시키고 호흡을 마시는 자세입니다. 발등을 바닥으로 하며 다리의 간격이 너무 벌어지지 않도록 (약 골반 넓이 정도) 하고, 다리는 곧게 펴는 것이 중요합니다.

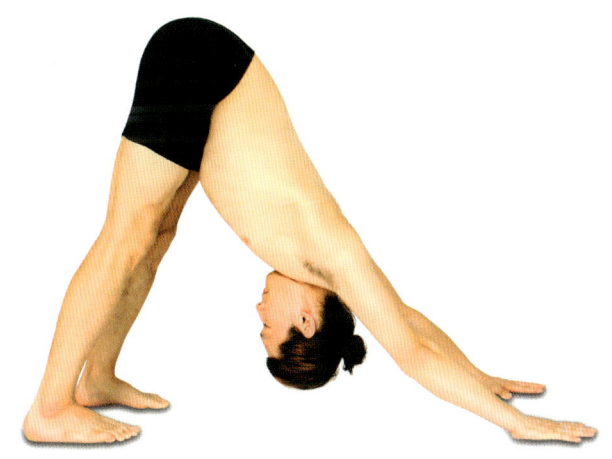

4 수리야 나마스카라의 여섯 번째 자세입니다. 아도 무카 스바나사나(adho mukha svanasana) 또는 다운독이라고도 합니다. 물라 반다와 우디야나 반다 그리고 잘란다라 반다 이 세 개의 반다를 함께 사용하여 신체 내부에 큰 변화를 만들며 호흡을 다섯 번 유지하는 자세로 수리야 나마스카라에서 가장 중요한 자세입니다. 손의 간격은 어깨 넓이 정도로 두며 손바닥을 바닥에 밀착시키고 손가락은 자연스럽게 폅니다. 어깨를 바닥으로 너무 끌어내리면 어깨가 다칠 수 있으므로 주의해야 하며 허리를 꺾듯이 바닥 쪽으로 밀어내리지 않도록 주의해야 합니다. 고개를 목 쪽으로 당기고 시선은 코를 보며 골반은 위로 뻗어 올리고 곧게 뻗은 두 다리의 간격은 골반 넓이 정도 또는 자신의 두 주먹을 다리 사이에 넣을 정도의 간격으로 열어주며 두 발은 항상 반듯하게 평행을 이루도록 해야 합니다.

SURYANAMASKARA
# 수리야 나마스카라 B -17 (SURYANAMASKARA -B)
SURYA =태양 · NAMASKARA =인사

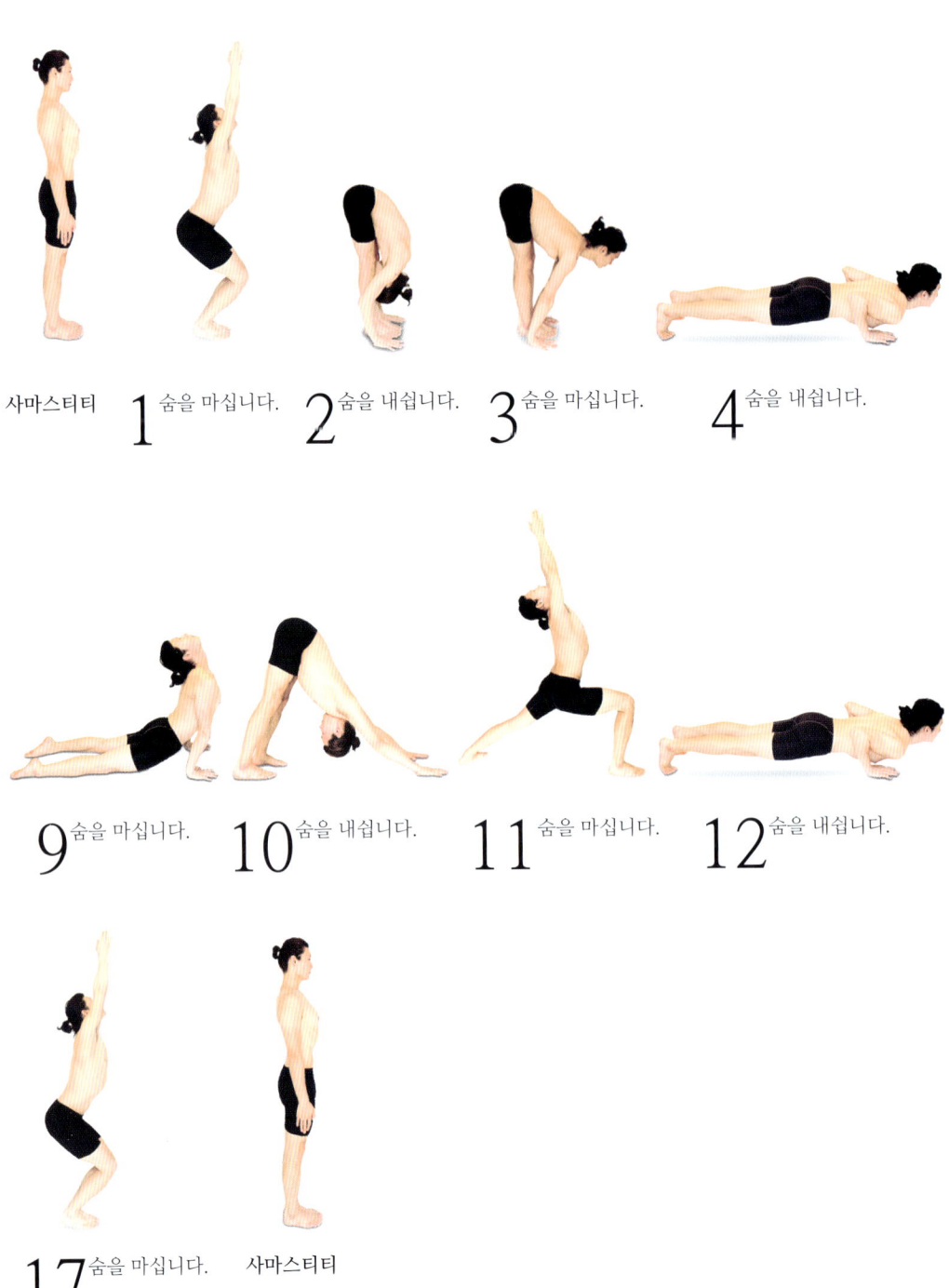

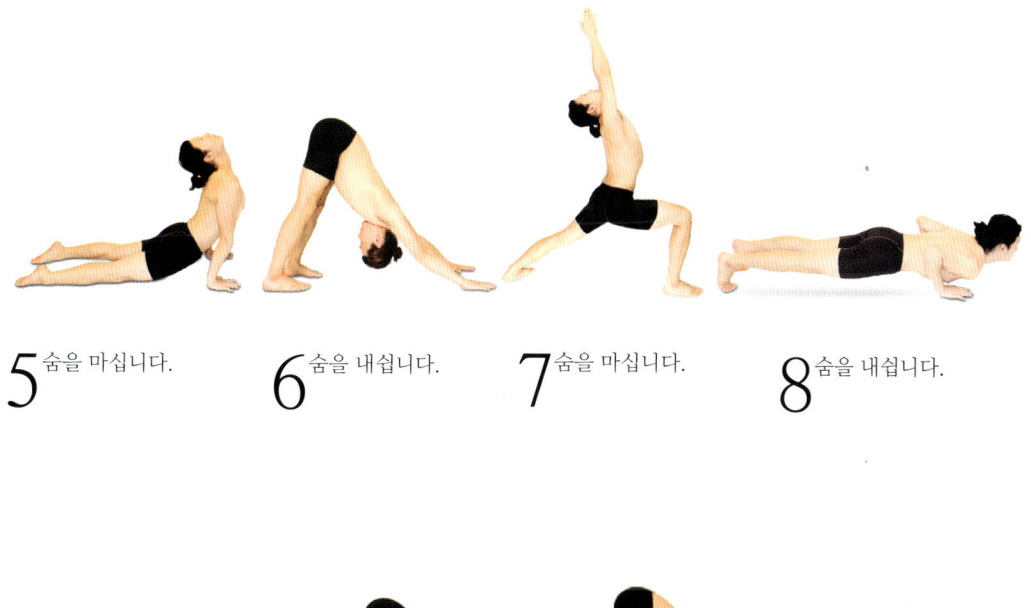

5 숨을 마십니다.   6 숨을 내쉽니다.   7 숨을 마십니다.   8 숨을 내쉽니다.

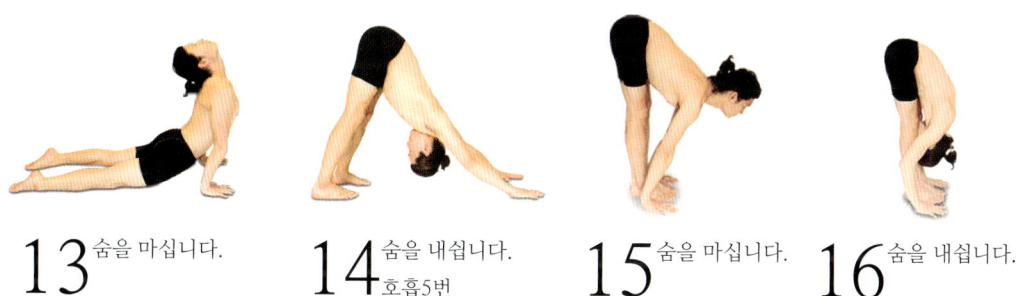

13 숨을 마십니다.   14 숨을 내쉽니다.   15 숨을 마십니다.   16 숨을 내쉽니다.
　　　　　　　　　　호흡5번

SURYANAMASKARA
# 수리야 나마스카라 B -17 (SURYANAMASKARA -B)
SURYA = 태양 · NAMASKARA = 인사

수리야 나마스카라 - B - 17

사마스티티 - 숨을 내쉬며, 두 발과 다리를 모으고 허리와 가슴을 반듯하게 펴며 턱을 당깁니다. 팔을 곧게 펴서 내리고 손바닥은 몸쪽을 향하게 하며 손가락은 가지런히 모아 반듯하게 합니다.

1. 숨을 마시며, 두 무릎을 접고 머리 위로 두 팔을 들어올립니다. 시선은 제 3의 눈 또는 손을 봅니다.
2. 숨을 내쉬며, 상체를 앞으로 숙여 가슴을 다리에 붙이며 두 손을 바닥에 두고 시선은 코를 봅니다.
3. 숨을 마시며, 고개를 들어 등과 허리를 펴고 시선은 제 3의 눈 또는 손을 봅니다.
4. 숨을 내쉬며, 두 다리를 뒤로하여 걷거나 섬프하여 두 손으로 바닥을 기지하고 몸은 바닥에 낮추며 시선은 코를 봅니다. (p83~p84 동작의 전환 참고)
5. 숨을 마시며, 상체를 앞으로 밀면서 일으키고 발등과 손으로 몸을 바닥에 견고하게 지지하고 목과 허리를 뒤로 젖혀 가슴을 확장시킵니다.
6. 숨을 내쉬며, 어깨와 허리를 위로 밀어올리고 아랫배를 수축하며 두 다리를 골반 넓이만큼 벌리고 발을 11자 형태로 만들어 반듯하게 나란히 두고 발뒤꿈치를 지그시 누르며 고개를 숙이고 시선은 코를 봅니다.
7. 숨을 마시며, 왼발을 45도 각도로 두고 오른발을 앞으로 손과 손 사이에 두며 무릎을 굽혀 바닥을 지지하고 상체를 일으키며 머리 위로 두 팔을 들어올려 손을 모으고 시선은 제 3의 눈 또는 손을 봅니다.
8. 숨을 내쉬며, 오른발을 뒤로 보내고 몸을 반듯하게 바닥에 낮추며 양손은 바닥에 두고 시선은 코를 봅니다.
9. 숨을 마시며, 상체를 앞으로 밀면서 일으키고 발등과 손으로 몸을 바닥에 견고하게 지지하고 목과 허리를 뒤로 젖혀 가슴을 확장시킵니다.
10. 숨을 내쉬며, 어깨와 허리를 위로 밀어올리고 아랫배를 수축하며 두 다리를 골반 넓이만큼 벌리고 발을 11자 형태로 만들어 반듯하게 나란히 두고 발뒤꿈치를 지그시 누르며 고개를 숙이고 시선은 코를 봅니다.
11. 숨을 마시며, 오른발을 45도로 두고 왼발을 앞으로 손과 손 사이에 두며 무릎을 굽혀 바닥을 지지하고 상체를 일으켜 머리 위로 두 팔을 들어올리고 손을 모으며 제 3의 눈 또는 손을 봅니다.

12. **숨을 내쉬며**, 걷거나 점프 하여 몸을 바닥에 낮추고 시선은 코를 봅니다.
13. **숨을 마시며**, 상체를 앞으로 밀면서 일으키고 발등과 손으로 몸을 바닥에 견고하게 지지하며 목과 허리를 뒤로 젖혀 가슴을 확장시킵니다.
14. **숨을 내쉬며**, 어깨와 허리를 위로 밀어올리고 아랫배를 수축하며 두 다리를 골반 넓이만큼 벌리고 발을 11자 형태로 만들어 반듯하게 나란히 두고 발뒤꿈치를 지그시 누르며 고개를 숙이고 시선은 코를 보며 호흡을 5번 마시고 내쉽니다.
15. **숨을 마시며**, 두 다리를 점프하거나 걸어서 앞으로 가져오며 고개를 들어 등과 허리를 펴고 시선은 제 3의 눈 또는 손을 봅니다.
16. **숨을 내쉬며**, 상체를 숙여 가슴을 다리에 붙이고 시선은 코를 봅니다.
17. **숨을 마시며**, 두 무릎을 접고 머리 위로 두 팔을 들어올려 손을 모으고 시선은 제 3의 눈 또는 손을 봅니다.

사마스티티 - **숨을 내쉬며**, 무릎을 펴고 두 발과 다리를 모으고 허리와 가슴을 반듯하게 펴며 턱을 당깁니다. 팔을 곧게 펴서 내리고 손바닥은 몸쪽을 향하게 하며 손가락은 가지런히 모아 반듯하게 합니다.

웃카타사나와 비라바드라사나가 추가된 수리야 나마스카라B는 새로운 동작이 두가지 더 추가된 것 말고는 달라진 것이 없지만 수리야 나마스카라A를 두 번 하는 듯한 느낌을 받게 되며 체력적으로 더 힘들게 느껴집니다.
그러므로 수리야 나마스카라 A와 마찬가지로 B를 처음 수련할 때에는 우선 구분 동작과 호흡을 천천히 진행하며 반복적인 호흡 중심의 수련을 통해 정확한 동작을 기대하기보다는 인내심 있게 조금씩 달라짐을 기대해 봅니다.
레드 클래스(p41 참고) 수업 때에는 수리야 나마스카라 A를 다섯 번 한 후에 수리야 나마스카라 B를 세 번 반복적으로 수련합니다.

ASHTANGA YOGA PRIMARY SERIES
스탠딩 시퀀스 (THE STANDING SEQUENCE)

스탠딩 시퀀스는 근력 향상과 더불어 근 골격의 바른 정렬, 신체 밸런스 유지 및 정화 작용과 더불어 병든 신체를 치유하는 능력이 깃들어 있습니다. 다소 힘들더라도 꾸준히 수련함으로써 신체 고통과 깊은 내면의 고통에서도 멀어질 수 있으므로 도전할 만한 가치가 있다고 생각합니다.

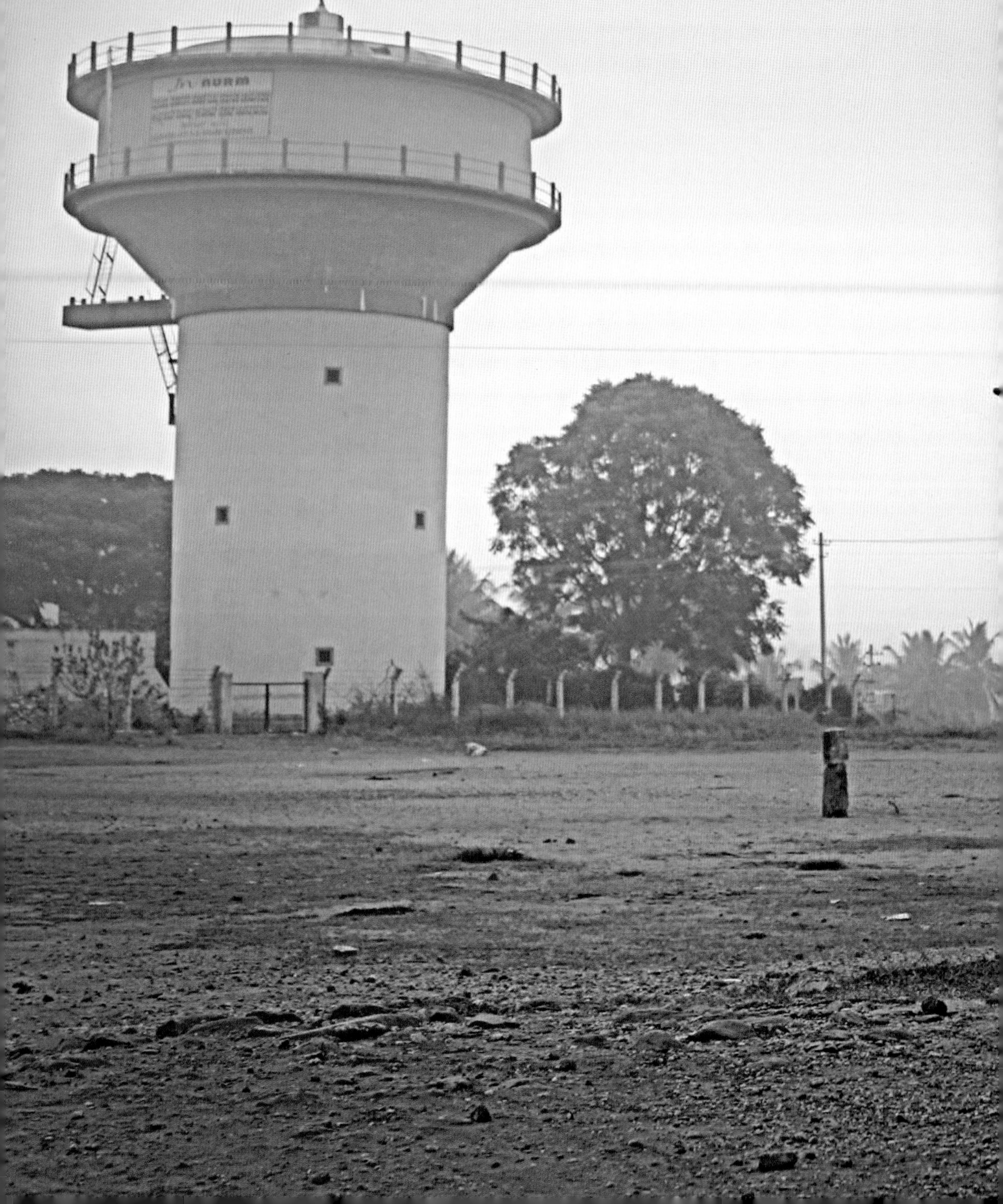

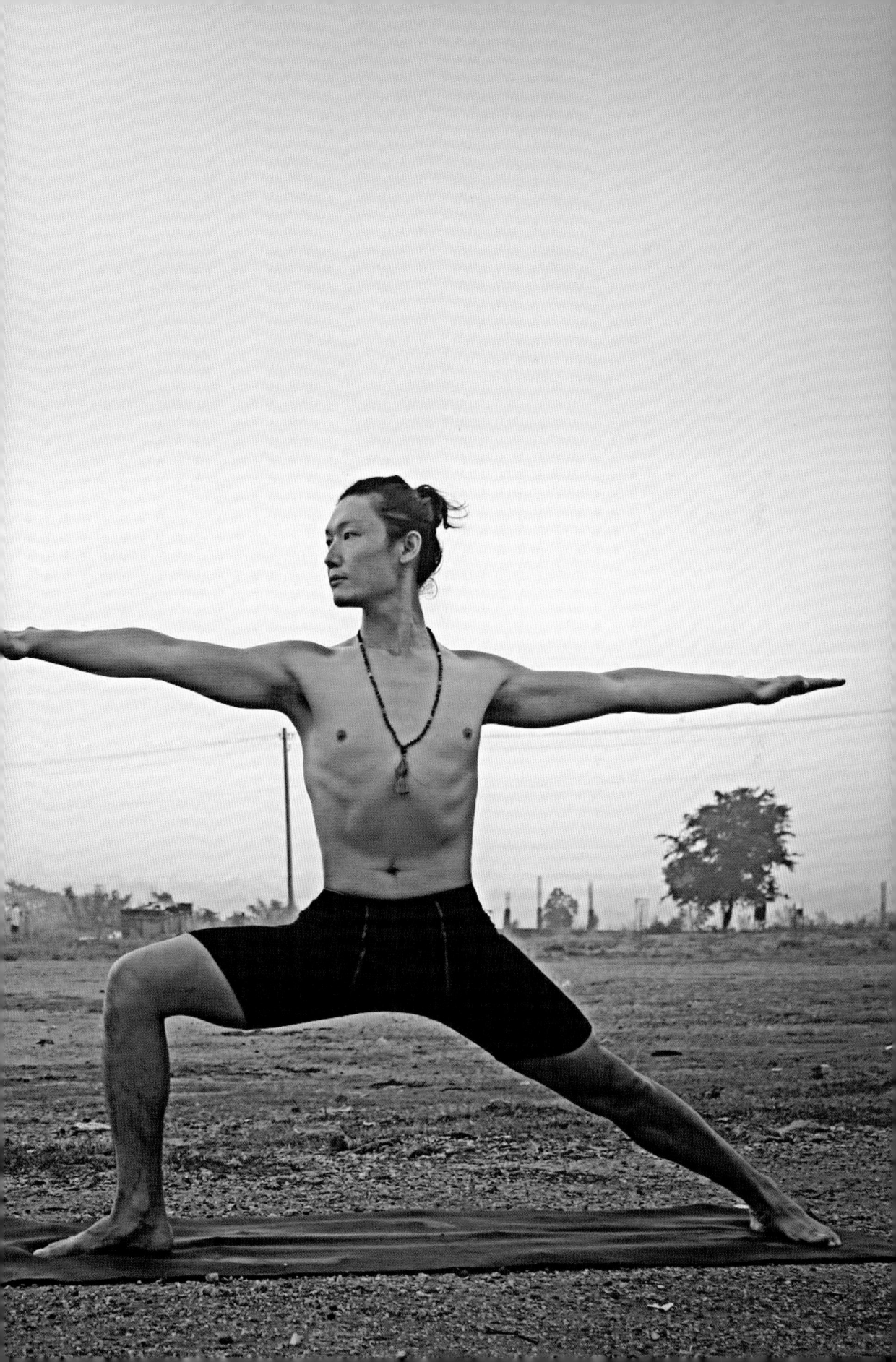

THE STANDING SEQUENCE
빈야사 카운트 (VINYASA COUNT)

빈야사 카운트를 세는 법에 대해 설명합니다.

웃티타 트리코나사나-5 (UTTHITA TRIKONASANA)

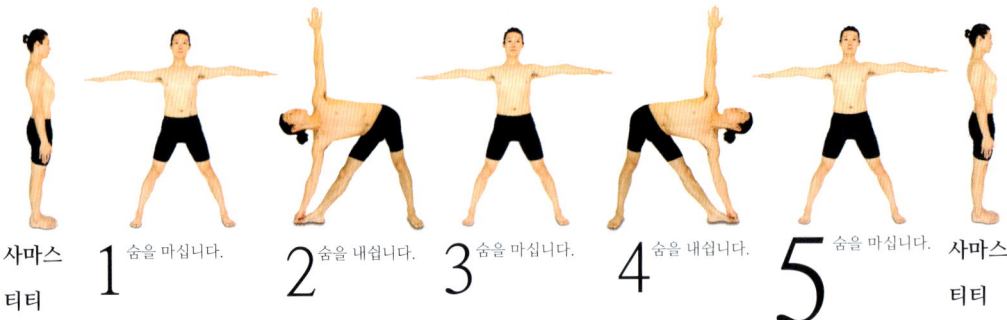

사마스티티 1 숨을 마십니다. 2 숨을 내쉽니다. 3 숨을 마십니다. 4 숨을 내쉽니다. 5 숨을 마십니다. 사마스티티

1. 스탠딩 자세에서 오른쪽과 왼쪽을 **똑같이 진행하며 호흡**합니다.
   『아쉬탕가 요가 오브 마인드』에서는 오른쪽을 기준으로 자세를 자세히 설명하고 왼쪽 즉 반대쪽 자세는 자세의 전환 후 비교적 간단하게 서술하였습니다.

2. 인도 마이소르에서의 구령에 의한 수련(레드 클래스, p41 참고)은 위의 그림처럼 모든 동작이 사마스티티로 시작해서 사마스티티로 끝나지 않습니다. 전체적인 흐름과 호흡을 통한 자각으로 인해 어떤 자세는 2개의 자세 또는 4개의 자세를 묶어서 수련합니다. 페이지를 한장씩 넘겨가면서 수련하면 어떤 자세들이 묶여 있는지 알 수 있습니다.

3. 2번의 표기 **사**마스티티로 자세를 마치는 것이 아닌 다음 자세로 동작을 이어서 합니다. = ➡

4. 『아쉬탕가 요가 오브 마인드』의 중요 핵심 중 하나는 호흡과 동작을 연결하는 **빈야사 카운트**입니다. 자세 이름 옆의 숫자는 빈야사 카운트이며, 마지막 자세의 숫자와 빈야사 카운트가 같습니다. 사마스티티는 빈야사 카운트에서 제외 됩니다.

5. 간혹 2-1, 3-1 등등 호흡을 내쉬든가 마실 때의 호흡은 카운트를 세지 않습니다. 그래서 2-1 또는 3-1 등등으로 표기 했습니다.

6. '파당구스타아사나'부터 '파스봇타나사나'까지를 '기본 동작'이라고 합니다.
   첫 번째 시리즈 또는 두 번째 시리즈 등 모두 기본 동작을 행한 후 시퀀스를 진행합니다. 그래서 '파스봇타나사나'까지를 '기본 동작'이라고 합니다.

ASHTANGA YOGA OF MIND
마이소르 이야기 - 셀프 프랙티스와 레드 클래스
MYSORE STORY - 인도 마이소르의 클래스에 대해 설명

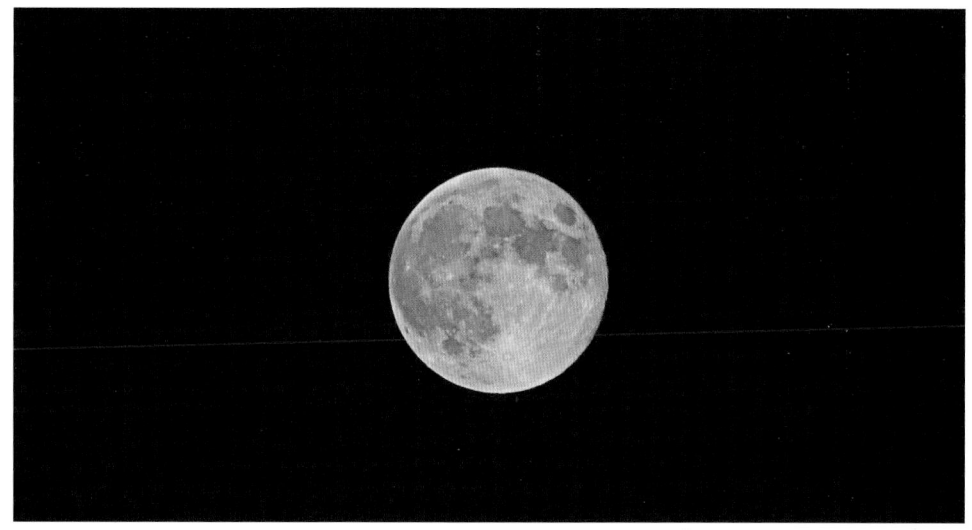

인도 마이소르에 위치한 -좀 더 정확히 말한다면 카르나타카, 마이소르, 고쿨람에 위치한- 아쉬탕가 요가 샬라에서 진행되는 아쉬탕가 요가 수업은 '셀프 프랙티스'와 '레드 클래스'라는 두 가지 형태의 수업으로 나누어집니다. 아쉬탕가 요가는 자세의 순서가 똑같다는 특징이 있습니다. 그러므로 자세를 배우면서 순서도 같이 숙지하게 됩니다. 이 과정에서 셀프 프랙티스는 자세를 숙지하고 지도 선생님에 의하여 자신의 진도 또한 결정됩니다. 셀프 프랙티스는 그룹수업이지만 개인수업으로 처음 아쉬탕가 요가를 수련하는 사람은 지도 선생님에게 기본자세 및 간단한 자세를 설명을 통해서 배우게 됩니다. 기억하지 못할 만큼 한꺼번에 많이 배우기보다는 천천히 할 수 있는 만큼 지도 선생님의 관찰하에 혼자서 수련하는 형태를 말합니다. 두 번째로 레드 클래스는 지도 선생님의 구령에 의하여 진행되는 수업을 말합니다.

수업 받는 모든 학생들이 어느 정도 자세를 숙지하여야 가능한 수업의 형태입니다. 앞에서 지도 선생님의 시범을 따라 하며 진행하는 수업이 아닙니다. 물론 앞에서 시범을 보이면서 하는 수업도 가능하지만 인도 마이소르에선 오직 구령으로만 수업을 진행합니다. 그러므로 자신이 자세를 숙지하고 자신의 진도만큼 수련하는 수업인 레드 클래스는 모두가 함께 배운 자세들을 순서대로 진행하는 단체수업의 형태입니다. 물론 셀프 프랙티스 또한 단체 수업형태지만 같은 자세를 함께 순서대로 진행하지 않습니다. 수련자의 개별 진도도 다르고 호흡도 다르기 때문입니다. 이처럼 수업의 형태는 두 가지로 나눌 수 있으며 마이소르의 요가 샬라에서의 셀프 프랙티스는 화요일부터 금요일까지 진행하며(2014년도 기준) 토요일과 월요일은 레드 클래스 수업으로 진행되고 문데이와 일요일은 수업이 없습니다. 문데이는 보름달과 초승달이 뜨는 날을 말합니다.

# THE STANDING SEQUENCE
# 파단구스타사나 -3 (PĀDĀṄGUṢṬHĀSANA)
PADA=발 · PADANGUSTHA=엄지발가락
DRISHTI = 코

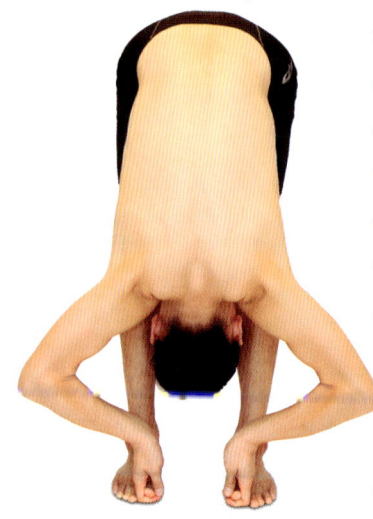

가슴이 양 허벅지에 닿도록 상체를 숙여 엄지발가락을 쥐고 양팔을 옆으로 열어 호흡을 유지하는 자세입니다. 수련시 복부 안쪽 아랫배의 지방을 분해하도록 도와주며, 신장 정화, 소화력 증가 및 간과 비장의 활성화에 도움을 줍니다. 이 자세를 취할 때, 억지로 힘으로 상체를 숙여 형태를 이루려고 한다면 어깨와 목이 경직되고 뻗은 다리에 무리가 갈 수 있으므로 호흡에 집중하면서 목에 힘을 빼고 두 팔을 양쪽으로 열어 어깨와 허리, 골빈 그리고 두 다리에서 발까지 이완할 수 있도록 합니다. 첫 자세이니만큼 자신의 신체 상태와 의식의 상태를 알 수 있게 도와주는 중요한 자세입니다.

1 숨을 마시면서, 발을 11자 형태로 하여 골반 넓이로 다리를 벌리고, 허리를 숙여 손가락으로 엄지발가락을 잡습니다. 고개를 들어 등과 허리와 팔을 곧게 폅니다.

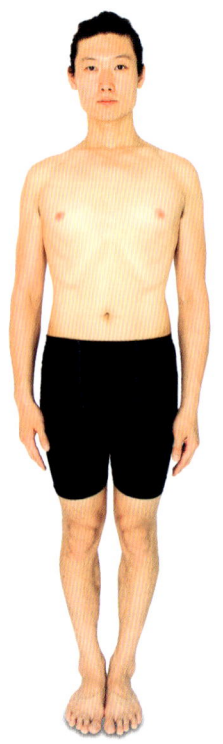

사 마스티티. 숨을 내쉬며 두발과 다리를 모으고 허리와 가슴을 반듯하게 펴며 턱을 당깁니다. 팔을 곧게 펴서 내리고 손바닥은 몸쪽을 향하게 하며 손가락은 가지런히 모아 반듯하게 합니다.

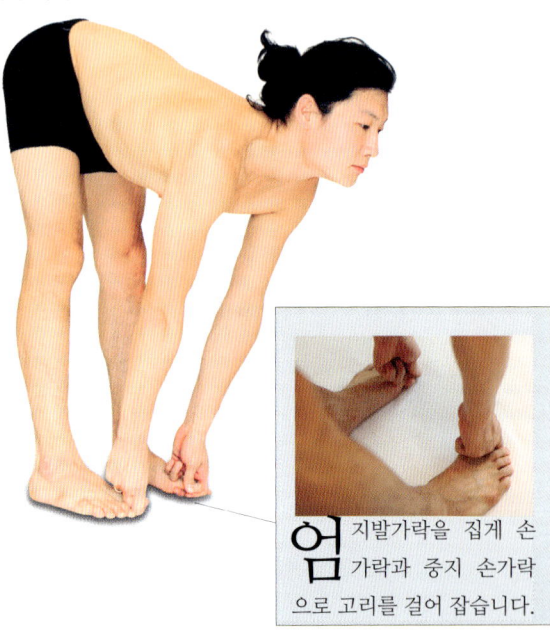

엄 지발가락을 집게 손가락과 중지 손가락으로 고리를 걸어 잡습니다.

42 ASHTANGA YOGA OF MIND

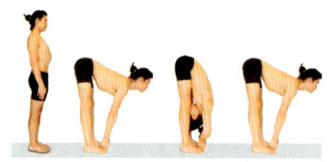

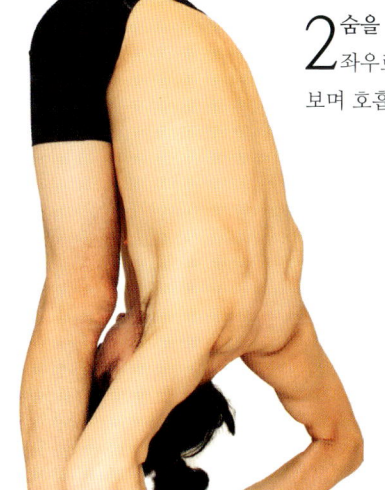

2 숨을 내쉬면서, 정수리를 바닥 쪽으로 내리고 팔꿈치를 좌우로 열어줍니다. 목과 어깨의 힘을 빼고 시선은 코를 보며 호흡을 5번 마시고 내쉽니다.

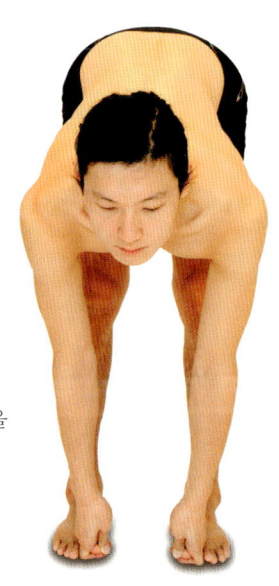

3 숨을 마시면서, 고개를 들고 다리와 팔을 쭉 펴면서 굽어진 등과 허리를 폅니다.

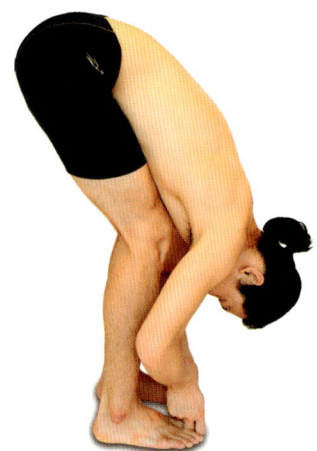

초보 수련시 다리를 무리하게 펴려고 노력하면 다리와 허리를 다칠 수 있으니 무릎을 구부려서 편안하게 호흡합니다.

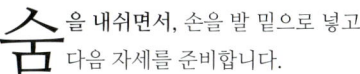

숨을 내쉬면서, 손을 발 밑으로 넣고 다음 자세를 준비합니다.

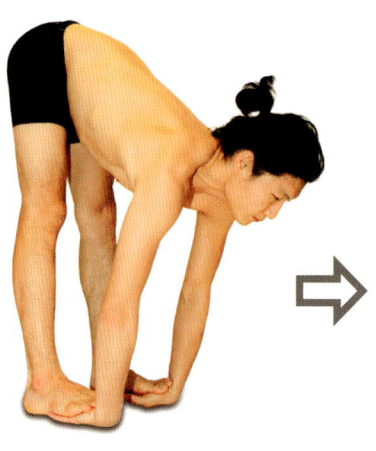

파단구스타사나 (PĀDĀṄGUṢṬHĀSANA)

# THE STANDING SEQUENCE
# 파다하스타사나 -3 (PĀDAHASTĀSANA)
PADA=발 · HASTA=손
DRISHTI = 코

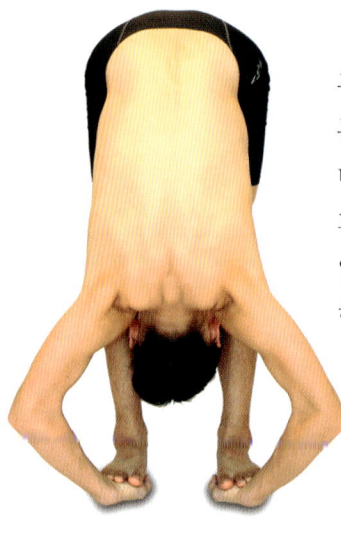

두 손을 발바닥 아래에 넣고 발가락으로 손목을 누르는 형태로 첫 자세보다 좀 더 적극적인 전굴 자세입니다. 발가락으로 손목을 누르면서 두 팔과 어깨, 견갑골과 광배근등 허리부터 다리까지 전체적으로 이완할 수 있습니다. 좀 더, 깊이 앞으로 숙이는 전굴 자세를 통해 깊은 호흡을 유도해 봅니다. 효과는 파단구스타사나와 동일하며 복부의 지방 분해와 내부 장기를 활성화 시키고 손목 관절의 손상과 염증을 예방하는데 도움이 됩니다.

1 숨을 마시면서, 고개를 들어 등과 허리를 펴고 손바닥을 발바닥 아래로 넣습니다. 이때 우디야나 반다를 사용하여 아랫배를 수축합니다.

2 숨을 내쉬면서, 가슴이 허벅지에 닿도록 상체를 숙이며 내려갑니다.

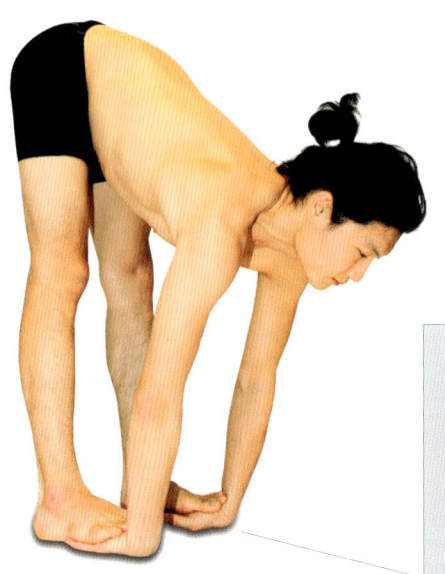

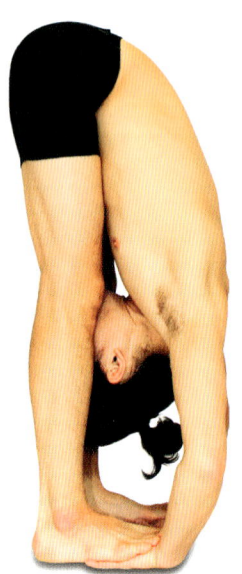

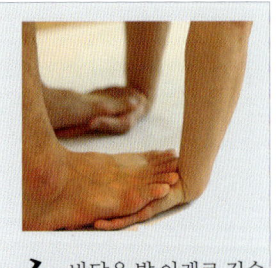

손 바닥을 발 아래로 깊숙이 넣어 발바닥으로 손등과 손목을 눌러줍니다.

44 ASHTANGA YOGA OF MIND

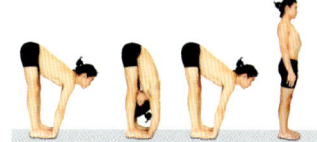

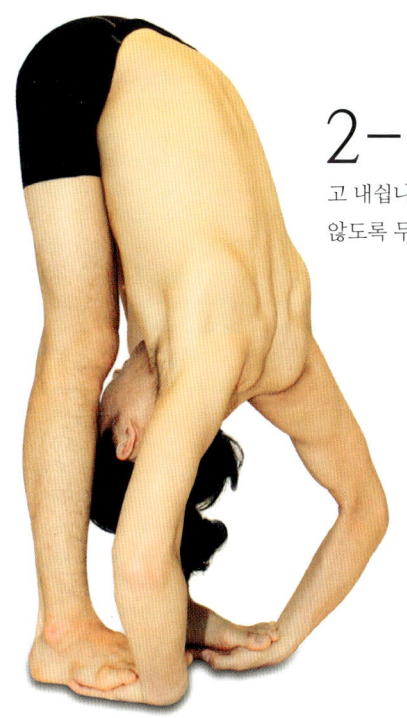

2-1 고개를 떨구고 팔꿈치를 양옆으로 열어줍니다. 시선은 코를 보고 호흡을 5번 마시고 내쉽니다. 초보 수련자는 다리와 어깨에 무리가 가지 않도록 무릎을 구부리는 것을 권합니다.

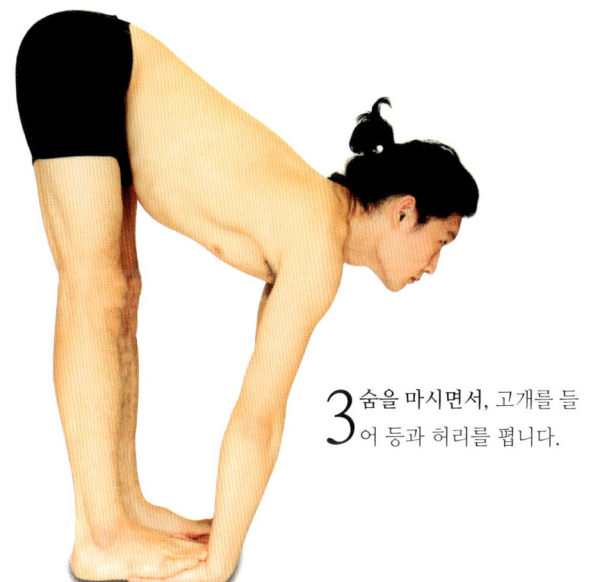

3 숨을 마시면서, 고개를 들어 등과 허리를 폅니다.

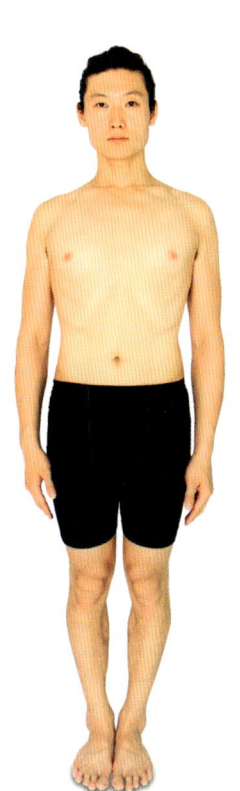

숨을 내쉬면서, 상체를 일으키고 두 다리를 모으며 사마스티티로 돌아옵니다.

파다하스타사나 (PĀDAHASTĀSANA)

THE STANDING SEQUENCE

웃티타 트리코나사나 -A -5
(UTTHITA TRIKOṆĀSANA -A)

UTTHITA=뻗은,확장 · TRI=셋 · KONA=각도
DRISHTI = 손

양팔을 활짝 펴고 가슴을 열면서 척추를 길게 늘이고, 발과 발 사이는 110㎝정도의 간격으로 벌린 후 상체를 옆으로 기울여서 내려가는 자세입니다. 이때, 엉덩이가 뒤로 빠지지 않게 하고 골반을 위로 밀어올리면서 내려갑니다. 허리의 지방을 분해하고 경직된 어깨와 목을 부드럽게 해주며 고관절의 이완을 통해 골반 전체에 활력을 주고 척추를 강화시켜 줍니다. 처음엔 허리에 가장 자극이 오는 것 같지만 수련을 계속할수록 지면을 지탱하고 있는 두 다리에 견고한 힘이 생기고 골반이 이완되는 느낌과 목과 어깨에 점차적으로 편안함을 느낄 수 있습니다. 힘으로 형태를 만들어 기울이게 되면 고관절에 손상을 입을 수 있으며 다리 및 어깨와 목의 긴장 상태에 따른 부상이 생길 수 있으므로 자세의 형태보다는 호흡에 집중하며 수련합니다.

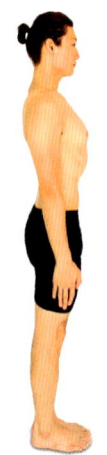

사마스티티로 시작합니다.

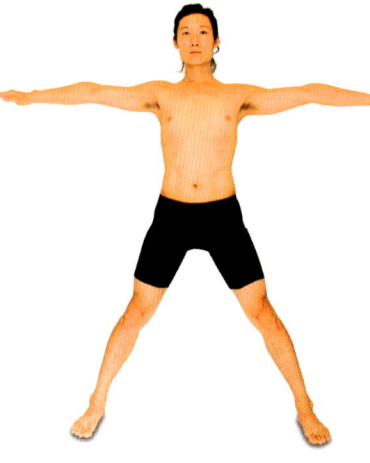

1 숨을 마시면서, 오른쪽으로 몸을 틀어 양 팔을 벌리고 양 발을 11자로 만들어 어깨 넓이 보다 넓게 약 110㎝ 정도로 열어줍니다.

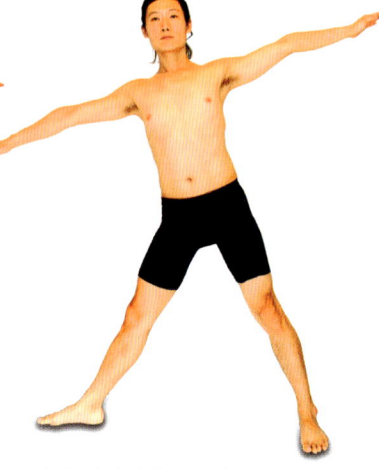

2 숨을 내쉬면서, 오른발을 오른쪽으로 틀어 골반을 열어주고 수평으로 뻗은 팔을 오른쪽으로 내려갑니다. 이때 발과 무릎 그리고 어깨와 귀가 수평하게 내려가면 좋습니다.

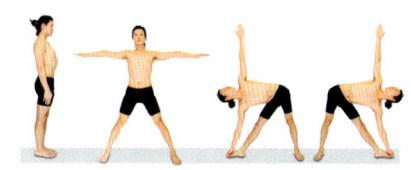

2-1 숨을 계속 내쉬면서, 엄지발가락을 잡은 오른손의 힘을 왼팔로 전달하듯이 왼손을 위로 쭉 뻗어 봅니다. 이때 왼쪽 허벅지부터 골반, 허리까지 위로 쭉 올려 가슴을 하늘을 향해 엽니다. 고개를 위로 돌려 왼손을 보고, 엉덩이가 뒤로 빠지지 않도록 골반을 밉니다. 시선은 위로 뻗은 손을 보며 호흡을 5번 마시고 내쉽니다.

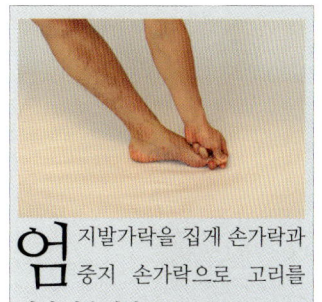

엄지발가락을 집게 손가락과 중지 손가락으로 고리를 걸어 잡습니다.

3 숨을 마시면서, 상체를 일으킵니다.

4 숨을 내쉬면서, 2-1번 자세의 반대 방향으로 자세를 취하며 호흡을 5번 마시고 내쉽니다.

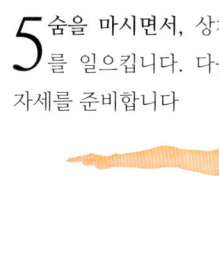

초보 수련자는 무리하게 상체를 기울이면 다리와 골반을 다칠 수 있으니 다리를 무릎, 정강이, 발목 순으로 천천히 가능한 만큼만 기울여 자세를 취합니다. 목이 불편하다면 바닥에 있는 발의 발등을 봐도 좋습니다.

5 숨을 마시면서, 상체를 일으킵니다. 다음 자세를 준비합니다

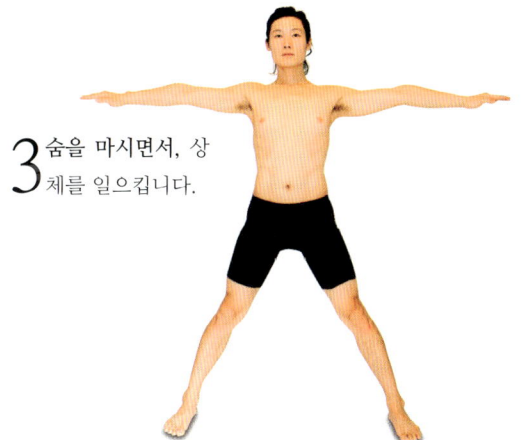
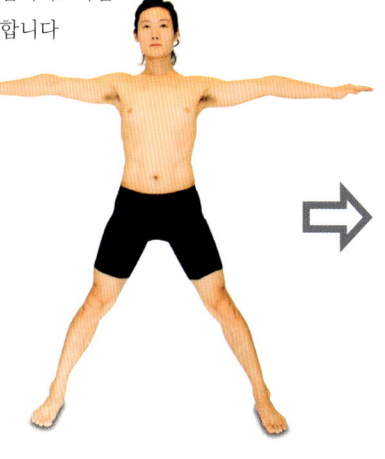

웃티타 트리코나사나 -A (UTTHITA TRIKOṆĀSANA -A)

THE STANDING SEQUENCE
웃티타 트리코나사나 -B -5
(UTTHITA TRIKOṆĀSANA -B)
UTTHITA=뻗은,확장 · TRI=셋 · KONA=각도
DRISHTI = 손

웃티타 트리코나사나 A 자세에서 상체를 비틀어서 뻗은 발의 바깥쪽 옆에 손을 내려놓는 자세입니다. 하체의 견고함을 유지하며 허리와 골반에 주어지는 자극으로 신체 변화를 도와줍니다. 웃티타 트리코나사나 A자세와 동일한 효과를 볼 수 있으며 손을 바닥에 내려놓음으로써 조화로운 신체의 균형을 잡을 수 있게 합니다. 반복적인 수련으로 점차적으로 뻗은 다리가 펴지고 허리를 부드럽게 회전할 수 있으며 위로 뻗은 팔의 어깨가 부드러워져서 가슴이 위로 확장되고 호흡이 안정됨을 느끼게 됩니다. 하지만 억지로 다리를 펴거나 힘으로 상체를 회전하면 오히려 역효과가 생길 수 있으니 주의합니다.

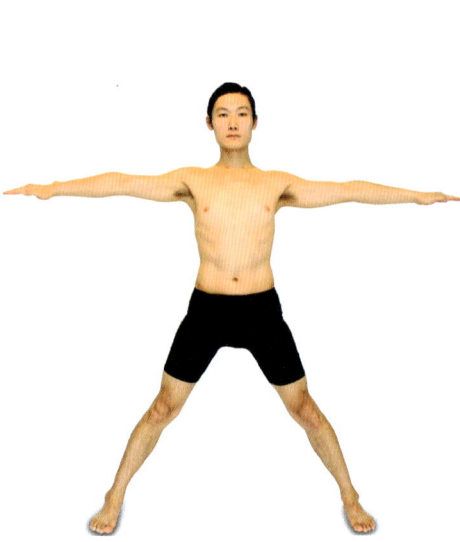

1 숨을 마시면서, 웃티타 트리코나사나 A 이후에 양 팔을 벌리며 양 발은 11자 형태로 만들어 어깨 넓이보다 넓게 약 110cm 정도 넓이로 벌립니다.

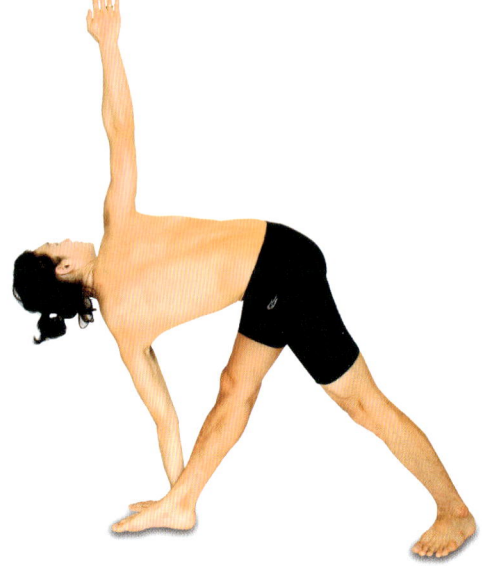

2 숨을 내쉬면서, 왼손을 오른발 새끼발가락 옆 바닥에 두고 앞으로 뻗은 다리는 무릎을 펴고 오른손은 하늘을 향해 밀어 올립니다. 발은 최대한 바닥에 밀착합니다. 시선은 오른손의 손을 보며 호흡을 5번 마시고 내쉽니다.

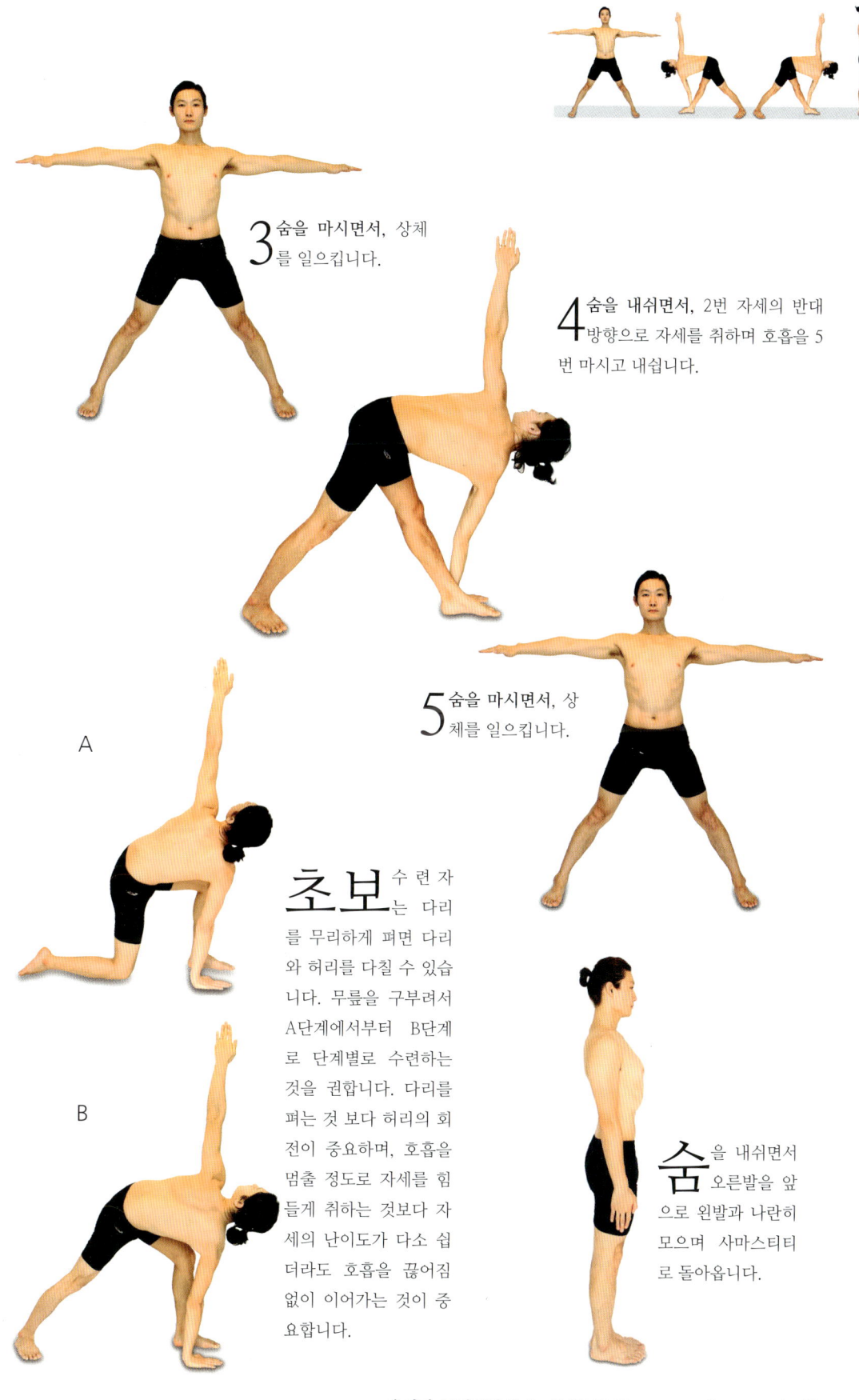

3 숨을 마시면서, 상체를 일으킵니다.

4 숨을 내쉬면서, 2번 자세의 반대 방향으로 자세를 취하며 호흡을 5번 마시고 내쉽니다.

5 숨을 마시면서, 상체를 일으킵니다.

A

B

초보 수련자는 다리를 무리하게 펴면 다리와 허리를 다칠 수 있습니다. 무릎을 구부려서 A단계에서부터 B단계로 단계별로 수련하는 것을 권합니다. 다리를 펴는 것 보다 허리의 회전이 중요하며, 호흡을 멈출 정도로 자세를 힘들게 취하는 것보다 자세의 난이도가 다소 쉽더라도 호흡을 끊어짐 없이 이어가는 것이 중요합니다.

숨을 내쉬면서 오른발을 앞으로 왼발과 나란히 모으며 사마스티티로 돌아옵니다.

웃티타 트리코나사나 -B (UTTHITA TRIKOṆĀSANA -B)

THE STANDING SEQUENCE
웃티타 파르스바코나사나 -A -5
(UTTHITA PĀRŚVAKOṆĀSANA -A)
UTTHITA=뻗은,확장 · PARSVA=측면 · KONA=각도

DRISHTI = 손

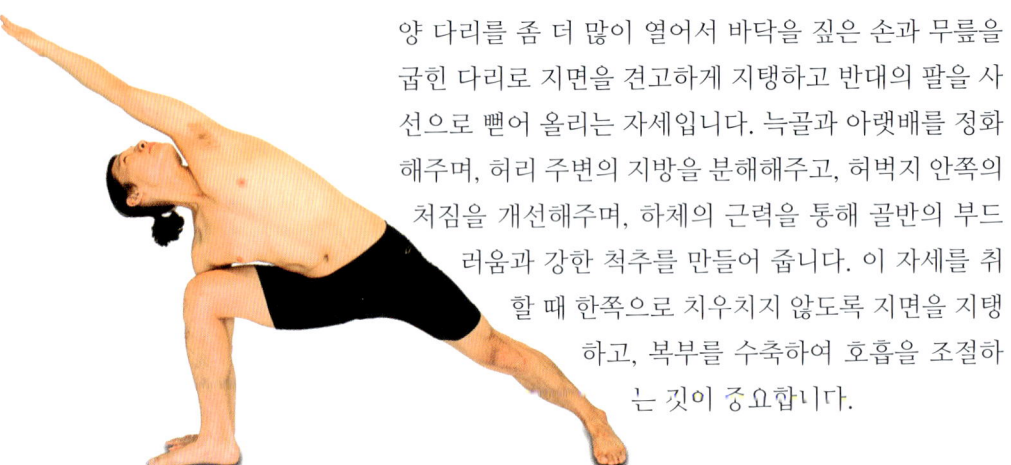

양 다리를 좀 더 많이 열어서 바닥을 짚은 손과 무릎을 굽힌 다리로 지면을 견고하게 지탱하고 반대의 팔을 사선으로 뻗어 올리는 자세입니다. 늑골과 아랫배를 정화해주며, 허리 주변의 지방을 분해해주고, 허벅지 안쪽의 처짐을 개선해주며, 하체의 근력을 통해 골반의 부드러움과 강한 척추를 만들어 줍니다. 이 자세를 취할 때 한쪽으로 치우치지 않도록 지면을 지탱하고, 복부를 수축하여 호흡을 조절하는 것이 중요합니다.

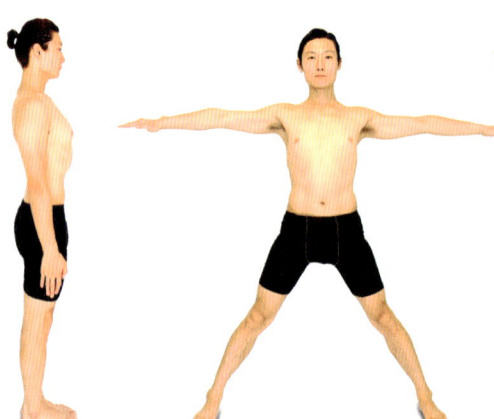

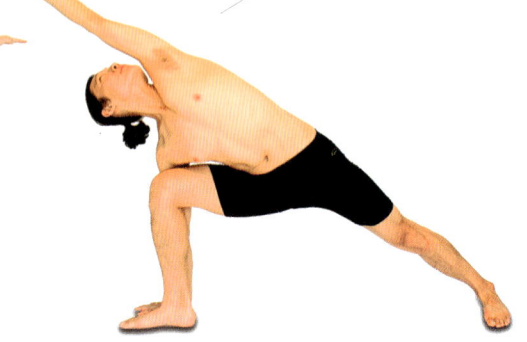

사마스티티로 시작합니다.

1 숨을 마시면서, 오른쪽으로 몸을 틀어 양팔을 펼치며 큰 보폭으로 다리를 약 120cm 정도로 열어줍니다.

2 숨을 내쉬면서, 오른쪽 무릎을 구부립니다. 이때 무릎은 발끝을 넘어서지 않도록 합니다. 오른쪽 골반을 열어 엉덩이가 뒤로 빠지지 않도록 하고 손은 무릎을 굽힌 다리의 발 뒤에 나란히 놓습니다. 왼 팔을 뻗은 다리와 사선이 되도록 쭉 뻗어 올리고 왼쪽 가슴을 하늘을 향해 비춥니다. 이때 뻗은 다리는 바닥에 밀착시켜 지면을 밀어내면 좋습니다. 시선은 왼손을 향하고 호흡을 5번 마시고 내쉽니다.

50 ASHTANGA YOGA OF MIND

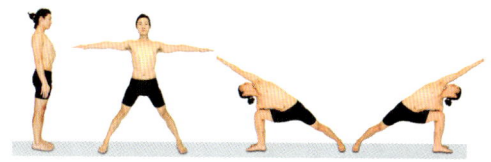

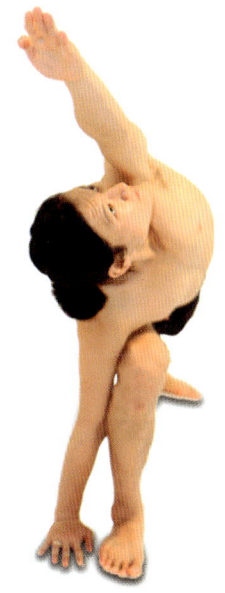

손을 굽힌 발 뒤에 나란히 내려놓고 손과 발로 바닥을 치우침 없이 눌러 지탱합니다.

초보 수련자는 무리하게 손을 바닥에 내려놓으면 굽힌 다리와 허리 뒤쪽 부분이 경직될 수 있습니다. 하체의 힘을 기르는 것에 초점을 두어 오른쪽 팔꿈치를 오른쪽 굽힌 다리의 허벅지 위에 올려놓고 호흡을 유지하면서 수련하는 것을 권합니다.

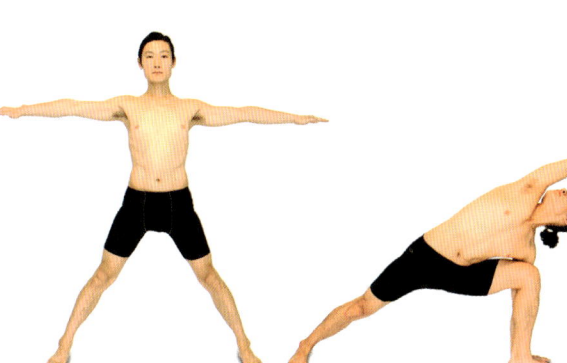
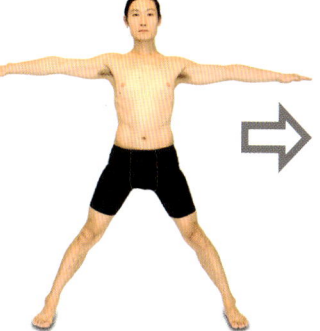

3 숨을 마시면서, 상체를 일으킵니다.

4 숨을 내쉬면서, 2번 자세의 반대 방향으로 자세를 취하며 호흡을 5번 마시고 내쉽니다.

5 숨을 마시면서, 상체를 일으킵니다. 다음 자세를 준비 합니다.

웃티타 파르스바코나사나 -A (UTTHITA PĀRŚVAKOṆĀSANA -A) 51

THE STANDING SEQUENCE
웃티타 파르스바코나사나 -B -5
(UTTHITA PĀRŚVAKOṆĀSANA -B)
UTTHITA=뻗은,확장 · PARSVA=측면 · KONA=각도
DRISHTI = 손

웃티타 파르스바코나사나 A 자세에서 사선으로 뻗은 손을 굽힌 다리의 무릎 바깥쪽으로 넘겨 짚어 깊게 허리를 회전하는 자세입니다. 회전으로 인해 늑골과 아랫배의 정화와 허리 주변의 지방을 분해해주며, 복부 안쪽의 소장과 대장의 원활한 움직임을 도와주어 소화 불량과 변비를 예방해 줍니다. 두 다리의 견고함을 유지하여 골반부터 요추, 경추, 어깨까지 비틀어 호흡의 통로를 만들어 주는 듯한 느낌으로 호흡합니다. 물론 깊은 비틀림으로 호흡이 불편하더라도 꾸준한 수련을 통해 점차적으로 허리의 회전과 호흡이 편안해지며, 하체의 견고함이 증가됨을 느낄 수 있습니다.

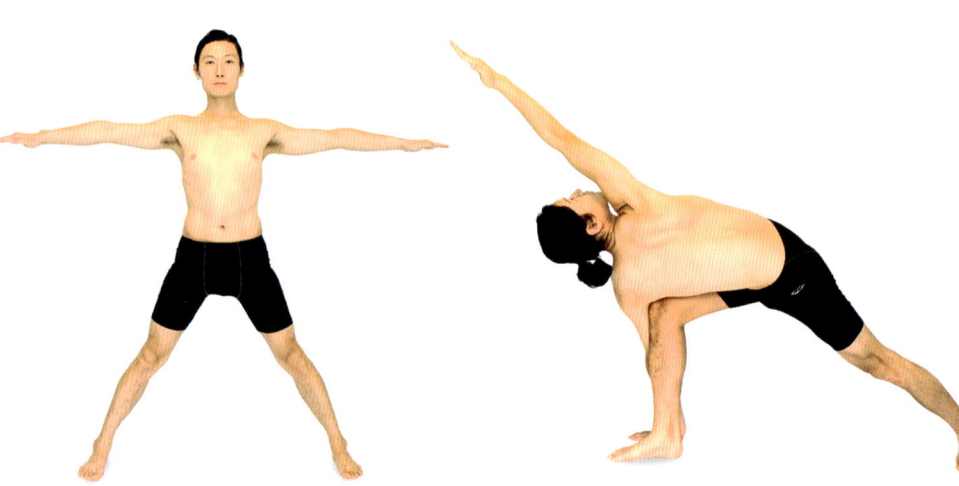

1 숨을 마시면서, 웃티타 파르스바코나사나 A 이후에 양팔을 펼치며, 큰 보폭으로 다리를 약 120㎝ 정도로 열어줍니다.

2 숨을 내쉬면서, 오른쪽 무릎을 구부립니다. 이때 무릎은 발 끝을 넘어서지 않도록 합니다. 왼팔로 오른쪽 무릎을 넘겨 오른쪽 발 옆에 나란히 내려놓고 허리를 깊이 회전 시킵니다. 오른쪽 팔은 뒷쪽 뻗은 왼쪽 다리와 사선이 되도록 쭉 뻗어 올리고 오른쪽 가슴은 하늘을 향해 회전 시킵니다. 시선은 오른손을 올려다보며 호흡을 5번 마시고 내쉽니다.

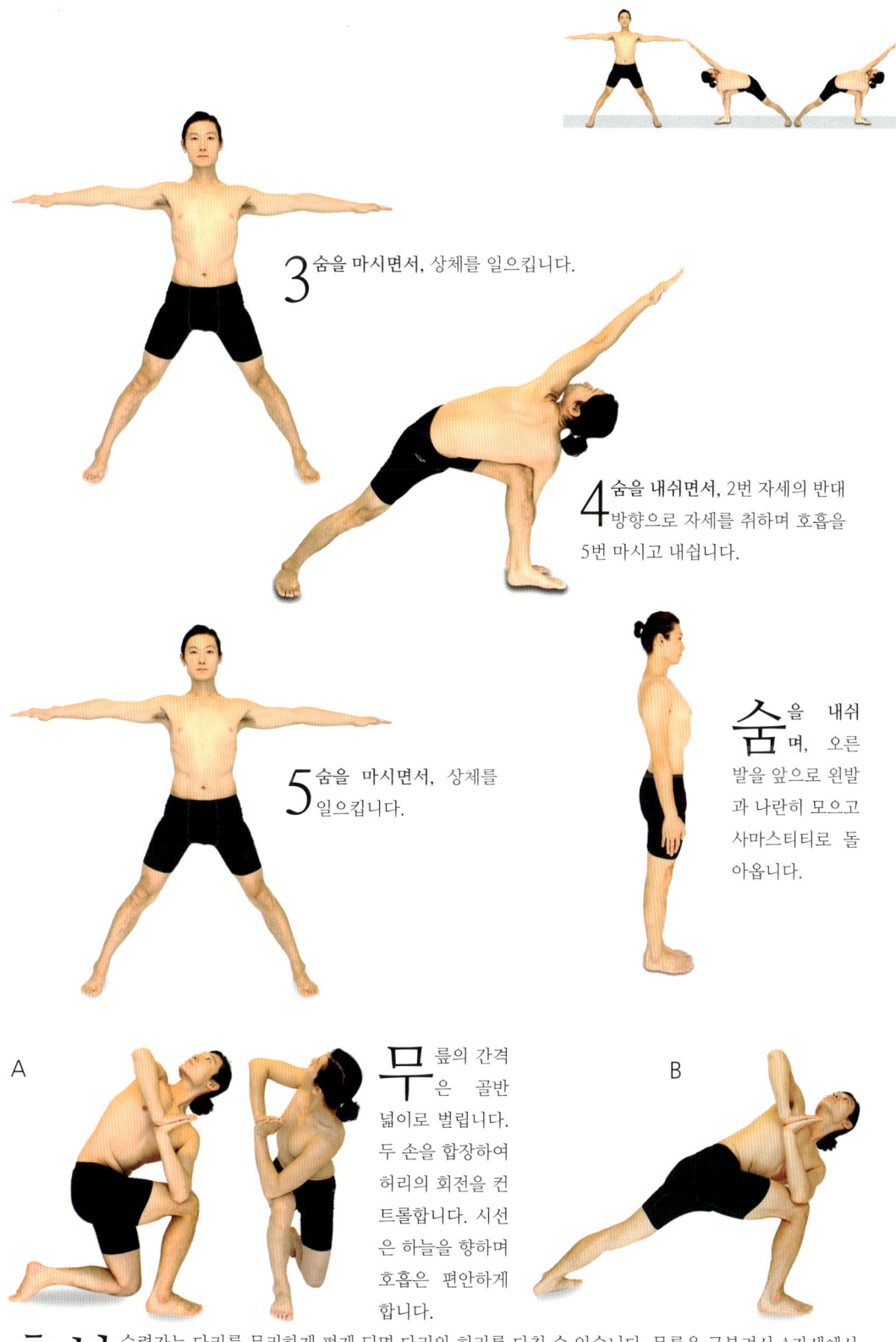

3 숨을 마시면서, 상체를 일으킵니다.

4 숨을 내쉬면서, 2번 자세의 반대 방향으로 자세를 취하며 호흡을 5번 마시고 내쉽니다.

5 숨을 마시면서, 상체를 일으킵니다.

숨을 내쉬며, 오른발을 앞으로 왼발과 나란히 모으고 사마스티티로 돌아옵니다.

A

무릎의 간격은 골반 넓이로 벌립니다. 두 손을 합장하여 허리의 회전을 컨트롤합니다. 시선은 하늘을 향하며 호흡은 편안하게 합니다.

B

초보 수련자는 다리를 무리하게 펴게 되면 다리와 허리를 다칠 수 있습니다. 무릎을 구부려서 A자세에서부터 B자세로의 단계별 수련을 권합니다. 다리를 펴는 것 보다 허리의 회전이 중요하며, 호흡이 멈출 정도로 자세를 힘들게 취하는 것보다 자세의 난이도가 다소 쉽더라도 호흡을 끊임없이 이어가는 것이 중요합니다.

웃티타 파르스바코나사나 -B (UTTHITA PĀRŚVAKOṆĀSANA -B)

THE STANDING SEQUENCE
프라사리타 파도타나사나 -A -5
(PRASĀRITA PĀDOTTĀNĀSANA -A)
PRASARITA=뻗은, 확장된 · PADA=발 · UTTANA=강화된 스트레치, 뻗은
DRISHTI = 코

두 손을 바닥에 두고 상체를 아래로 숙일 때 목과 어깨에 힘을 빼고 정수리를 바닥에 둔다는 느낌으로 내려갑니다. 바닥을 지지하는 두 다리의 견고함과 복부 수축에 따른 호흡을 조절하는 것이 중요합니다. 이 과정에서 항문이 정화되고 아랫배의 지방이 분해되어 허리가 가늘고 튼튼해지고 복부 안쪽의 가스가 몸 밖으로 배출되도록 도와 변비를 예방하고 척추의 건강까지 도와줍니다. 이 자세는 상체를 앞으로 깊이 숙이는 전굴 자세로 좀 더 진보된 전굴 자세를 할 수 있게 이어주는 열쇠 같은 자세입니다.

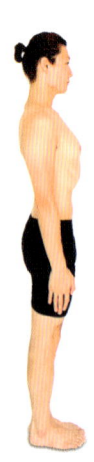

사마스티티로 시작합니다.

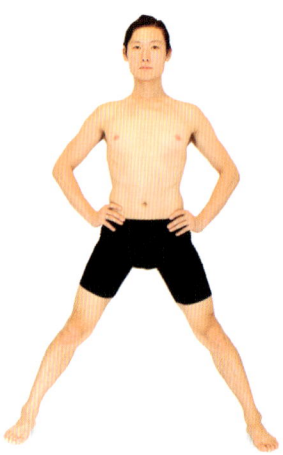

1 숨을 마시면서, 오른쪽으로 몸을 돌려 다리를 큰 보폭으로 130㎝정도 넓히고, 손은 허리 위에 올려놓습니다. 발은 11자 형태로 둡니다.

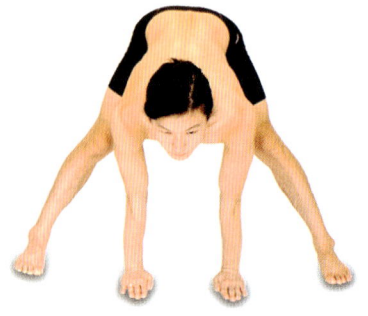

2 숨을 내쉬면서, 상체를 숙이고 양손을 어깨 넓이로 바닥에 놓습니다.
2-1 숨을 마시면서, 고개를 들어 등과 허리를 곧게 폅니다.

54 ASHTANGA YOGA OF MIND

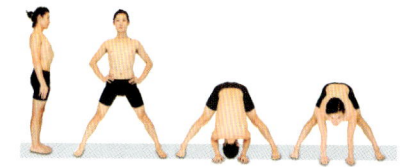

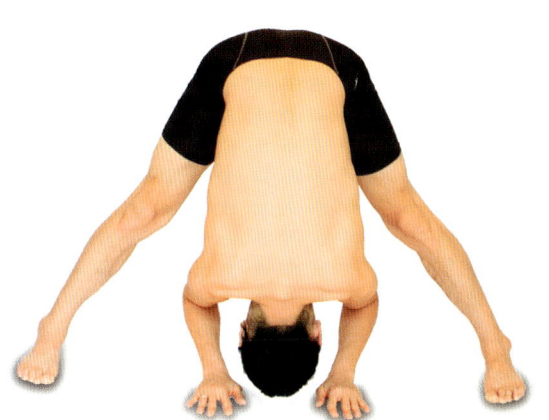

3 숨을 내쉬면서, 상체를 숙이며 고개를 떨구고 정수리를 바닥 쪽으로 향합니다. 어깨와 목에 힘을 주지 않도록 하고 시선은 코를 보며 호흡을 5번 마시고 내쉽니다. 허리와 다리에 강한 자극을 느낄 때엔 무릎을 살짝 굽혀 다치지 않도록 주의합니다.

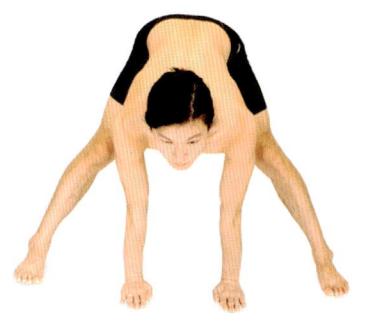

4 숨을 마시면서, 고개를 들어 등과 허리를 곧게 폅니다.
4-1 숨을 내쉬면서, 손을 허리에 둡니다.

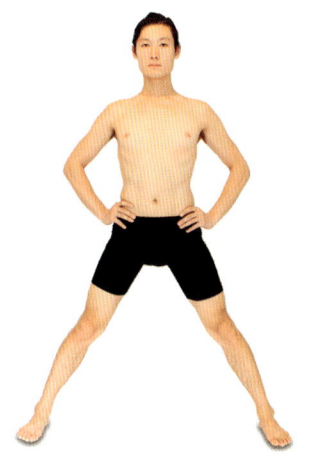

5 숨을 마시면서, 손을 허리에 두고 상체를 일으킵니다.
5-1 숨을 내쉽니다.

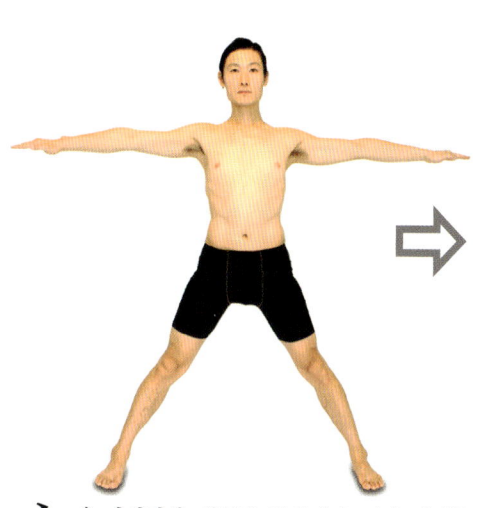

숨을 마시면서, 양팔을 펼칩니다. 다음 자세를 준비합니다.

프라사리타 파도타나사나 -A (PRASĀRITA PĀDOTTĀNĀSANA -A) 55

THE STANDING SEQUENCE
프라사리타 파도타나사나 -B -4
(PRASĀRITA PĀDOTTĀNĀSANA -B)
PRASARITA=뻗은, 확장된 · PADA=발 · UTTANA=강화된 스트레치,뻗은
DRISHTI = 코

허리에 양손을 놓고 상체를 숙이는 과정에서 허벅지 안쪽과 무릎 주변의 근력으로 앞으로 기울어짐을 컨트롤하고, 복부를 수축하면서 호흡에 집중합니다.
이때 양 어깨와 견갑골을 모으며 등과 목에 긴장을 하지 않도록 주의합니다. 프라사리타 파도타나사나 A 자세에서 좀 더 진보된 자세이며 효과는 동일합니다.

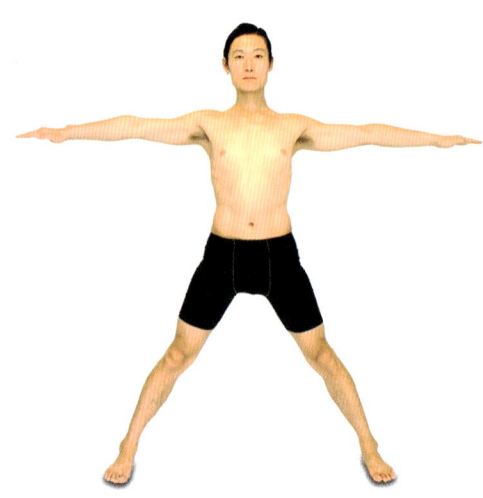 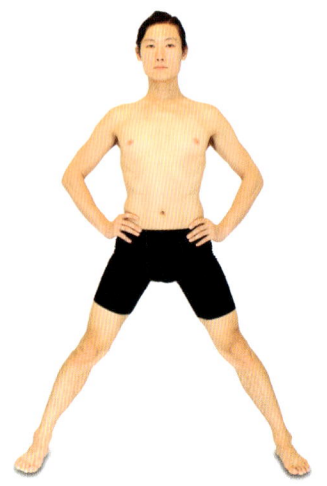

1 숨을 마시면서, A자세 이후에 양 팔을 펼치며 다리를 큰 보폭으로 130cm정도 넓히고, 발은 11자 형태로 둡니다.

2 숨을 내쉬면서, 손을 허리에 놓고 아랫배에 힘을 주고 등과 허리를 폅니다. 2-1 숨을 마시면서, 가슴을 펴고 양 팔꿈치를 등 뒤로 모아줍니다.

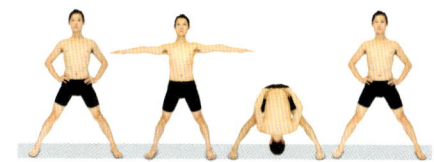

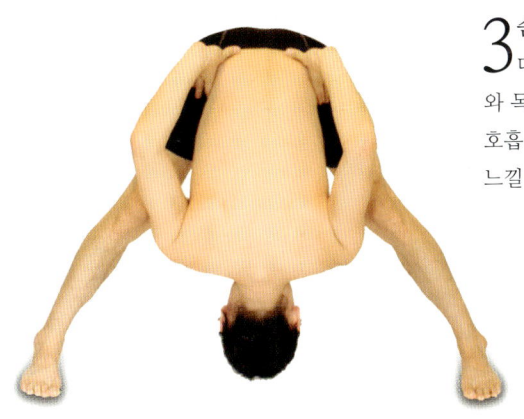

3 숨을 내쉬면서, 정수리가 바닥 쪽으로 향하게 굽힙니다. 가슴을 조금 더 밀어내고 팔꿈치를 모읍니다. 어깨와 목에 힘을 주지 않고 편안히 둡니다. 시선은 코를 보며 호흡을 5번 마시고 내쉽니다. 허리와 다리에 강한 자극을 느낄 때엔 무릎을 살짝 굽혀 다치지 않도록 주의합니다.

4 숨을 마시면서, 고개를 떨구고 척추를 하나씩 느끼며 천천히 상체를 일으킵니다.
4-1 숨을 내쉽니다.

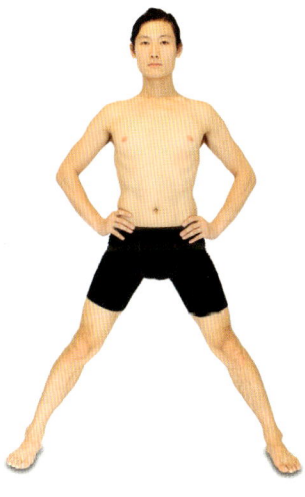

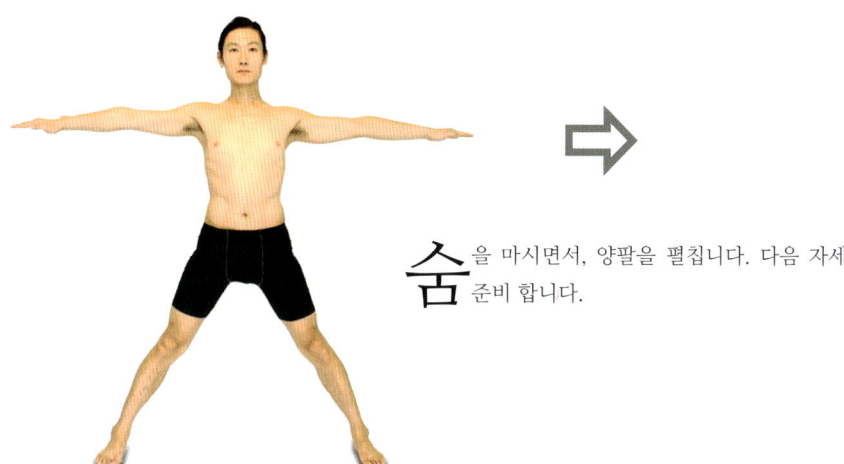

숨을 마시면서, 양팔을 펼칩니다. 다음 자세를 준비 합니다.

프라사리타 파도타나사나 -B (PRASĀRITA PĀDOTTĀNĀSANA -B) 57

THE STANDING SEQUENCE
프라사리타 파도타나사나 -C -4
(PRASĀRITA PĀDOTTĀNĀSANA -C)
PRASARITA=뻗은, 확장된 · PADA=발 · UTTANA=강화된 스트레치,뻗은
DRISHTI = 코

프라사리타 파도타나사나 B 자세에서 수련한 복부의 수축과 기울기, 컨트롤을 응용하는 프라사리타 파도타나사나 C 자세는 등 뒤로 양손을 맞잡고 상체를 앞으로 숙여 양쪽 어깨와 허리를 깊이 이완하는 자세입니다. 무리하게 어깨를 끌어내려 팔과 어깨에 부상을 입는 것을 주의합니다. 호흡을 통해 두 다리와 허리 그리고 어깨의 부드러움을 유도하여 전체적으로 깊이 앞으로 숙일 수 있으며 호흡이 부드럽고 깊어짐에 따라 맞잡은 양손이 바닥까지 내려갈 수 있습니다.

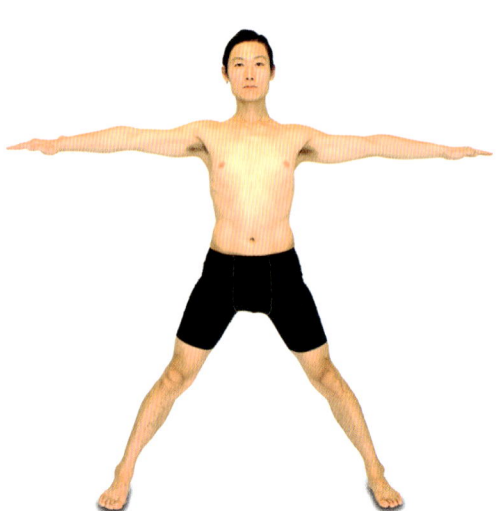
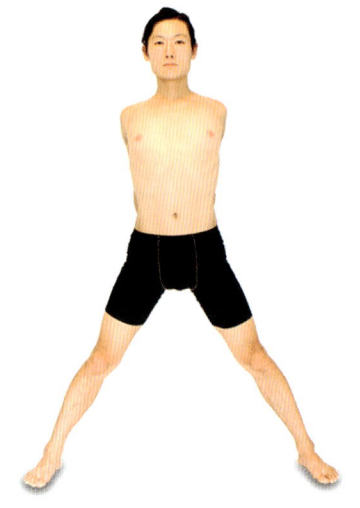

1 숨을 마시면서, B자세 이후에 양 팔을 펼치며 다리를 130㎝정도 넓이로 벌리고, 발은 11자로 형태로 둡니다.

2 숨을 내쉬면서, 양손을 등 뒤에서 맞잡습니다.
2-1 숨을 마시면서, 가슴을 더 열어줍니다.

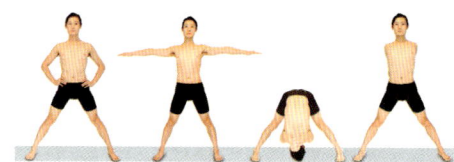

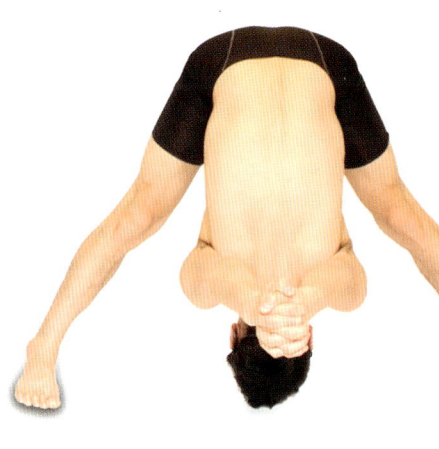

3 숨을 내쉬면서, 상체를 앞으로 숙이고 팔을 편안하게 내립니다. 시선은 코를 보며 호흡을 5번 마시고 내쉽니다. 팔을 억지로 끌어내리면 어깨를 다칠 수 있습니다. 허리와 다리에 강한 자극을 느낄 때엔 무릎을 살짝 굽혀 다치지 않도록 주의 합니다.

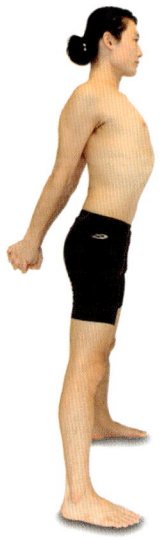

4 숨을 마시면서, 배꼽을 보고 상체를 일으키며 천천히 올라옵니다. 4-1 숨을 내쉽니다.

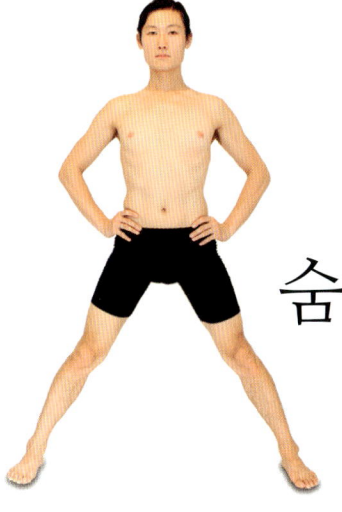

숨을 마시면서, 양 손을 허리에 둡니다. 다음 자세를 준비합니다.

프라사리타 파도타나사나 -C (PRASĀRITA PĀDOTTĀNĀSANA -C)

THE STANDING SEQUENCE
프라사리타 파도타나사나 -D -5
(PRASĀRITA PĀDOTTĀNĀSANA -D)
PRASARITA=뻗은, 확장된 · PADA=발 · UTTANA=강화된 스트레치,뻗은
DRISHTI = 코

발가락을 잡고 당기며 양 어깨의 긴장을 풀고, 허리에서 두 다리까지 그리고 상체에서 하체까지 호흡으로 신체 전체를 깊이 이완합니다. 앞서 취했던 프라사리타 파도타나사나 A, B, C 자세보다 더욱 깊고 강한 자세입니다. 반복적인 수련으로 호흡이 깊고 편안해짐에 따라 신체가 많이 달라짐을 느낄 수 있습니다.

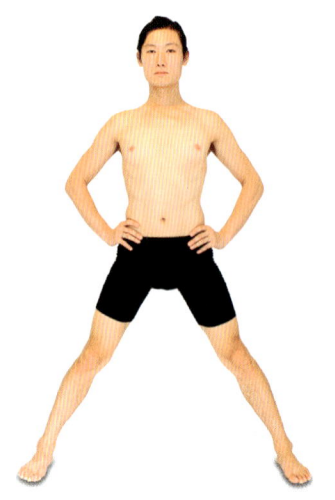

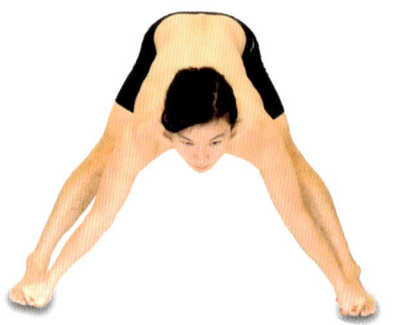

1 숨을 마시면서, C자세 이후에 다리를 큰 보폭으로 130㎝ 정도 넓히고, 손은 허리 위에 올려놓습니다. 발은 11자 형태로 둡니다.

2 숨을 내쉬면서, 상체를 숙여 두 번째, 세 번째 손가락으로 양 엄지발가락을 잡습니다. 엄지발가락이 잡기 힘드신 분은 발목을 잡거나 또는 무릎을 살짝 굽혀도 좋습니다. 2-1 숨을 마시면서, 고개를 들어 등과 허리를 곧게 폅니다.

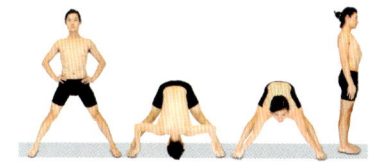

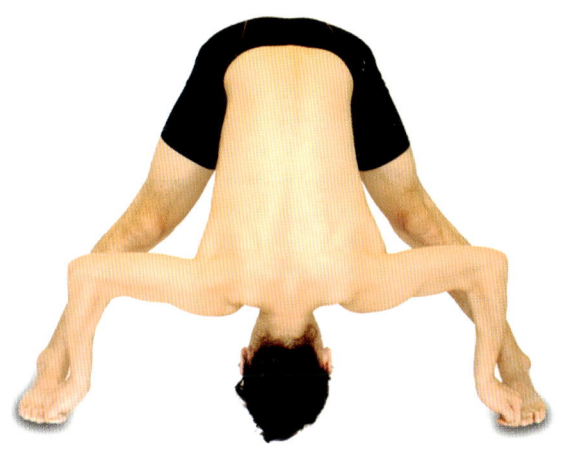

3 숨을 내쉬면서, 고개를 떨구고 팔꿈치를 굽힙니다. 팔꿈치를 살짝 안으로 모으고 어깨와 목에 힘을 주지 않고 편안히 둡니다. 시선은 코를 보며 호흡을 5번 마시고 내쉽니다. 허리와 다리에 강한 자극을 느낄 때엔 무릎을 살짝 굽혀 다치지 않도록 주의합니다.

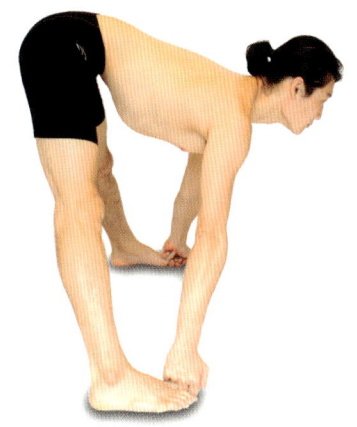

4 숨을 마시면서, 고개를 들어 등과 허리를 곧게 폅니다. 4-1 숨을 내쉬면서, 손을 허리에 둡니다.

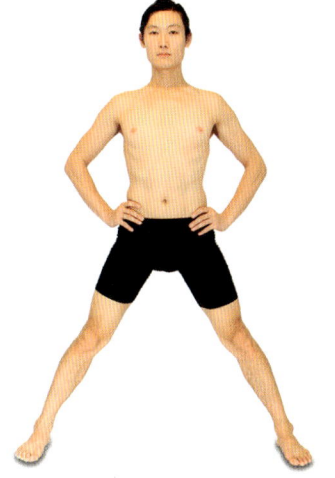

5 숨을 마시면서, 고개를 떨구고 천천히 상체를 일으킵니다.

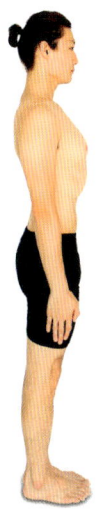

숨을 내쉬면서, 오른발을 앞으로 왼발과 나란히 모으며 사마스티티로 돌아옵니다.

프라사리타 파도타나사나 -D (PRASĀRITA PĀDOTTĀNĀSANA -D)

# THE STANDING SEQUENCE
# 파르스봇타나사나 -5 (PĀRŚVOTTĀNĀSANA)
PARSVA=측면 · UTTANA=강화된 스트레치, 뻗은
DRISHTI = 발

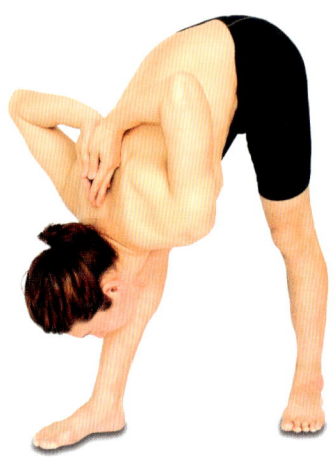

양손을 등 뒤로 모아서 굽은 등을 앞으로 밀어내어 양 어깨와 가슴을 펴주고, 상체를 숙일 때 턱을 정강이에 닿게 하여 골반과 두 다리를 깊게 이완하는 자세입니다. 아랫배의 지방을 분해하여 날씬하게 만들어 주며 골반을 이완하고 허리를 튼튼하게 합니다. 자세를 취한 후, 호흡을 통하여 몰입과 집중을 할 수 있도록 하며 앞으로 뻗은 다리와 뒤로 뻗은 다리의 간격을 유지하며 힘의 조절을 통해 전체적인 균형을 찾도록 노력해 봅니다.

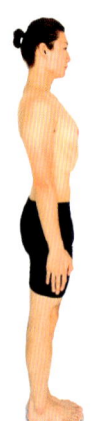 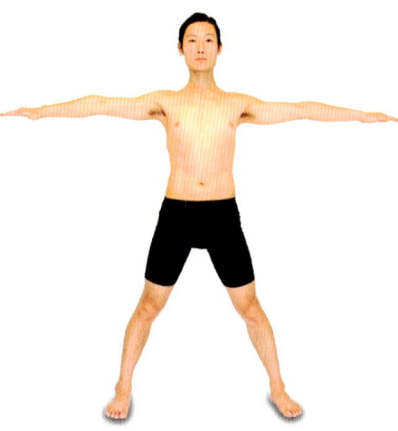 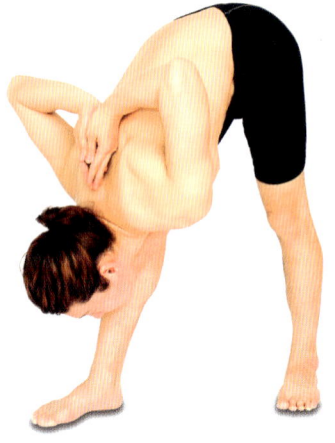

사마스티티로 시작합니다.

1 숨을 마시면서, 오른쪽으로 몸을 틀고 양 팔을 펼치며 다리의 간격을 90㎝정도로 열어줍니다. 양손을 등 뒤로 하여 손끝이 위를 향하게 모으며 모은 손으로 흉추를 밀어내고 양 어깨와 가슴을 폅니다.

2 숨을 내쉬면서, 앞으로 뻗은 오른쪽 다리의 방향으로 상체를 숙이고 턱이 정강이에 닿도록 천천히 내려갑니다. 고개를 숙이지 않고 턱을 앞으로 밀어냅니다. 시선은 발을 보며 호흡을 5번 마시고 내쉽니다. 무리하게 상체를 숙여 다리와 골반이 틀어지지 않도록 하며 다리를 너무 펴서 다치지 않도록 주의합니다. 다리에 무리가 갈 때에는 무릎을 살짝 굽혀도 좋습니다. 상체를 많이 숙이는 것은 중요하지 않습니다.

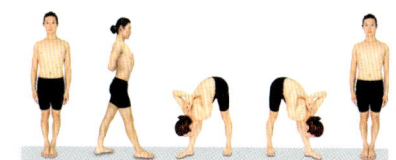

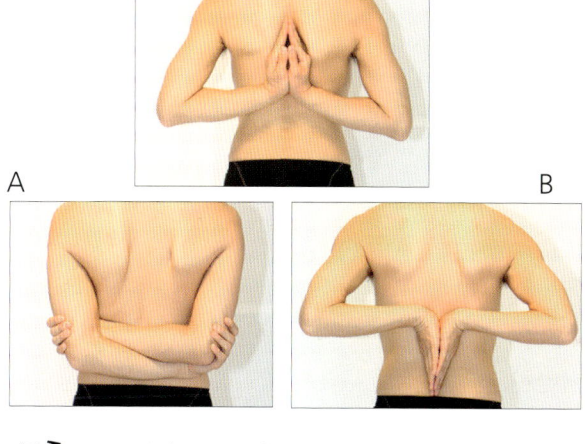

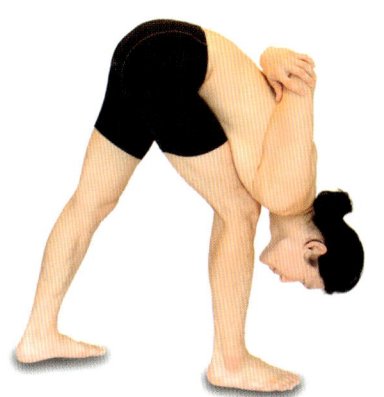

참고 손을 모으는 단계를 설명합니다. 처음엔 견갑골과 어깨 근육이 부드럽지 못해 불편할 수 있습니다. 그래서 이 부분에 초점을 두어 양 팔꿈치를 잡는 자세가 A 자세입니다. 이것이 편해지면 양 손을 모으고 손 끝이 아래로 향하게 하는 B자세의 형태를 취해 수련합니다. 이후에 어깨와 견갑골이 열려 가슴을 펼 수 있다고 여겨질 땐 손을 모아 손끝이 하늘을 향하게 하는 C자세를 취하여 수련합니다. 이때 손목 안쪽 근육을 다칠 수 있으니 주의합니다. (A자세부터 C자세로 순차적으로 수련하는 것을 권합니다.)

초보 수련자는 상체를 숙일 때 무리하게 무릎을 펴려고 한다면 다리와 골반을 다칠 수 있으므로 무릎을 접어 호흡에 중점을 두고 수련하는 것을 권합니다.

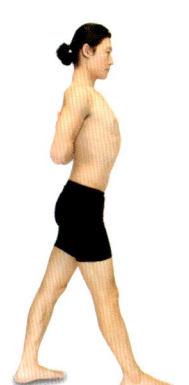

3 숨을 마시면서, 상체를 일으키고 뒤로 돌아섭니다.

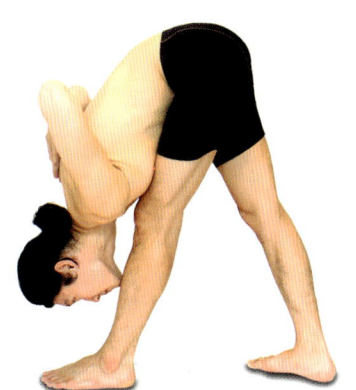

4 숨을 내쉬면서, 2번 자세의 반대쪽 방향으로 형태를 취한 후 호흡을 5번 마시고 내쉽니다.

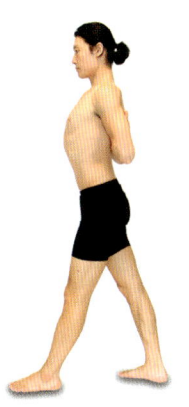

5 숨을 마시면서, 상체를 일으킵니다.

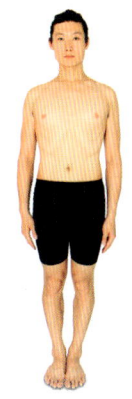

숨을 내쉬며, 오른발을 앞으로 왼발과 나란히 모으며 사마스티티로 돌아옵니다

파르스봇타나사나 (PĀRŚVOTTĀNĀSANA)

THE STANDING SEQUENCE
웃티타 하스타 파단구스타사나 -14
(UTTHITA HASTA PĀDĀṄGUṢṬHĀSANA)
UTTHITA=뻗은,확장 · HASTA=손 · PADANGUSTHA=엄지 발가락
DRISHTI = 발, 측면

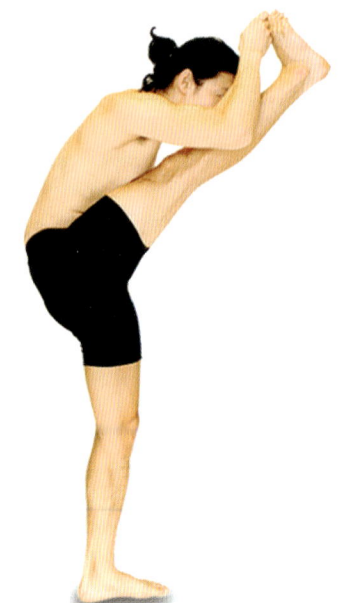

서서 균형을 잡으며 호흡을 하는 자세 중 균형감뿐만 아니라 강한 근력을 요구하는 난이도가 높은 자세입니다. 아랫배를 정화하고 골반의 관절을 이완 시켜주며 골반 내부의 활성화 및 강하고 부드러운 하체의 근력을 만들고 척추를 건강하게 합니다. 지면을 지탱하는 다리에는 견고한 힘을 키우고 뻗은 다리 쪽으로 상체를 숙이며 호흡을 통해 의식의 깊은 집중과 몰입을 도와줍니다. 다리를 측면으로 뻗은 자세를 취할 때 시선을 반대로 바라보면서 지면을 지지하는 다리의 힘과 반다를 느끼고, 측면으로 연 다리 골반의 부드러움과 균형을 조절하는 것이 중요합니다.

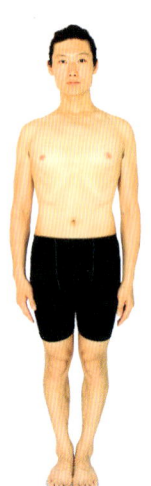

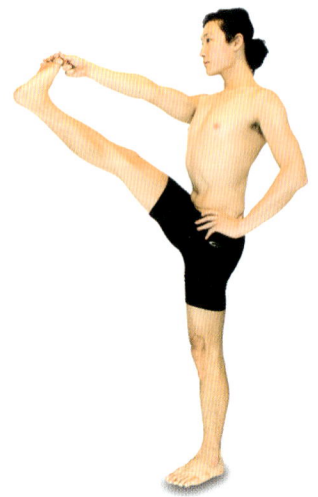

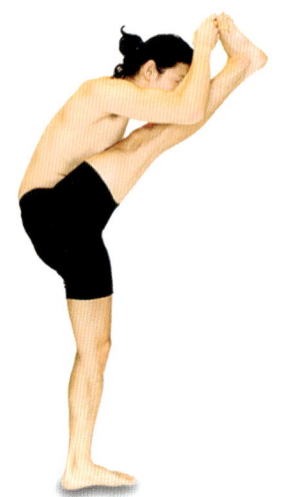

사마스티티로 시작합니다.

1 숨을 마시면서, 왼쪽손은 허리에 두고 오른쪽 다리를 들어 오른쪽 엄지 발가락을 잡고 허리를 세우고 뻗은 다리와 지면의 지지되는 다리를 곧게 세웁니다.

2 숨을 내쉬면서, 상체를 숙여 앞으로 뻗은 오른쪽 다리의 정강이에 턱을 붙입니다. 시선은 발을 보고 호흡은 5번 마시고 내쉽니다. 잡은 다리를 펴는 것 보다는, 서 있는 다리를 펴서 지면을 지지하는 다리에 근력이 생기는 것이 더욱 중요합니다.

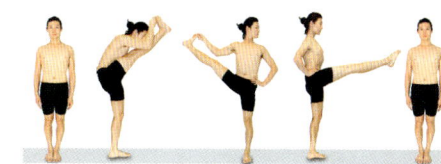

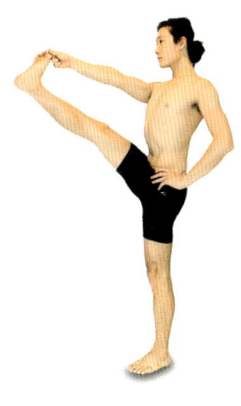

3 숨을 마시면서, 상체와 허리를 세우고 뻗은 다리를 곧게 세웁니다.

4 숨을 내쉬면서, 오른쪽 다리를 옆으로 열어주고 시선은 왼쪽 측면을 보며 호흡을 5번 마시고 내쉽니다.

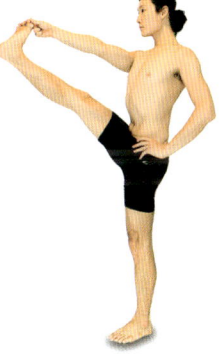

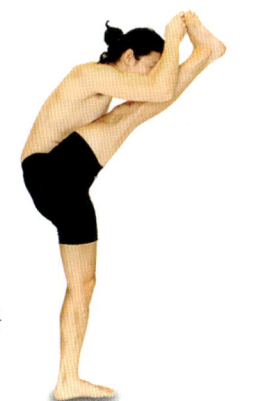

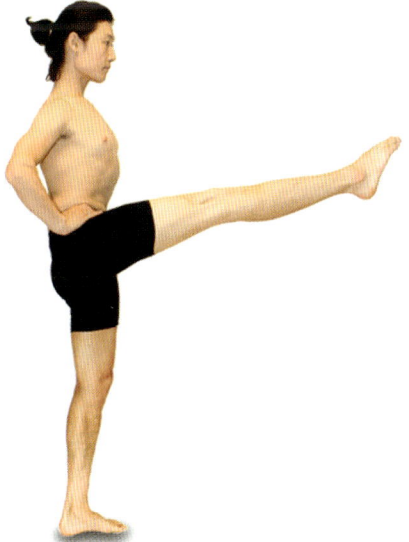

5 숨을 마시면서, 다리를 몸 앞쪽으로 가져옵니다.

6 숨을 내쉬면서, 상체를 숙이고 다리에 턱을 붙입니다.

7 숨을 마시면서, 고개를 들고 오른손을 허리에 두며 오른쪽 다리를 수평하게 세우고 시선은 발을 보며 호흡을 5번 마시고 내쉽니다.

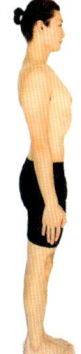

7-1 숨을 내쉬며, 다리를 내려놓습니다.

웃티타 하스타 파단구스타사나 (UTTHITA HASTA PĀDĀṄGUṢṬHĀSANA) 65

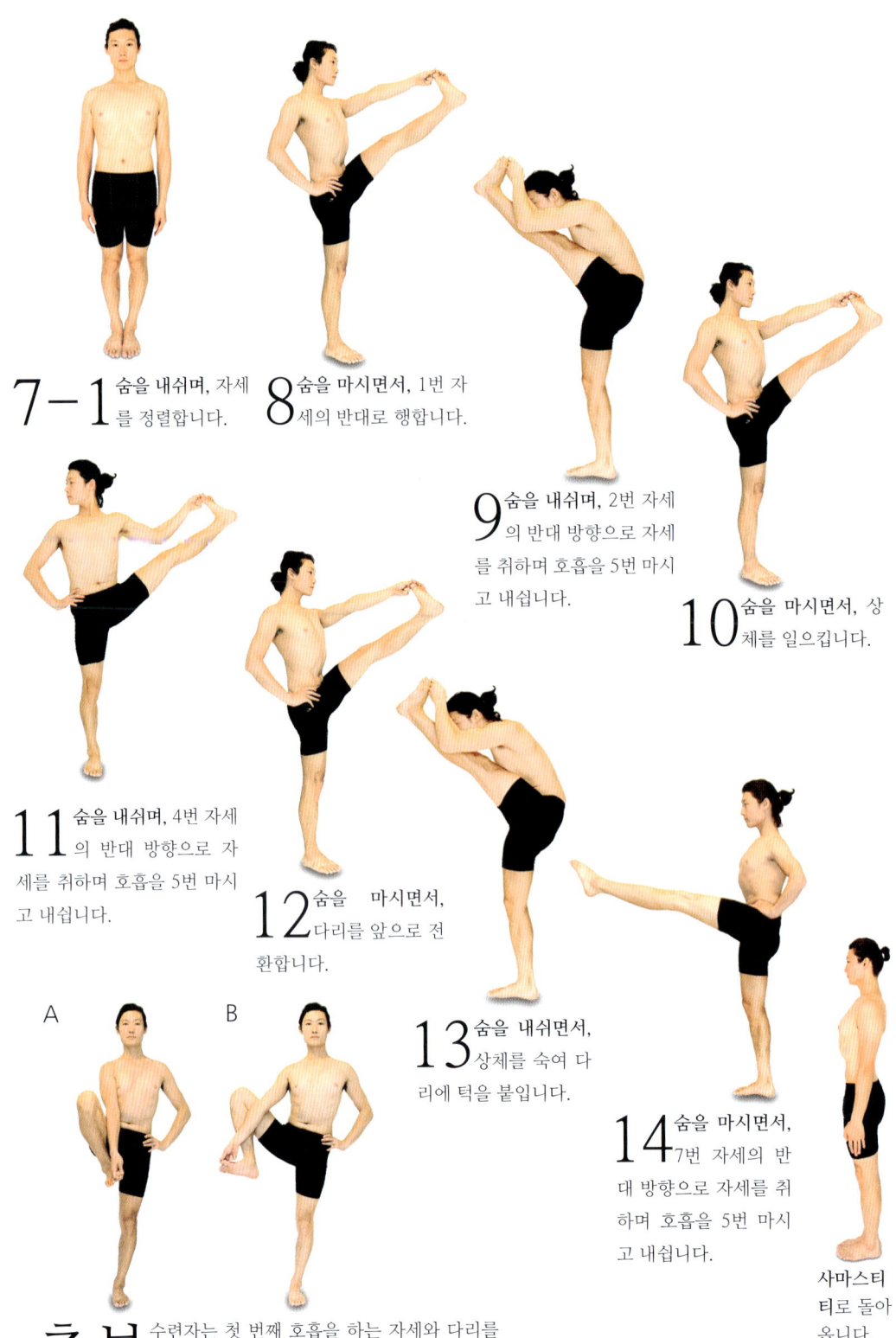

66 ASHTANGA YOGA OF MIND

ASHTANGA YOGA OF MIND
수련 일지 - 어리석었던 지난날
PRACTICE DIARY - 2011.07.24

아쉬탕가 요가를 배우고 요가를 가르쳐야겠다고 생각하며 그렇게 돈을 벌어야 가정을 유지할 수 있었던, 지금도 배고프지만 지금보다 더 배고픈 시절이 있었습니다. 그땐 두 손이 겨우 발을 잡게 되는 변화를 기뻐하며 이 모든 것을 기적이라고 여겼을 때였습니다.
프라이머리 시리즈(Primary Series)의 모든 동작을 소화해 내면 요가 선생님으로 밥 먹고 살 수 있겠다는 어리석은 생각으로 집에서 발목에 줄을 묶었던 일, 욕실에서 바닥에 비누칠 하고 다리 찢기 등등 무모한 행동들을 안 해 본 것이 없을 정도로 조급한 마음이 우선되었습니다.

'돈을 벌어야한다'라는 생각은 점점 더 저를 조급하게 만들었고 직업이 없는 입장에선 더욱 절실하게 다가왔습니다. 여러분들이 지금의 저를 보는 시선에선 지금 제가 말한 이 모든 일들이 가벼운 해프닝 같겠지만, 그 당시 저에겐 진심으로 큰일이었습니다.

무엇 하나 얻어진 것 없는 육체적 고통, 고통 속에 몸부림치며 벗어나고 싶었던 백수라는 불행한 현실, 남자 요가 선생님이라는 그 당시-지금도 별로 없지만- 곱지 않은 또는 실력을 평가하고 싶어 하는 불편한 시선들, 그럴수록 움츠러드는 자신감, 몸이 아프니까 찾아갈 수 밖에 없었던 병원, 한의원 의사 선생님에게 말할 수 없었던 저의 직업...

이 모든건 어리석었던 저의 지난 과거입니다. 여러분들도 저의 과거를 답습하시겠습니까?
저는 어떤 계기로 이제 더 이상 지난 과거를 답습하지 않을까요?

그건 생각보다 간단했습니다. 겉으로 보이는 아사나 수련 중심이 아닌 내면의 수련을 병행하므로 인해 생각의 전환 어쩌면 작은 깨달음, 그것은 지난날의 어리석은 제 자신의 몸을 스스로 망가뜨리는 저의 행동을 멈추도록 도와 주었습니다.

외적인 아사나 수련과 내적인 요가 수련의 균형을 이루며 수련하는 것을 권합니다.
저 또한 노력하고 있으며 이 글을 읽으시는 모든 분들도 수련의 균형을 통한 마음의 평정함을 통해 행복했으면 좋겠습니다.

ASHTANGA YOGA OF MIND
수련일지 - 아사나 수련 중요하다.
PRACTICE DIARY - 2013.12.25 / 아사나 수련의 필요성

요가 수련이 꼭 아사나 수련만이 전부가 아닙니다.
하지만 아사나 수련은 처음 요가를 접하는 사람에게 좋은 안내자가 되어줍니다.
초보 수련자부터 오랜 시간 동안 수련한 숙련자까지 모두에게 아사나 수련이 중요하다고 생각되는 건 아사나는 사람의 마음을 여러 가지 형태로 만드는 능력이 있으며 자신을 알아가는 첫걸음으로 좋은 도구이기 때문입니다. 형태가 없는 것을 인식한다는 건, 그것도 잘 움직이지 않은 상태라고 여기어지는 것을 인식한다는 건 쉽지가 않습니다. 형태가 없는 생각 및 마음은 매 순간 움직이는 가변적인 것이지만 우리는 그것을 알면서도 또는 모르면서 안다고 여기면서 살고 있습니다.
아사나 수련은 내면에 진실 된 무언가를 끌어내기에 좋은 도구입니다.
예를 들어 저의 경우에는 '어떠한 아픔이 오더라도 그것을 극복할 수 있으며 강한 정신력만 있다면 무엇이든 이겨낼 수 있다!'라고 생각했습니다. 물론 결론적으로 저의 생각이 맞을지도 모르고 아닐지도 모릅니다. 아직 단정 지을 순 없습니다. 단지 지금 생각이 그렇다는 것입니다. 새로운 아사나는 새로운 자극을 넘어서 고통으로도 느껴집니다. 저는 고통을 극복할 수 있다는 생각으로 새로운 자세를 수련합니다. 하지만 새로운 아사나의 고통 때문인지 그 아사나 순서가 다가올수록 긴장해서인지 근육이 수축합니다.
만약 생각하는 것과 몸이 같다면, 생각하는 대로 몸이 움직여질 텐데 몸이 고통스러워서 머뭇거리는 건지, 그 자세를 하지 못 해서 심리적으로 긴장하는 건지, 정신적으로 과거의 고통을 떠올려서 근육이 수축하며 굳어지는 건지, 몸 자체적으로 고통에서 멀어지려는 본능적인 건지, 생각에 생각이 꼬리를 물고 늘어집니다. 두렵지 않다고 말하면서 육체는 저 자신에게 두렵다고 말하는데 저는 일부러 듣지 않습니다. 그 과정에서 내면이든 외면이든 수많은 갈등과 변화와 움직임이 있습니다. 표면상으로 보이는 건 단지 그 자세를 취하지 못하는 것입니다. 저는 신체와 내면의 갈등, 회피 등등이 우리의 마음을 인식하기 쉽게 만들어 준다고 생각합니다. 바로 이것이 아사나 수련의 가장 좋은 장점이라고 봅니다.
내·외적으로 모든 것이 꼭 지각이 변동하는 것처럼 어쩌면 자신이 믿고 있던 모든 것을 송두리째 변화시킬 수도 또는 그것을 확고하게 할 수도 있는 좋은 도구라고 말입니다.
아사나 수련이 요가의 전부라고 하기엔 너무 좁은 시야라고 생각합니다. 하지만 수많은 형태의 요가 수련 중 아사나 수련은 중요합니다. 아사나 수련을 하며 인식하는 육체라는 도구를 통하여 형태를 만들기도 하고 그로 인해 수련에 재미도 느끼며 호흡을 통해 내면의 평정함이 유지 되었으면 합니다. 이것이 저의 희망이며 바람입니다.

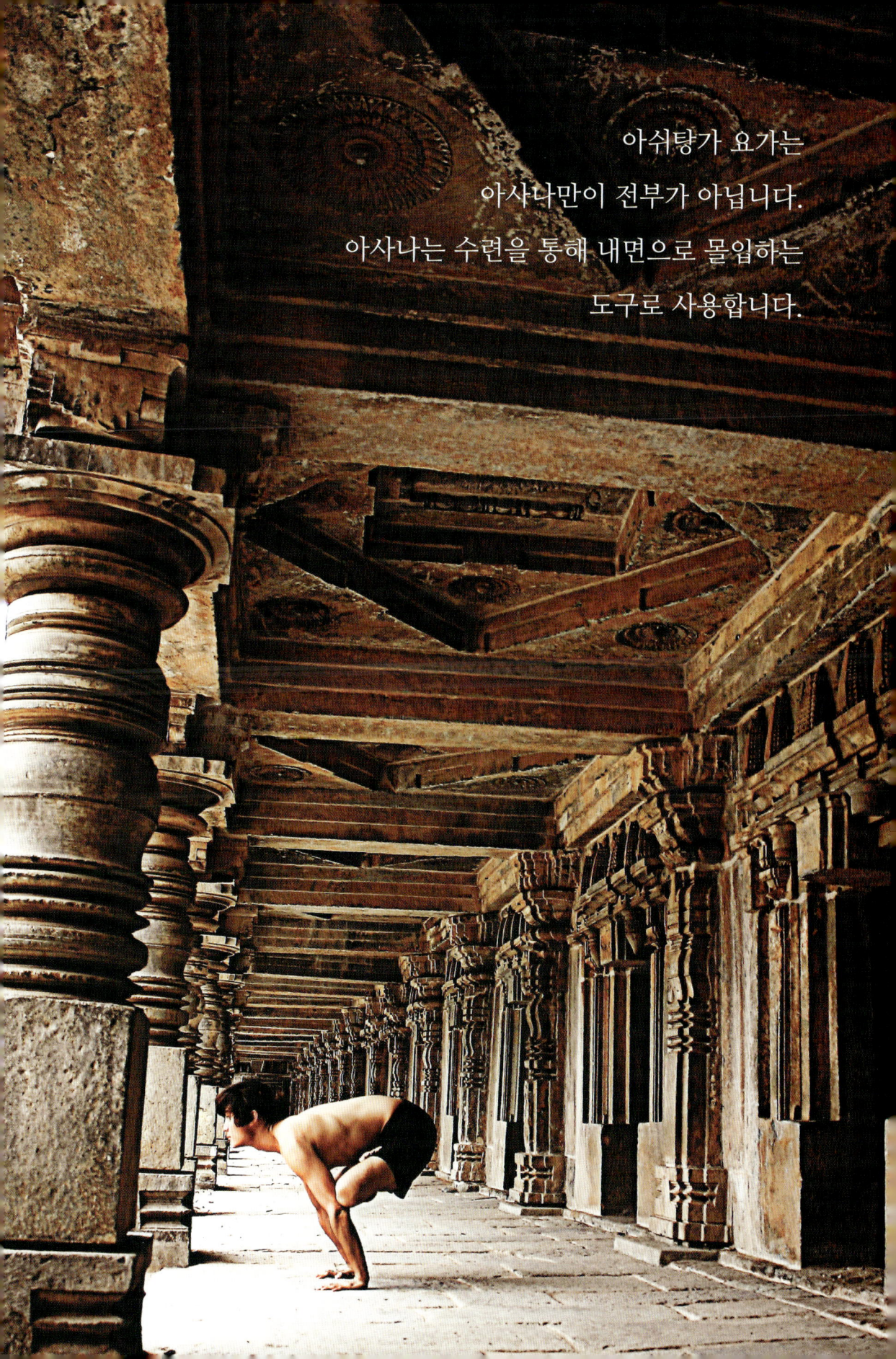

아쉬탕가 요가는
아사나만이 전부가 아닙니다.
아사나는 수련을 통해 내면으로 몰입하는
도구로 사용합니다.

THE STANDING SEQUENCE
아르다 밧다 파드모타나사나 -9
(ARDHA BADDHA PADMOTTĀNĀSANA)
ARDHA=절반 · BADDHA=접은,묶은 · PADMA=연꽃 · UTTANA=강화된 스트레치, 뻗은
DRISHTI = 발

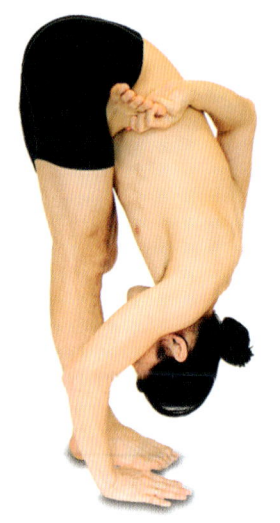

상체를 숙여서 턱을 다리에 붙이고 호흡을 하는 자세입니다. 균형에 초점을 둔 자세처럼 보이지만 서서 등 뒤로 발등을 잡고 상체를 숙이기 위해선 지면을 지지할 수 있는 강한 다리와 부드러운 어깨 및 골반이 필요합니다. 허리 부분에 접어놓은 발뒤꿈치로 복부 안쪽을 자극하여 울혈을 예방하고 위장과 직장, 간의 정화 및 활성화에 도움을 줍니다. 아랫배에 눌림이 있는 자세이므로 임산부는 수련할 수 없습니다.

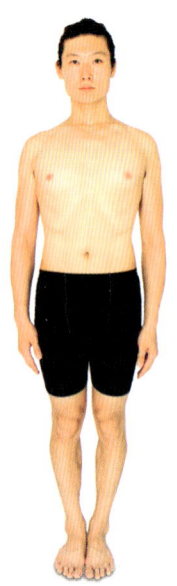 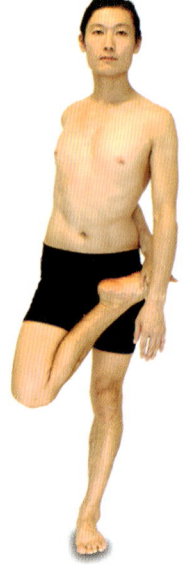 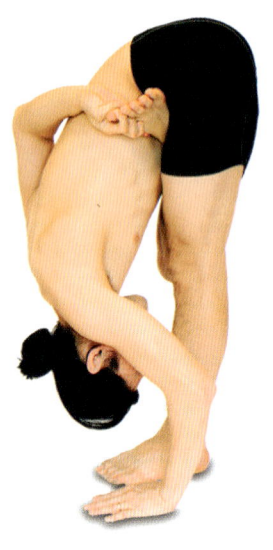

사마스티티로 시작 합니다.

1 숨을 마시면서, 오른발을 왼쪽 골반 위에 올립니다. 오른 손을 등 뒤로 손등이 위를 향하게 오른발을 잡습니다.

2 숨을 내쉬면서, 상체를 앞으로 숙이며 왼손을 바닥에 내려놓습니다. 시선은 발을 보며 호흡을 5번 마시고 내쉽니다. 지탱하는 왼쪽 다리를 너무 펴면, 무릎과 골반이 상할 수 있으니 무릎을 살짝 굽혀도 좋습니다.

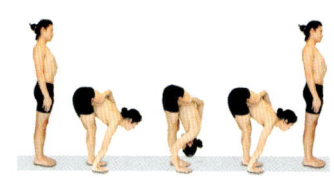

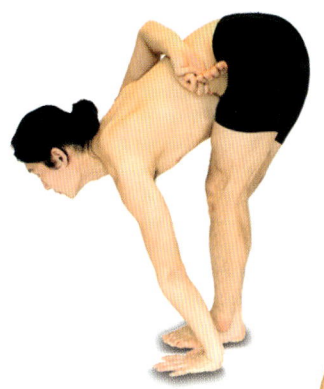

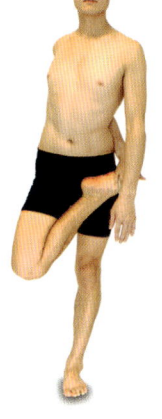

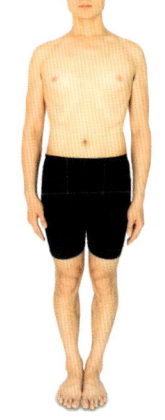

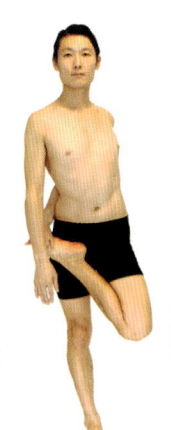

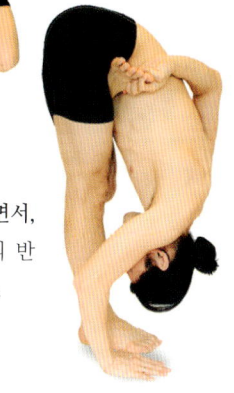

3 숨을 마시면서, 고개를 들어 등과 허리를 폅니다.
3-1 숨을 내쉬면서, 무릎을 살짝 굽혀 일어설 준비를 합니다.

4 숨을 마시면서, 상체를 일으킵니다.

5 숨을 내쉬면서, 다리와 팔을 내려놓습니다.

6 숨을 마시면서, 1번 자세의 반대로 행합니다.

7 숨을 내쉬면서, 2번 자세의 반대 방향으로 자세를 취하며 호흡을 5번 마시고 내쉽니다.

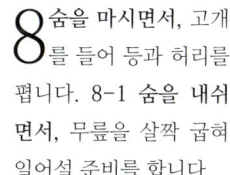

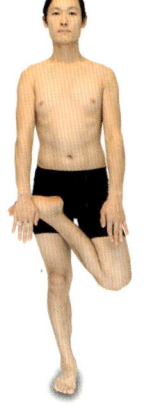

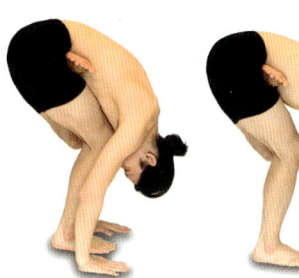

9 숨을 마시면서, 상체를 일으킵니다. 숨을 내쉬면서, 사마스티티로 돌아옵니다.

8 숨을 마시면서, 고개를 들어 등과 허리를 폅니다. 8-1 숨을 내쉬면서, 무릎을 살짝 굽혀 일어설 준비를 합니다.

초보 수련자는 등 뒤로 발을 잡지 않아도 되며 다리를 무리하게 펴면 다리와 골반을 다칠 수 있으니 무릎을 구부려 자세를 취하는 것을 권합니다.

아르다 바닷 파드모타나사나 (ARDHA BADDHA PADMOTTĀNĀSANA)

THE STANDING SEQUENCE
웃카타사나 -13 (UTKĀTASANA)

UTKATA=거친,강력한
DRISHTI = 손

모은 두 다리를 굽히고 두 팔을 하늘로 올린 형태로 신체 전체에 강한 자극을 주는 자세입니다. 허리에 힘을 강하게 줌으로, 날씬한 허리를 만들어 주고 허리의 통증도 예방합니다. 하체의 강한 자극과 양 어깨에서 하늘로 뻗은 두 팔은 호흡을 자연스럽게 하기 힘들게 하지만, 꾸준한 수련을 통해서 점차적으로 전보다는 부드러움과 편안함을 느낄 수 있게 됩니다.

1~6 사마스티티로 시작하여 수리야 나마스카라 6번 자세까지 한 후에 웃카타사나를 이어서 합니다.

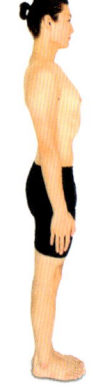

사마스티티

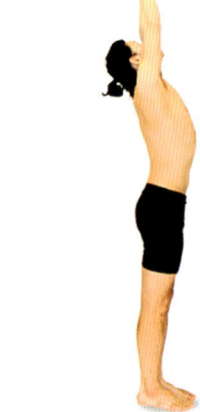

1 숨을 마십니다.

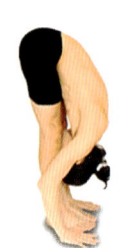

2 숨을 내쉽니다.

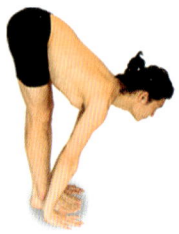

3 숨을 마십니다.

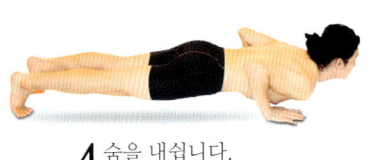

4 숨을 내쉽니다.

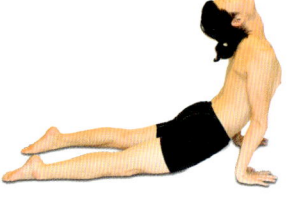

5 숨을 마십니다.

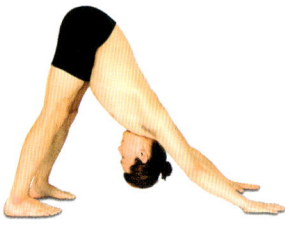

6 숨을 내쉽니다.

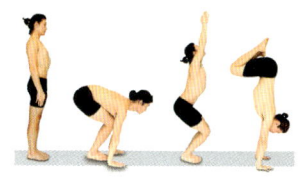

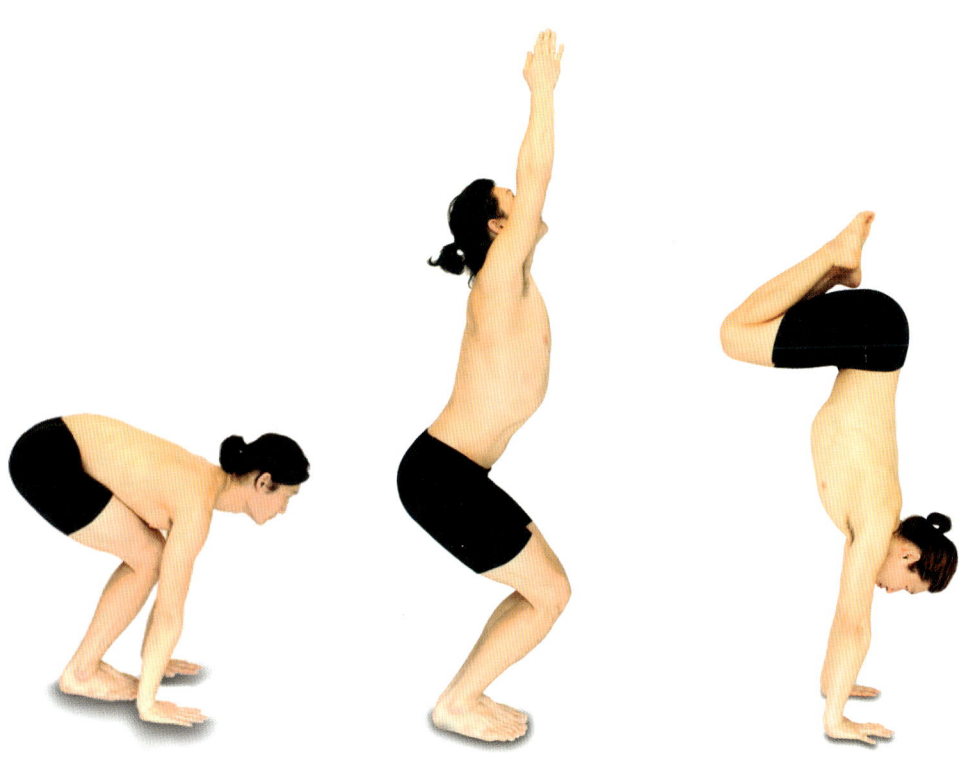

7 숨을 마시면서, 점프 또는 걸어서 손으로 바닥을 짚고 두 발과 무릎을 모으고 무릎을 접으며 두 손을 모아 팔을 하늘로 뻗습니다. 시선은 손을 보며, 호흡을 5번 마시고 내쉽니다.

8 숨을 마시면서, 손을 바닥에 지지하고 몸을 들어 올립니다. 또는 점프백이나 워킹백으로 동작을 전환합니다.(p83~p84 동작의 전환 참고)

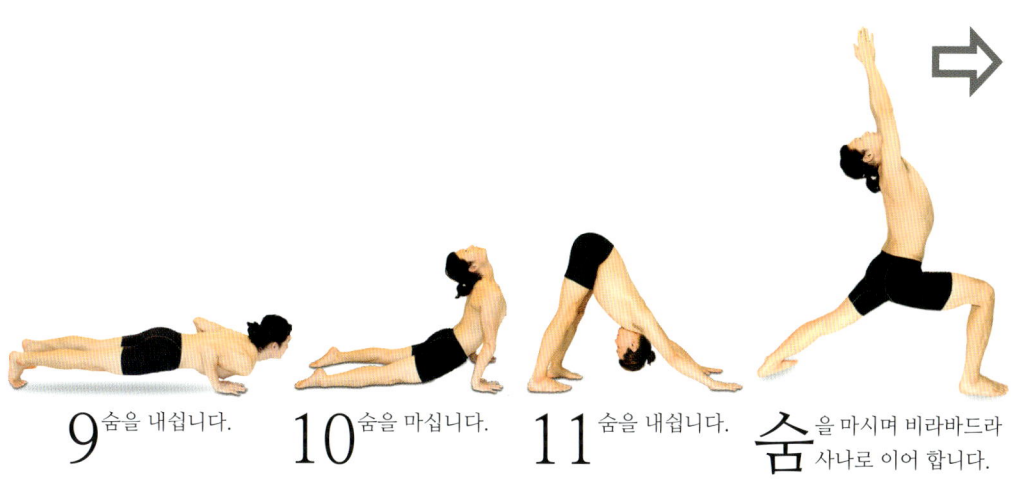

9 숨을 내쉽니다.　**10** 숨을 마십니다.　**11** 숨을 내쉽니다.　**숨**을 마시며 비라바드라사나로 이어 합니다.

웃카타사나 (UTKATĀSANA)

THE STANDING SEQUENCE
비라바드라아사나 -A -16
(VĪRABHADRĀSANA -A)
VIRA=전사
DRISHTI = 손

앞으로 굽힌 다리로 지면을 밀어내고 뒤로 뻗은 다리로 지지하며 두 팔을 하늘로 뻗는 자세입니다. 하늘로 뻗은 두 팔은 목과 어깨의 결림을 없애주고, 뒤로 뻗은 다리는 엉덩이를 위로 끌어 올리며 허리 통증을 완화시켜 줍니다. 앞으로 굽힌 다리는 허벅지 안쪽의 근력을 키워 튼튼한 하체를 만드는데 도움을 줍니다. 굽힌 다리의 무릎이 앞으로 밀리지 않도록 주의하고 허리를 너무 뒤로 꺽어서 부상을 입지 않도록 주의합니다.

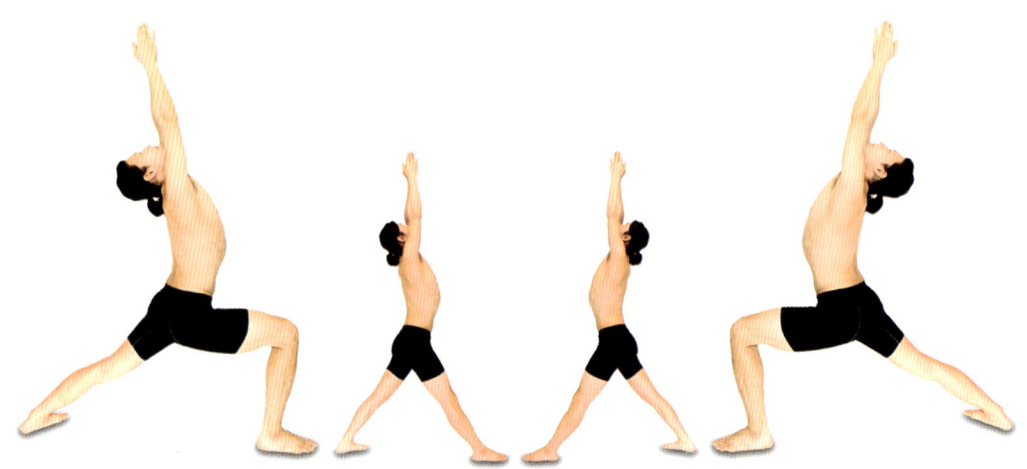

7 숨을 마시면서, 오른발을 앞으로 내밀어 오른쪽 무릎을 90도 각도로 구부리고, 뒷쪽 왼발은 45도 각도로 틀어줍니다. 팔을 머리 위로 들어 올리며 양 손바닥을 붙입니다. 이때 골반이 틀어지지 않도록 주의합니다. 시선은 손을 보며 호흡을 5번 마시고 내쉽니다.

7-1 숨을 마시면서, 오른쪽 다리를 펴고 팔은 그대로 하늘로 뻗은 상태에서 뒤쪽으로 돌아서며 반대편 자세를 준비합니다.

8 숨을 내쉬면서, 왼쪽 다리를 굽히며 7번 자세의 반대로 자세를 취하며 호흡을 5번 마시고 내쉽니다.

THE STANDING SEQUENCE
비라바드라아사나 -B -16
(VĪRABHADRĀSANA -B)
VIRA=전사
DRISHTI = 측면

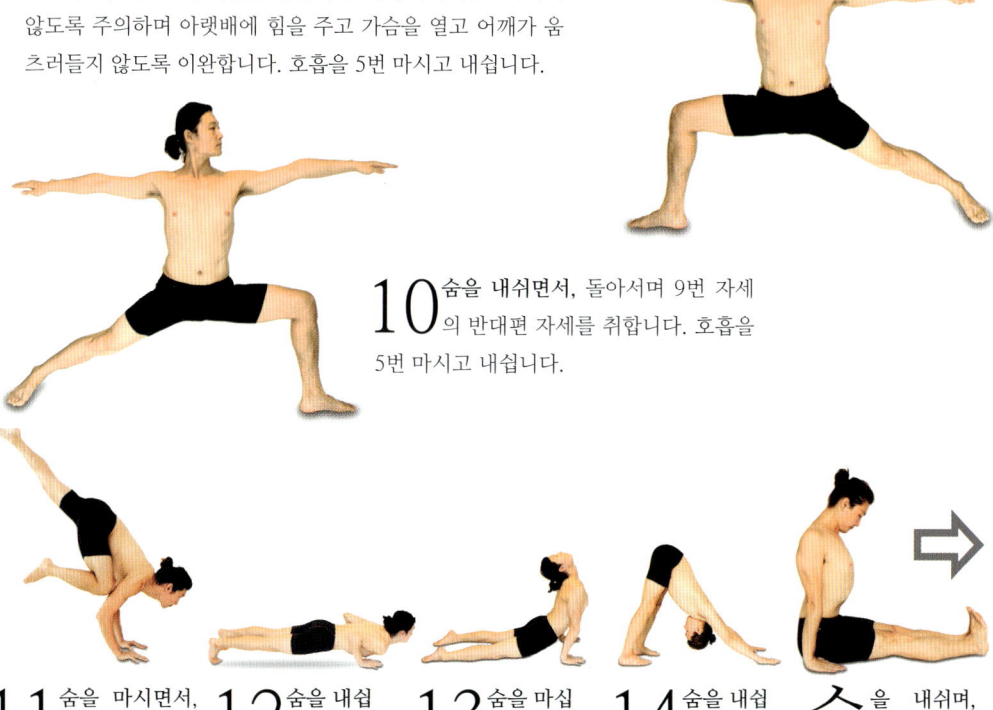

비라바드라아사나 A자세에서 B자세로 자세를 이어가며 양팔을 활짝 펴고 양 어깨를 낮추며 엉덩이가 뒤로 빠지지 않도록 유의하면서 자세를 유지합니다. 골반을 이완하고 지속적으로 하체를 지지하는 자세로 인해 하체에 견고함이 더해지는 조금 더 난이도가 높은 자세입니다. 수련을 통해 점차적으로 부족한 근력이 향상되도록 도와줍니다.
비라바드라아사나A자세와동일한효과를가집니다.

9 숨을 마시면서, 왼쪽 무릎을 구부리고 오른쪽 다리는 옆으로 쭉 뻗습니다. 골반을 열고 팔은 양쪽으로 수평으로 뻗으며 시선은 왼쪽 측면을 향합니다. 엉덩이가 뒤로 빠지지 않도록 주의하며 아랫배에 힘을 주고 가슴을 열고 어깨가 움츠러들지 않도록 이완합니다. 호흡을 5번 마시고 내쉽니다.

10 숨을 내쉬면서, 돌아서며 9번 자세의 반대편 자세를 취합니다. 호흡을 5번 마시고 내쉽니다.

11 숨을 마시면서, 몸을 들어 올립니다. (p83~p84 동작의 전환 참고)

12 숨을 내쉽니다.

13 숨을 마십니다.

14 숨을 내쉽니다.

숨을 내쉬며, 단다아사나로 이어갑니다.

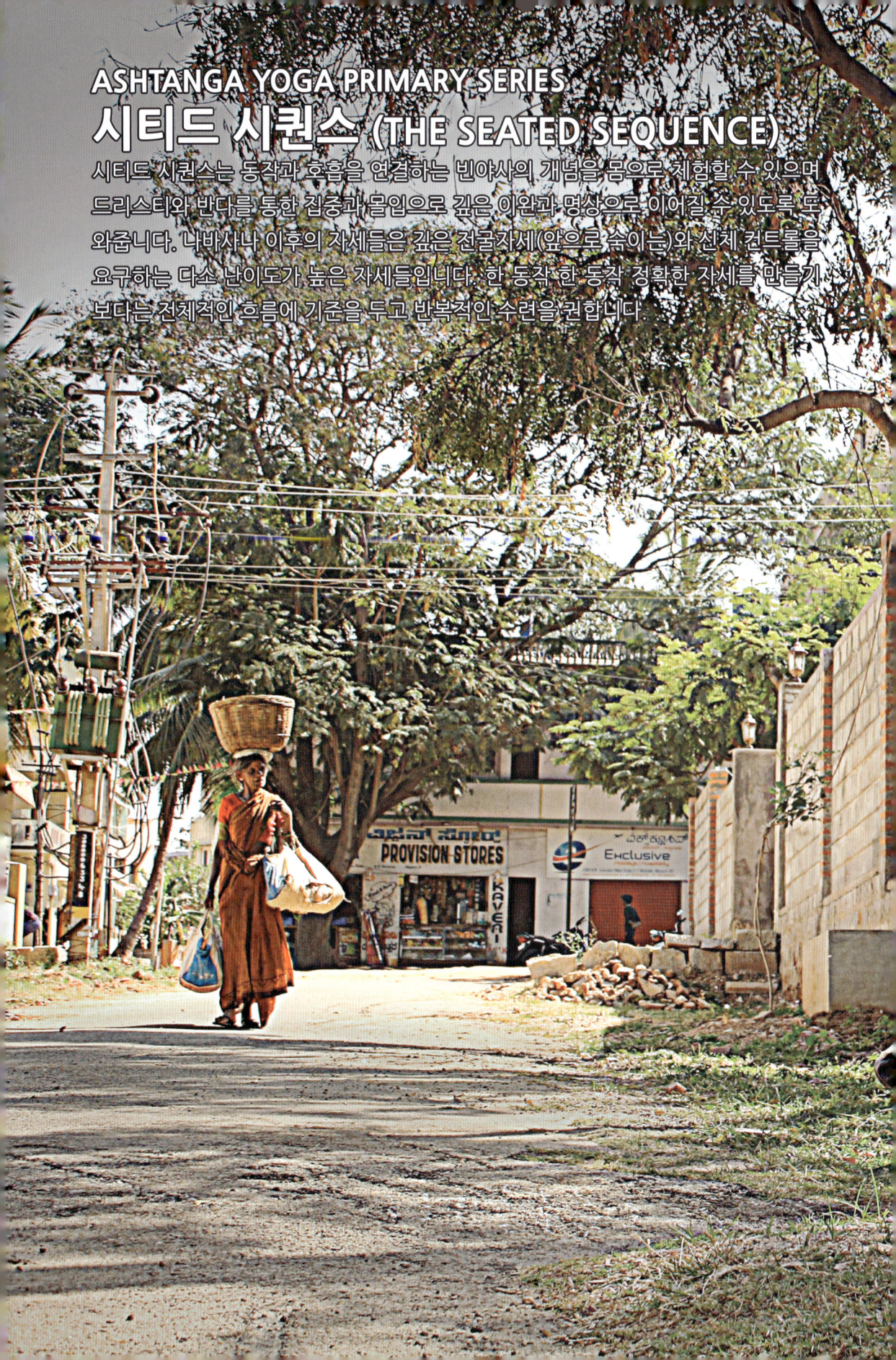

ASHTANGA YOGA PRIMARY SERIES
시티드 시퀀스 (THE SEATED SEQUENCE)

시티드 시퀀스는 동작과 호흡을 연결하는 빈야사의 개념을 몸으로 체험할 수 있으며 드리스티와 반다를 통한 집중과 몰입으로 깊은 이완과 명상으로 이어질 수 있도록 도와줍니다. 나바사나 이후의 자세들은 깊은 전굴자세(앞으로 숙이는)와 신체 컨트롤을 요구하는 다소 난이도가 높은 자세들입니다. 한 동작 한 동작 정확한 자세를 만들기 보다는 전체적인 흐름에 기준을 두고 반복적인 수련을 권합니다.

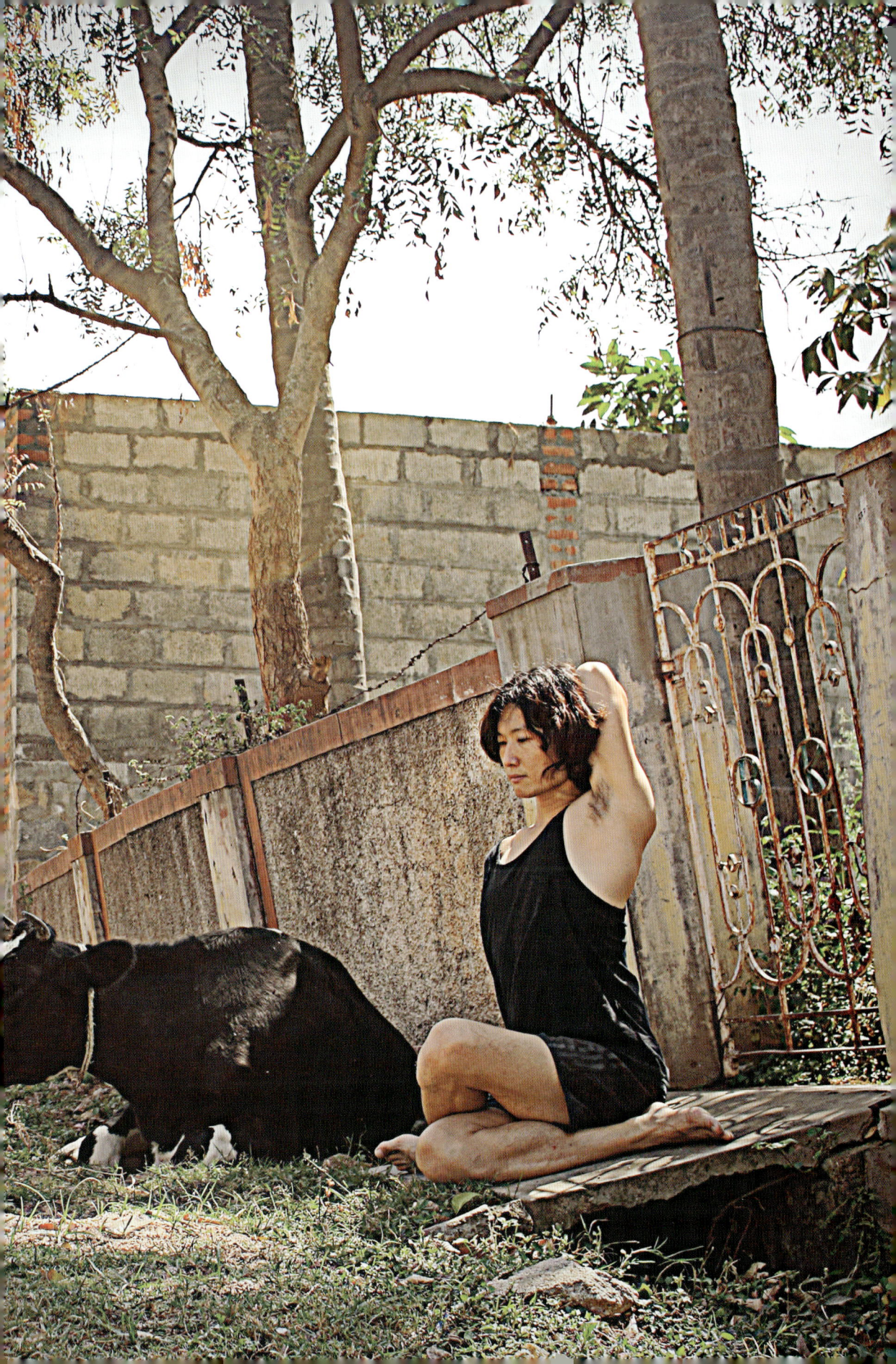

THE SEATED SEQUENCE
빈야사 카운트 (VINYASA COUNT)

빈야사 카운트를 세는 방법에 대해 간단히 설명합니다.

트리앙 무카 에카파다 파스치마타나아사나-22 (TRIANGA MUKHAIKAPADA PASCIMATTANASANA)

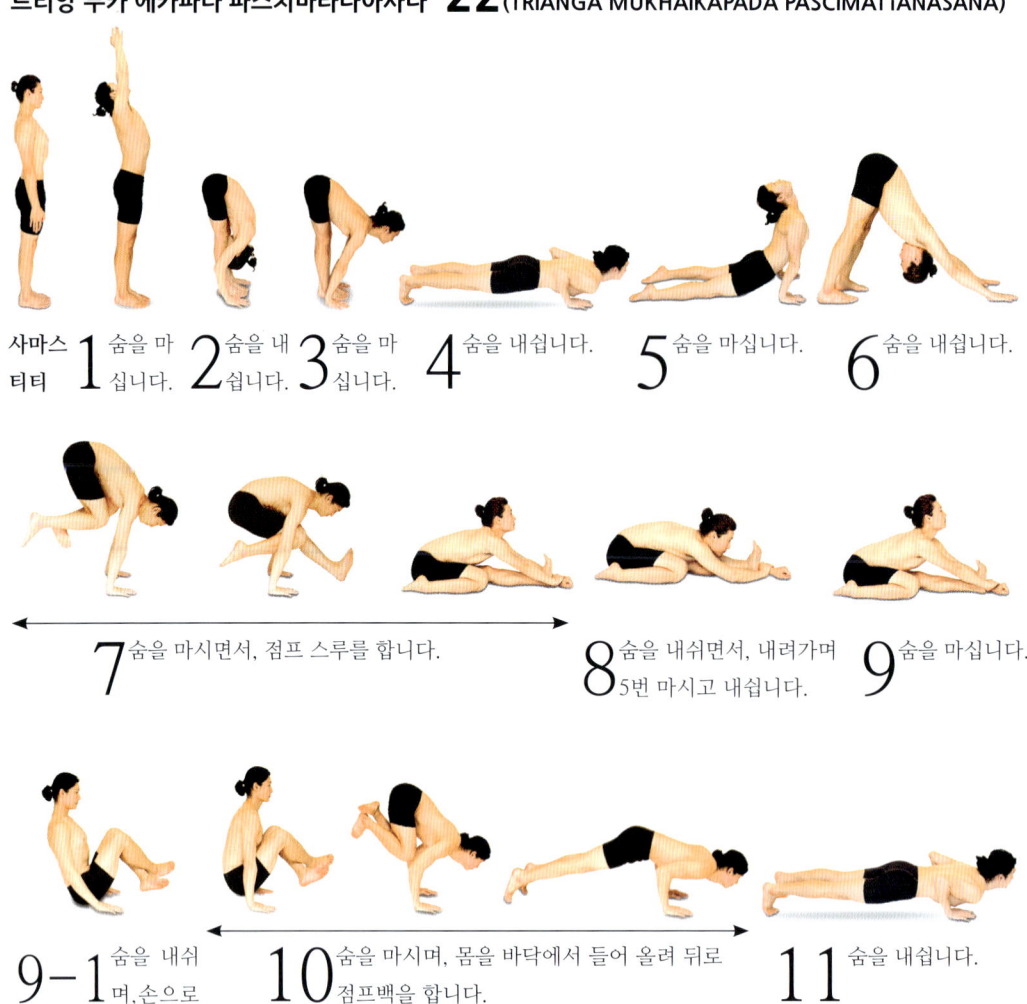

1. 인도 마이소르에서의 수련은 모든 자세가 사마스티티로 시작해서 사마스티티(풀 빈야사)로 끝나지는 않습니다. 어떤 자세들은 2개 또는 4개로 묶어서 수련하며, 전체적인 흐름과 호흡을 통한 자각을 중요시하고 있습니다. 아래는 『아쉬탕가 요가 오브 마인드』에서의 표기입니다. ➡ = 사마스티티로 자세를 마치는 것이 아닌 다음 자세로 동작을 이어서 합니다.

2. 『아쉬탕가 요가 오브 마인드』의 중요 핵심 중 하나는 호흡과 동작의 연결인 빈야사 카운트입니다. 동작의 이름 옆에 있는 숫자는 빈야사 카운트이며 마지막 동작의 숫자와 빈야사 카운트가 같습니다.

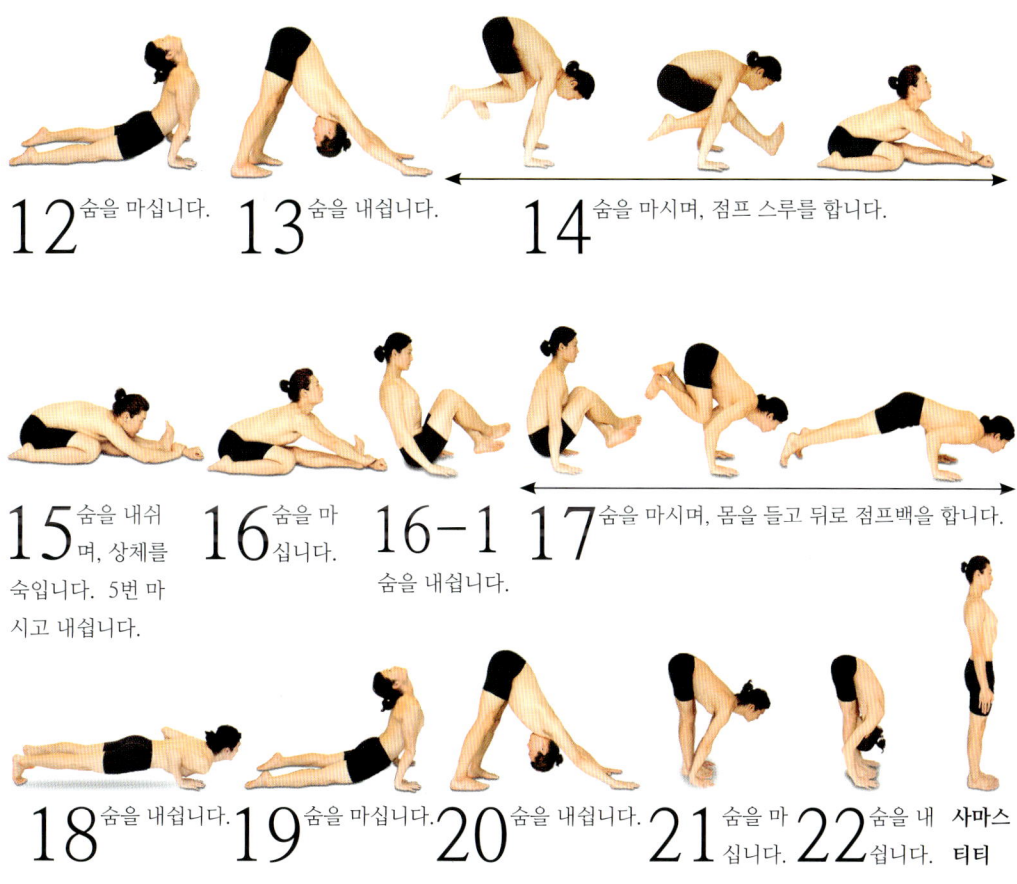

3. 시티드 자세에서 오른쪽과 왼쪽을 똑같이 진행하며 호흡합니다. 오른쪽을 기준으로 동작을 자세히 설명하고, 왼쪽 반대쪽 동작은 동작의 전환 후 비교적 간단하게 서술하였습니다.
4. 사마스티티 및 6-1, 7-1 등으로 표기된 호흡은 빈야사 카운트에 포함하지 않습니다.
5. 수리야 나마스카라 A의 1번부터 6번까지 자세를 진행했다는 가정하에(하프 빈야사) 첫 동작의 빈야사 카운트는 7부터입니다.
6. 동작의 전환은 다음 페이지에서 좀 더 자세히 사진을 첨부하여 설명합니다.

VINYASA

동작의 전환 -1 JUMP THROUGH (점프 스루)

빈야사 동작 중 점프 스루를 하는 방법을 설명합니다.

아래 그림은 동작과 동작 사이를 연결하는 동작 중에서 가장 난이도가 높으며 강한 자극을 주는 점프 스루(JUMP THROUGH)입니다. 전체적으로 강하지만 부드러운 연결을 위한 동작 전환 자세입니다. 강한 어깨와 반다의 조임 그리고 부드럽지만 강한 허리 및 호흡의 컨트롤이 특히 중요합니다. 동작과 호흡이 물 흐르듯이 이루어지게 동작을 전환하는 것이 중요합니다. 전체적인 신체 밸런스가 무너질 정도의 지나친 어깨 자극은 백벤딩 수련시 오히려 방해가 될 수 있으며 비교적 약한 어깨 근육은 쉽게 다칠 수 있으니 무리할 정도로 수련하지 않도록 합니다.

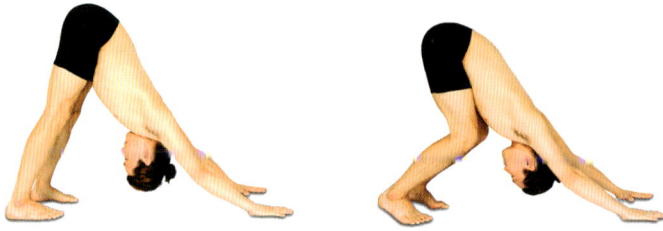

1. 숨을 내쉬면서, 다운독 자세를 취하고 아랫배를 수축하여 우디야나, 물라, 잘란다라 반다를 행합니다.
2. 무릎을 굽히고 점프할 준비를 합니다.

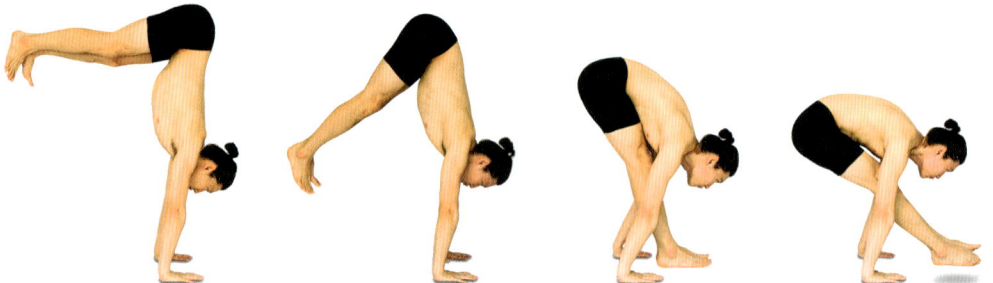

3. 숨을 마시면서, 두 팔을 펴고 두 다리를 펴면서 등과 허리와 엉덩이가 위로 향하도록 점프 합니다.

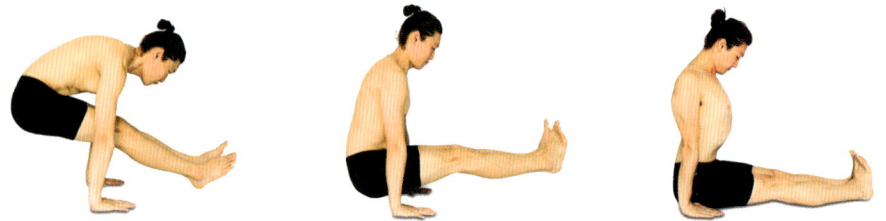

4. 우디아나 반다를 이용하여 두 다리를 모으고 바닥을 지지하는 두 팔을 편 상태를 유지한 채로 허리를 접으면서 양손 사이로 두 발을 옮겨갑니다.
5. 반다를 유지한 채 두 팔로 바닥을 밀어내듯 두 다리와 엉덩이를 양손 사이로 옮기며 바닥에 내려놓습니다.

VINYASA
동작의 전환 -2 JUMP (점프)

빈야사 동작 중 자주 사용하는 점프를 하는 방법을 설명합니다.

아래 그림은 동작과 동작 사이의 연결 동작 중 자주 사용하는 점프(JUMP)라는 동작의 전환입니다. 점프 스루 보다는 다소 부드럽게 동작을 전환하는 자세로 구령의 템포 및 자신의 실제 상태에 따라 호흡을 유지하며 체력을 유지할 수 있는 장점이 있습니다. 우디아나 반다를 유지하며 지속적인 반복 수련으로 신체를 점점 가볍게 들어 올리는 부상이 비교적 적은 연습법입니다.

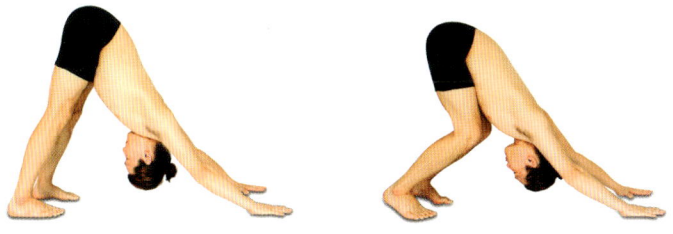

1. **숨을 내쉬면서**, 다운독 자세를 취하고 아랫배를 수축하며 우디야나, 물라, 잘란다라 반다를 행합니다.
2. 무릎을 굽히고 점프 할 준비를 합니다.

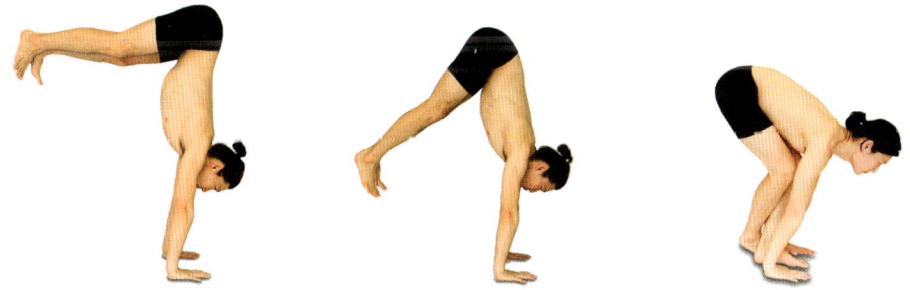

3. **숨을 마시면서**, 두 팔을 펴고 두 다리를 펴면서 등과 허리와 엉덩이가 위로 향하도록 점프 합니다.
4. 우디아나 반다를 이용하여 두 다리를 모으고 바닥을 지지하는 두 팔을 편 상태를 유지한 채 허리를 접으면서 양손 사이로 두 발을 옮겨갑니다.
5. 두 다리를 교차시켜 무릎을 살짝 접어 양손 사이에 내려놓습니다.

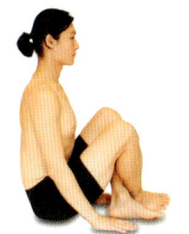 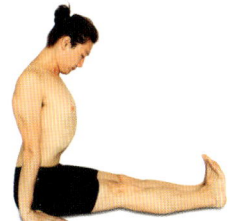

6. 무릎을 살짝 접고 앉으면서 양손 사이로 교차시킨 두 다리를 내려놓습니다.
7. 두 다리와 허리를 펴면서 앉습니다.

VINYASA
동작의 전환 -3 WALKING (워킹)

부드러운 동작으로 다음 동작을 이어가는 워킹에 대해 설명합니다.

정확하게 동작과 호흡을 연결하는 것도 중요하지만 부상을 당하지 않고 수련하는 것은 더욱 중요합니다. 호흡을 나누어서 천천히 진행하며 동작을 이루는 것도 좋은 방법입니다. 일례로, 저자는 특정 부위의 근육과 골격을 사용하여 전체적인 밸런스를 무너뜨리는 수련으로 인하여 다시 처음부터 시작한다는 마음으로 걷기 수련을 했던 경험이 있습니다. 수련시 자신의 몸 상태를 자각하면서 일부러 부드럽게 바꾸기도 하며 필요에 의해 적절히 수련하도록 합니다.

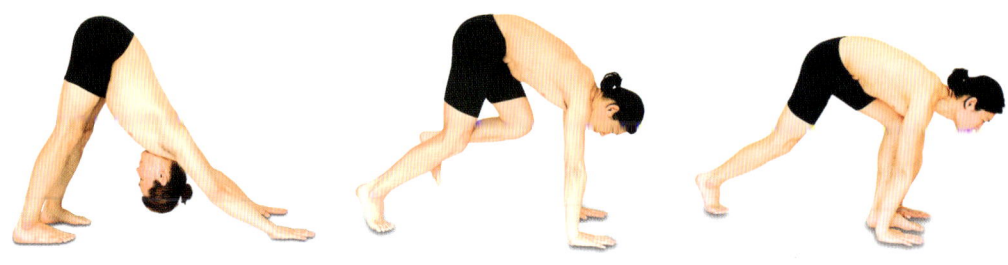

1. 숨을 내쉬며, 다운독 자세를 취하고 아랫배를 수축하며 우디야나,물라,잘란다라 반다를 행합니다.
2. 무릎을 굽히고 앞으로 걸어갈 준비를 합니다.
3. 숨을 마시면서, 고개를 들고 한발 한발 앞으로 걸어갑니다

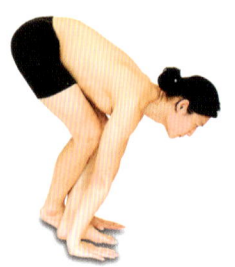 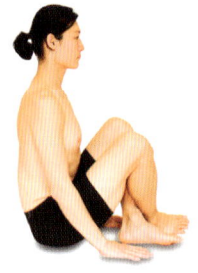 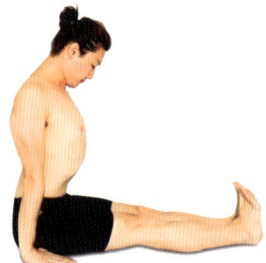

4. 숨을 마시면서, 두 발로 걸어 들어옵니다.
5. 숨을 내쉬면서, 엉덩이를 바닥에 내려놓습니다.
6. 숨을 내쉬면서, 다리와 허리를 펴고 앉습니다.

VINYASA
동작의 전환 -4 JUMP BACK (점프백)
동작 후에 반대 동작을 진행하거나 다음 동작으로 진행하기 위해 하는 강한 연결 동작입니다.

자세를 취하고 일정 호흡이 끝나면 오른쪽 또는 왼쪽 방향의 자세를 취하기 위해 동작의 전환이 이루어집니다. 아래 동작들은 몸을 들어 올려 자세를 전환하는 것으로 다소 강한 연결 동작입니다. 신체를 바닥에서 들어 올릴 때 근육의 힘으로만 들어 올리는 것이 아닌 반다를 함께 사용하여 동작의 전환을 이루며 신체를 바닥에서 들어 올리는 반복적인 수련을 통해 실질적인 신체 변화와 반다를 이해할 수 있도록 도와줍니다. 특히 강한 신체와 정신적인 집중을 개발하는데 중요하며 도움을 줍니다.

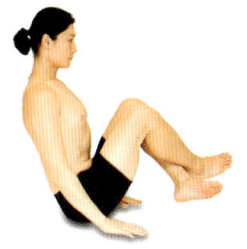 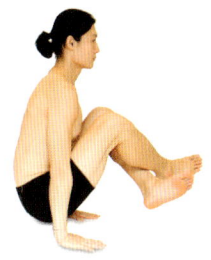

1. 숨을 내쉬면서, 아랫배를 당기고 다리를 모으며 손으로 바닥을 짚습니다.
2. 숨을 마시면서, 두 손으로 바닥을 밀어내고 엉덩이를 바닥에서 들어 올립니다.

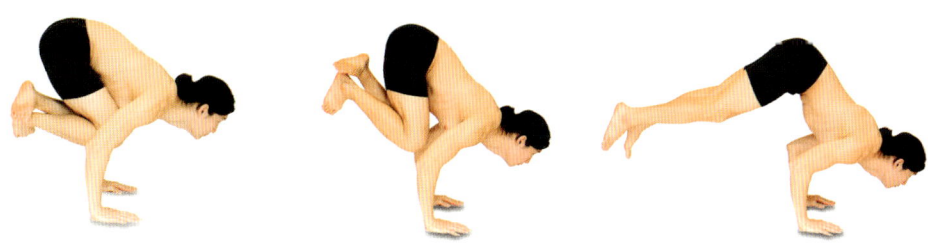

3. 숨을 계속 마시면서, 고개를 바닥 쪽으로 낮추며 아랫배 및 강한 어깨와 가슴을 이용하여 무릎을 뒤로 보냅니다.
4. 숨을 계속 마시면서, 아랫배의 힘으로 뒤로 옮겨진 골반과 두 다리를 뒤로 뻗습니다.

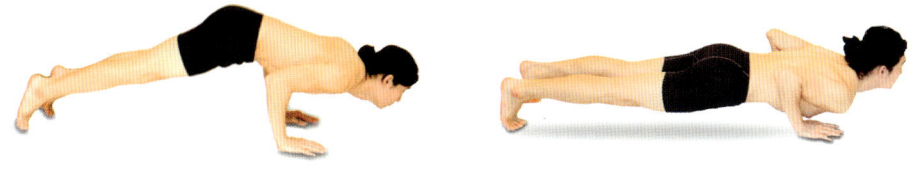

5. 숨을 내쉬면서, 두 다리와 허리를 반듯하게 펴고 몸을 바닥에 낮추며 두 발과 양손을 바닥에 견고하게 지지합니다. 아랫배와 가슴은 바닥에 닿지 않도록 띄워 놓으며 시선은 코를 봅니다.

VINYASA
동작의 전환 -5 WALKING BACK (워킹백)
몸을 뒤로 보내는 전환 과정 중 부드러운 동작입니다. 다음 동작으로 이어가는 과정을 설명합니다.

몸 상태가 항상 좋을 수는 없습니다. 호흡과 동작의 부드러우며 자연스런 동작의 전환입니다. 수련 시 자신의 몸 상태를 확인하여 조절하면서 수련을 이어가는 것이 중요합니다. 아래 설명 사진들은 호흡을 여러 번 나누어서 동작을 전환하므로 신체적인 큰 부담 없이 부드럽게 동작을 이어가도록 도와 주는 워킹백에 대한 단계별 설명입니다.

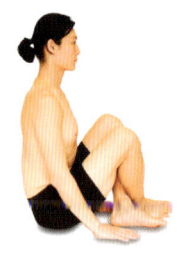 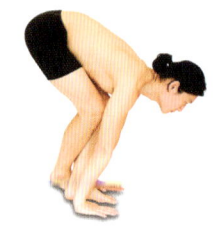 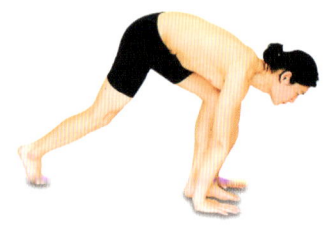

1. 숨을 내쉬며, 다리를 모으고 손을 바닥에 짚습니다.
2. 숨을 마시며, 무릎을 굽히고 손은 바닥을 짚은 채 엉덩이를 바닥에서 들어올립니다.
3. 계속 숨을 마시면서, 다리를 뒤로 한발 한발 놓습니다

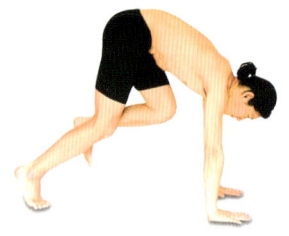 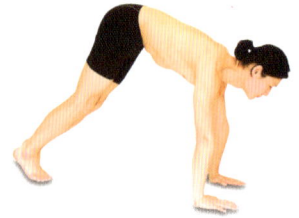 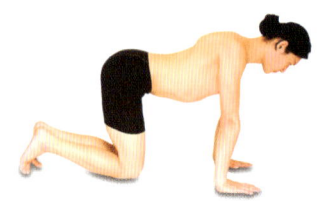

4. 계속 숨을 마시면서, 두 다리를 뒤로 놓습니다.
5. 숨을 내쉬면서, 무릎을 내려놓고 허벅지, 배, 가슴 순으로 천천히 상체를 내려놓습니다.

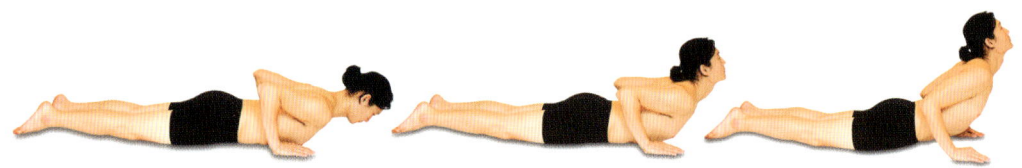

6. 숨을 마시면서, 허리와 어깨에 무리가 가지 않도록 몸을 바닥에 내려놓은 채 상체를 들어올립니다.

헌신, 진실
분별력, 강한 의지와
열망을 통해 내안의 '신성'을 찾는다.

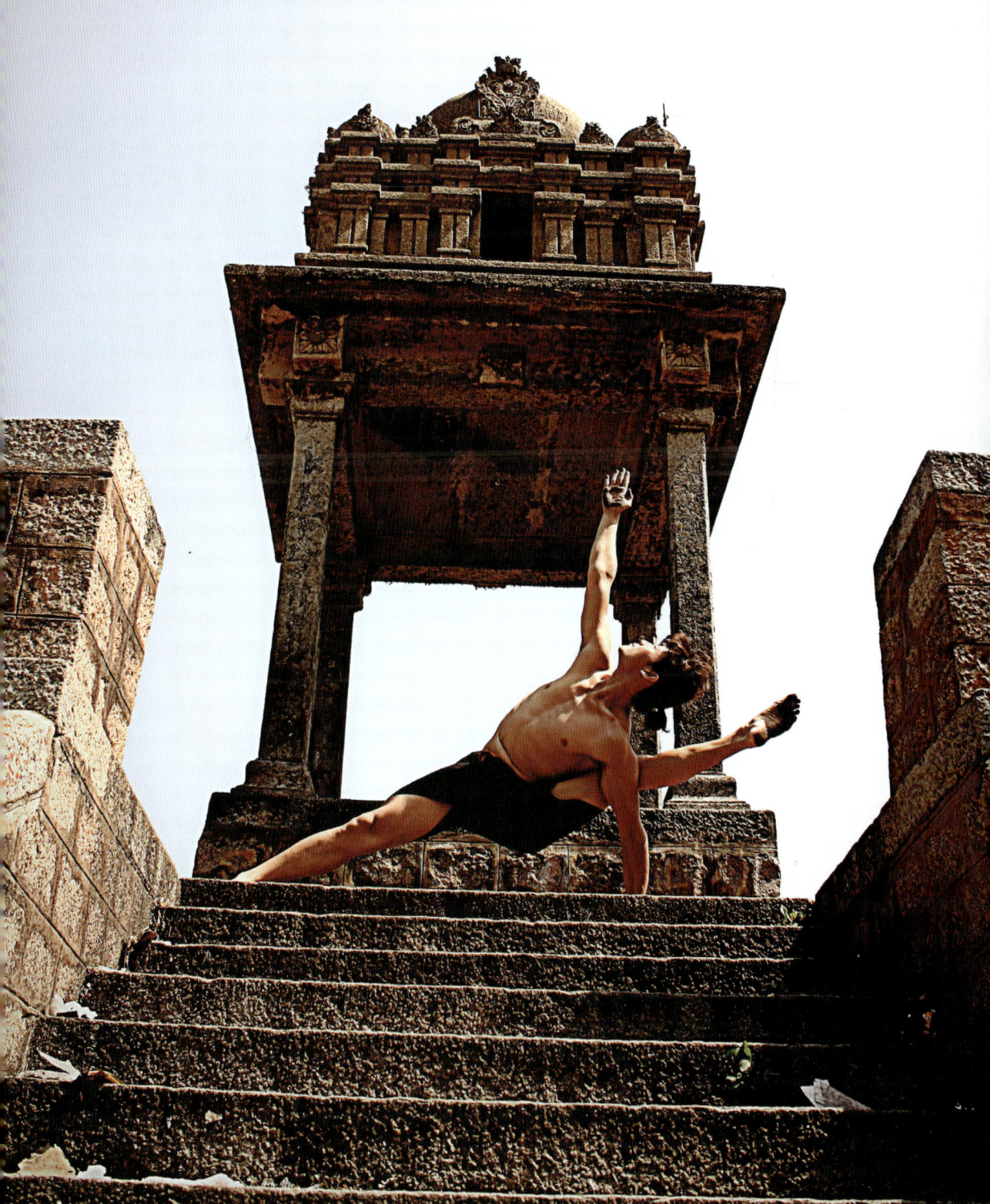

ASHTANGA YOGA OF MIND

수련일지 - 회상
PRACTICE DIARY - 2013.1.13 / 지난날의 우울증

지금 이곳 마이소르에서의 저의 감정은 편안합니다.
처음 마이소르에 왔을 때에는 불쑥불쑥 올라오는 감정들이 저를 힘들게 하였고, 그때마다 아무도 없는 방에서 혼자 감정을 삭혔어야 했습니다. 인도에서의 수련 이후 한국으로 돌아간 다음 감정의 후폭풍은 더욱 심해졌습니다. 그땐 모든 것이 잘못된 것처럼 싫었습니다. 두렵고 주체할 수 없는 화가 불처럼 타올랐습니다. 만약 그렇게 화를 내지 못했다면 아마도 죽었을 거라고 생각합니다. 내면에서 서서히 화가 올라와 제 자신을 어둠속에서 조금씩 태우며 마지막 영혼의 흔적까지 없어지고 나면 빈 껍데기만 남은 채 아무 이유 없이 살아갔을 겁니다. 저는 제 자신의 분노를 조절하지 못함을 알게 되었고 그것 또한 수련의 일부분임을 나중에야 알게 되었습니다. 그리고 이런 경험은 저 뿐만 아니라 다른 사람들도 겪는 것 중 하나라는 것을 알게 되었습니다.
이번 마이소르 수련에는 이상하게 그런 분노는 없습니다. 분노가 전혀 생기지 않습니다.
미움도, 누군가를 시기하는 마음도, 부러워하는 마음도 전혀 생기지 않습니다.
비교할만한 것들이 이곳엔 너무나 많은데도 그렇지가 않은 것이 신기합니다.
지난해 마이소르에 왔을 땐 모든 것에 여러 감정이 생겼는데……
감정의 변화가 그다지 없다는 것이 이상합니다.
저란 사람은 머리로 생각하면 관념적인 사람으로 변하고 안다고 착각하는 사람입니다.
잘 알지도 못하면서 아는척 하는 그런 사람입니다. 그래서 안다는 것을 생각해봅니다.
작년에 처음 인도 마이소르에 왔을 땐 그렇게 아사나에 집착을 하더니 이제는 아사나에 집착은 그다지 하지 않게 되었습니다. 그래도 저 자신의 모든 것을 극한까지 몰아넣어 보고 싶습니다. 어쩌면 그땐 진짜 저를 볼 수 있지 않을까라고도 생각해 봅니다.
"아!~~ 넌 그런 사람이구나?"라고요.
저란 사람은 몸을 쓰는 것을 좋아하는 사람인 걸 알았고 몸을 도구로 이용하여 진짜 나를 보고 싶습니다. 그것이 이곳 인도 마이소르에 온 이유이고 그것만이 이곳에서 제가 할 수 있는 최선의 방법이라고 생각합니다.
부러지면 부러지는 것이고 고통은 고통일 뿐이라고 생각합니다.
그것이 진짜 제가 아니기 때문입니다.
감정의 변화를 느끼며 가슴 속으로 저에게 얘기합니다. 단지 지나가는 것이라고요.
그리고 제 자신의 지난 것과 앞으로의 모든 것을 사랑하려고 합니다.

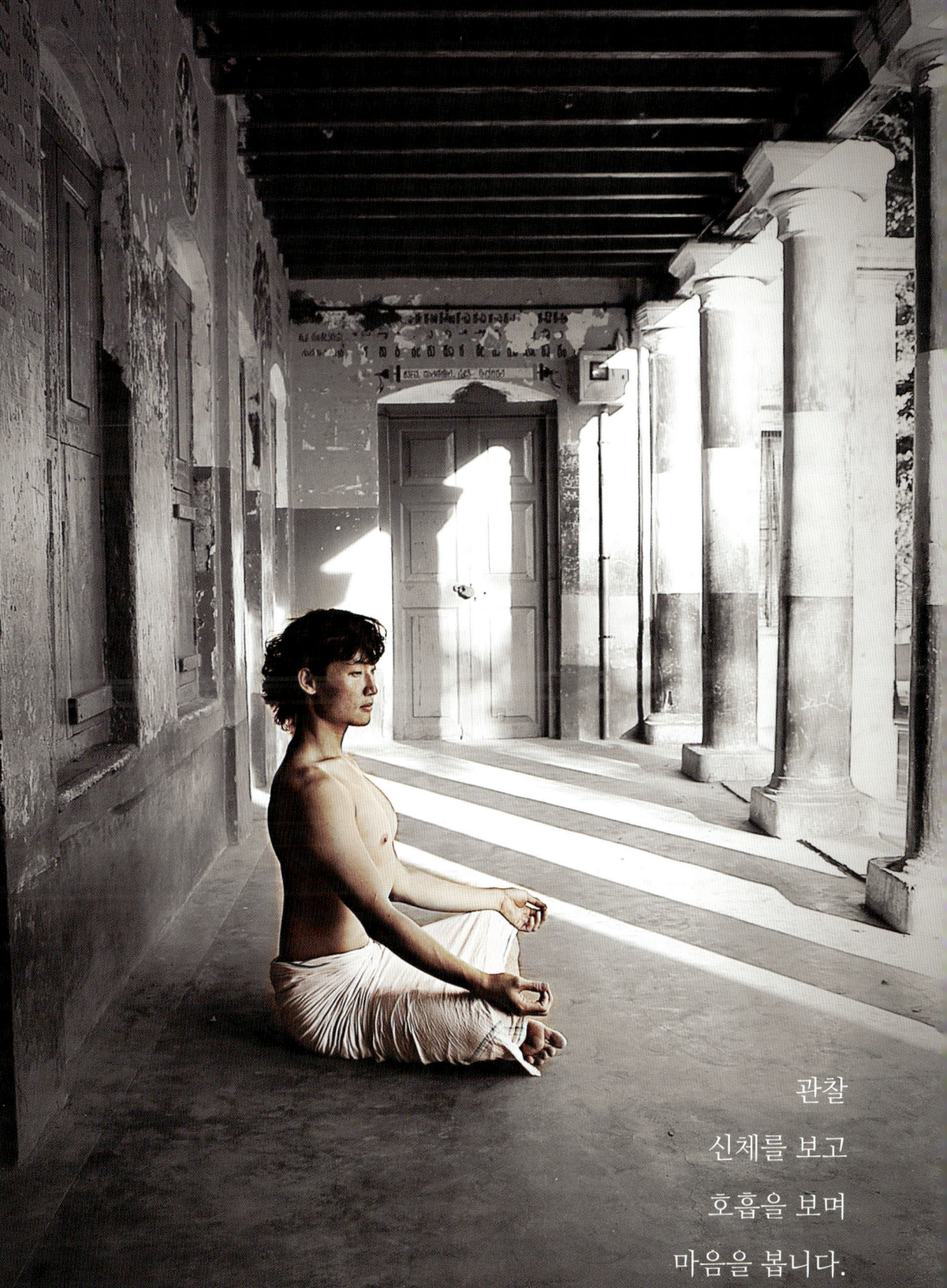

THE SEATED SEQUENCE
# 단다아사나 -16 (DANDĀSANA) (연결자세)
DANDA=막대
DRISHTI = 코

상체를 숙이는 전굴 자세 전에 하는 구령은 '파치마타나 아사나'라고 하지만 실제로 진행되는 연결 자세는 '단다아사나'입니다. 목과 어깨, 허리와 다리의 긴장을 풀고 등과 무릎을 안정되게 지탱할 수 있도록 근육을 강화시켜 줍니다. 두 발과 무릎을 모으고 발뒤꿈치가 바닥에서 떨어질 정도로 다리를 쭉 펴며 아랫배를 당기고 고개를 숙여서 허리와 등을 반듯하게 폅니다. 호흡을 통해 어깨의 긴장 상태와 감정의 지각을 통해 신체 변화를 관찰합니다.

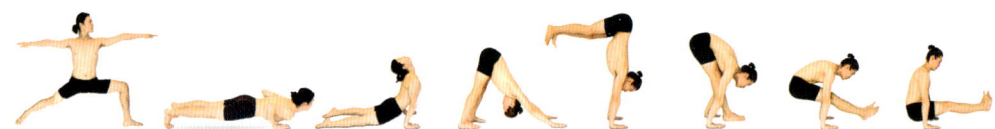

비라바드라사나에서 숨을 마시면서 점프 스루를 하여 두 다리를 쭉 뻗으며 앉습니다.

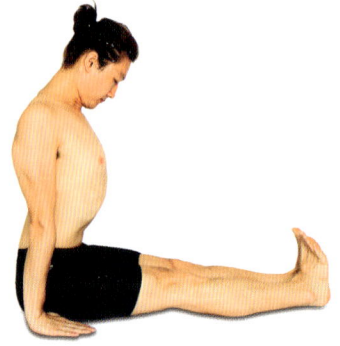

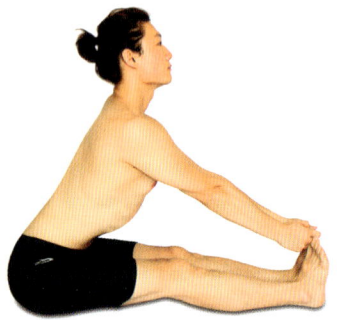

7 숨을 마시면서, 점프 스루를 하여 두 다리를 쭉 뻗으며 앉고 턱을 쇄골 가까이로 당겨 경추를 곧게 펴고 잘란다라 반다를 합니다. 이때 어깨를 낮추고 양손을 바닥에 짚고 아랫배를 수축합니다. 시선은 코를 보며 호흡을 5번 마시고 내쉽니다.

8 숨을 내쉬면서, 두 손가락으로 엄지발가락을 잡습니다. 8-1 숨을 마시면서, 두 발과 무릎을 모으며 두 다리를 뻗으면서 고개를 들어 등과 허리를 펴고 아랫배를 당깁니다.

THE SEATED SEQUENCE
파치마타나아사나 -A, B -16
(PAŚCIMATTĀNĀSANA -A, B)
PASCIMA=서쪽,뒤 · UTTANA=강화된 스트레치,뻗은
DRISHTI = 발

A

B

상체를 숙이는 전굴 자세입니다. 신체 전체를 쭉 펴며 호흡을 통해 머리부터 발끝까지 이완합니다. 복부 내부의 활성화를 도와주며, 소화력 증진 및 복부의 지방을 분해합니다. 골반과 두 다리의 관계를 자세를 통해 신체를 교정할 뿐만 아니라 정신적인 집중과 몰입을 도와줍니다. 초보 수련 시 두 다리를 펴는 것이 힘들지만 어느 정도 수련이 지속될수록 깊게 앞으로 숙이는 전굴 자세에서의 편안함을 느낄 수 있습니다. 두 다리의 자극이 어느 정도 사라지면 상체를 발 쪽으로 좀 더 앞으로 다가서도록 하여 척추를 좀 더 열어주는 방법을 권합니다.

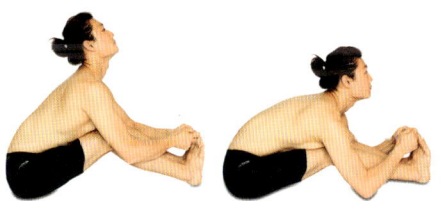

초보 수련자 중에서 다리를 펴서 상체를 내리기가 힘들 경우 다리를 펴는 것보다 우선 등과 허리를 펴는 것이 더 중요합니다. 고개를 들고 다리를 접고 상체를 숙이는 자세를 권합니다.

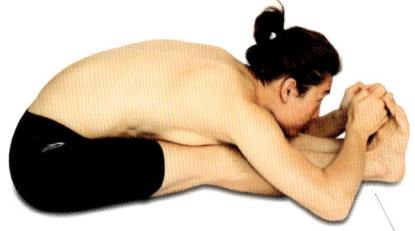

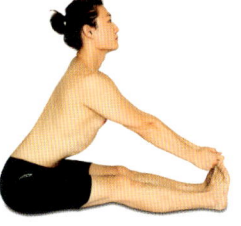

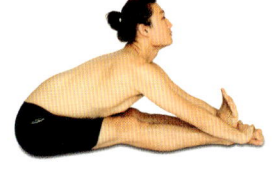

9 숨을 내쉬면서, 아랫배를 허벅지에 붙이고 턱을 앞으로 밀어 정강이에 붙이며 상체를 발 쪽으로 밀듯이 숙이고 시선은 발을 봅니다. 호흡을 5번 마시고 내쉽니다. 두 다리를 억지로 힘으로 펴려고 한다면 다리와 허리를 다칠 수 있으니 무릎을 굽히는 것을 권합니다.

숨을 마시면서, 고개를 들어 등과 허리를 펴고 두 손을 발 너머로 넘기고 한 손으로 다른 손 손목을 잡으며 다음 자세를 준비합니다.

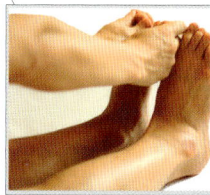

집게 손가락과 중지 손가락을 고리를 걸어 엄지 발가락을 잡습니다.

단다아사나 (DANDĀSANA) / 파치마타나아사나 -A, B (PAŚCIMATTĀNĀSANA -A, B) 89

THE SEATED SEQUENCE
파치마타나아사나 -C, D -16
(PAŚCIMATTĀNĀSANA C, D)
PASCIMA=서쪽,뒤 · UTTANA=강화된 스트레치,뻗은
DRISHTI = 발

C

D

인도 마이소르에서의 레드 클래스에서는 파치마타나아사나 B, C자세는 하지 않으며 파치마타나아사나 A, D자세만 수련합니다. 셀프 프랙티스(혼자서 자세를 암기하고 수련하는 형태)에서 B, C자세를 수련합니다. 효과는 앞서 설명한 파치마타나아사나 A, B 자세의 효과와 동일합니다.

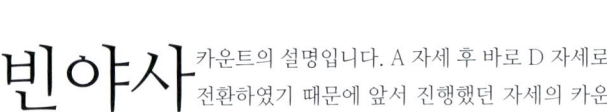

빈야사 카운트의 설명입니다. A 자세 후 바로 D 자세로 전환하였기 때문에 앞서 진행했던 자세의 카운트를 생략하고 다시 8부터 시작합니다.

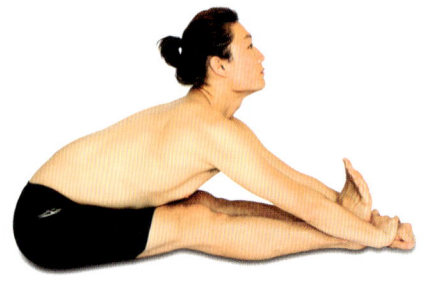
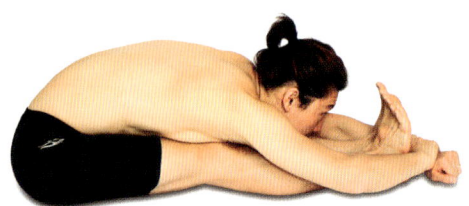

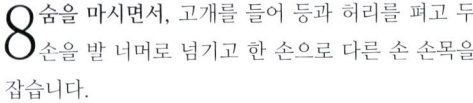

8 숨을 마시면서, 고개를 들어 등과 허리를 펴고 두 손을 발 너머로 넘기고 한 손으로 다른 손 손목을 잡습니다.

9 숨을 내쉬면서, 아랫배를 허벅지에 붙이고 턱을 앞으로 밀어 정강이에 붙이며 상체를 발 쪽으로 밀듯이 숙이고 시선은 발을 봅니다. 호흡을 5번 마시고 내쉽니다. 두 다리를 억지로 힘으로 펴려고 한다면 다리와 허리를 다칠 수 있으니 무릎을 굽혀서 상체를 숙이는 것을 권합니다.

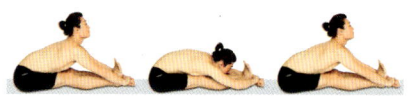

참고

자세 B,C 를 설명합니다.

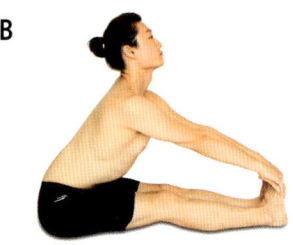

B

8 숨을 마시면서, 고개를 들어 등과 허리를 펴고 두 손바닥으로 발을 당깁니다.

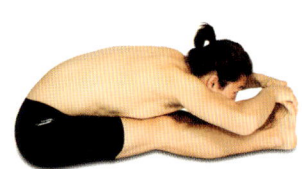

9 숨을 내쉬면서, 상체를 숙이며 시선은 발을 봅니다. 호흡을 5번 마시고 내쉽니다.

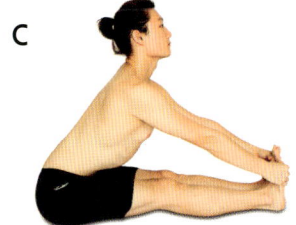

C

8 숨을 마시면서, 고개를 들어 등과 허리를 펴고 두 손으로 발 측면을 잡고 손바닥으로 발을 당깁니다.

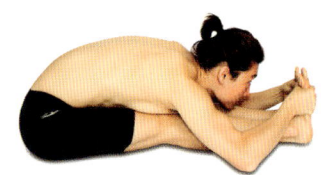

9 숨을 내쉬면서, 상체를 숙이며 시선은 발을 봅니다. 호흡을 5번 마시고 내쉽니다.

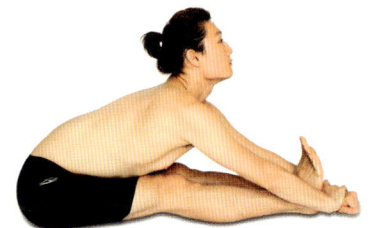

10 숨을 마시면서, 고개를 들고 등과 허리를 펴다.

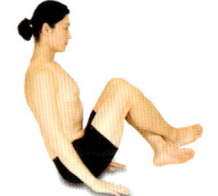

10-1 숨을 내쉽니다.

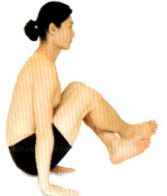

11 숨을 마십니다.

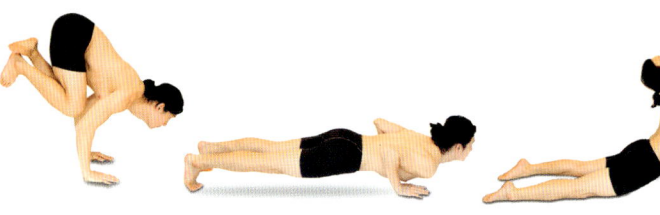

12 숨을 내쉬면서, 점프백을 합니다.

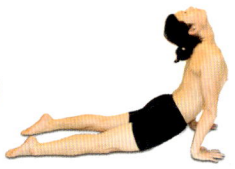

13 숨을 마십니다.

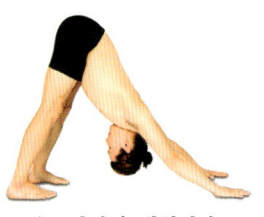

14 숨을 내쉽니다.

THE SEATED SEQUENCE
# 프르바타나아사나-15 (PŪRVATTANĀSANA)
PURVA=동쪽,앞 · UTTANA=강화된 스트레치,뻗은
DRISHTI = 코

두 다리를 펴고 엉덩이를 들어올려 손목, 발목, 어깨 관절을 강화시키고 가슴을 확장시키는 자세로 심장 및 척추를 튼튼하게 만들어 줍니다. 엉덩이와 어깨를 위로 올리고 고개를 뒤로 한 채 호흡을 하면 내려올 때 정신이 혼미해질 정도로 힘든 자세지만, 수련을 통해 허리가 부드러워지면서 특정 부위에 힘을 쓰는 것이 아닌 전체적으로 힘이 분산 되는 것을 느낄 수 있습니다. 골반 주변에 지극이 생기도록 노력하면 좋습니다. 억지로 다리를 펴고 엉덩이와 어깨를 들어 올린다면 다리와 어깨와 목이 경직되어 호흡을 자연스럽게 하기가 어렵게 됩니다. 즉, 형태만 신경 쓴다면 손목에까지 무리가 갈 수 있으므로 호흡 중심의 수련을 권합니다.

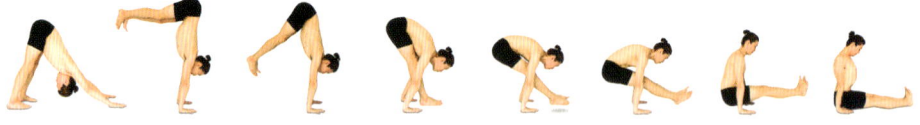

1~7 숨을 마시면서, 점프 스루를 하여 두 다리를 쭉 뻗으며 앉습니다.

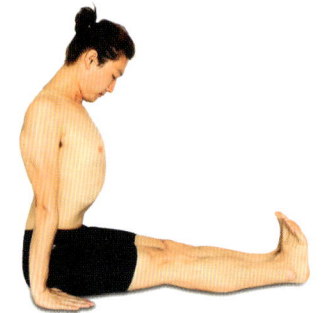

7 숨을 마시면서, 점프 하여 두 다리를 쭉 뻗으며 앉습니다.

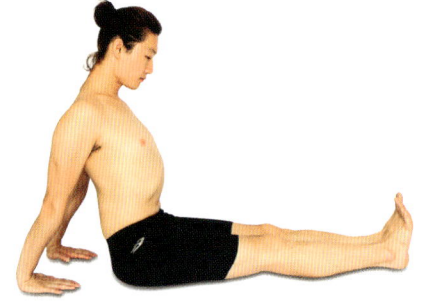

7-1 숨을 내쉬면서, 양손을 엉덩이에서 한뼘 정도 뒤로 두고 두 발과 무릎을 붙이며 엉덩이를 들어 올리는 것을 준비합니다.

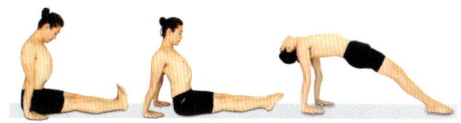

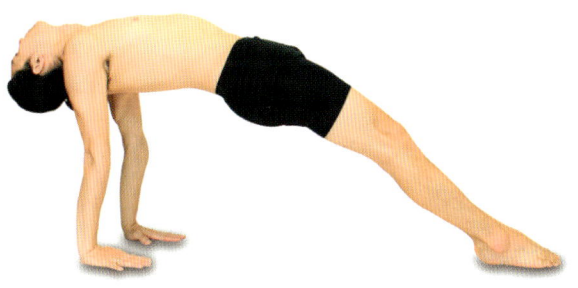

8 숨을 마시면서, 두발과 무릎을 모아 뻗으며, 엉덩이를 들어 등과 허리를 펴며 골반을 들어올리고 아랫배를 당깁니다. 고개를 뒤로 젖히고 시선은 코를 봅니다. 호흡을 5번 마시고 내쉽니다. 두 다리를 억지로 힘으로 펴려고 한다면 다리를 다칠 수 있으니 무릎을 굽힙니다.

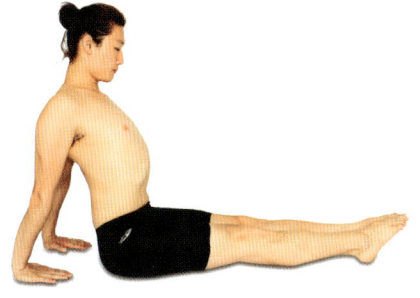

9 숨을 내쉬면서, 엉덩이를 바닥에 내립니다.

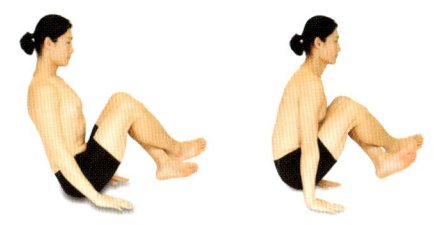

10 숨을 마시면서, 다리를 교차시켜 접고 몸을 들어 올립니다.

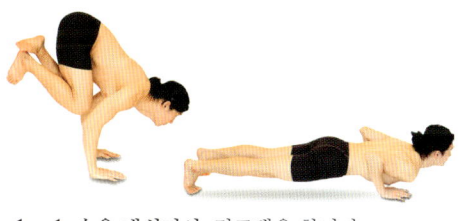

11 숨을 내쉬면서, 점프백을 합니다.

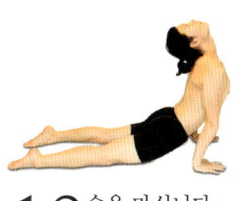

12 숨을 마십니다.

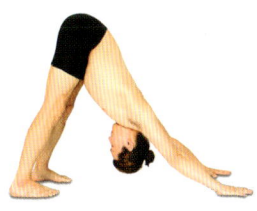

13 숨을 내쉽니다.

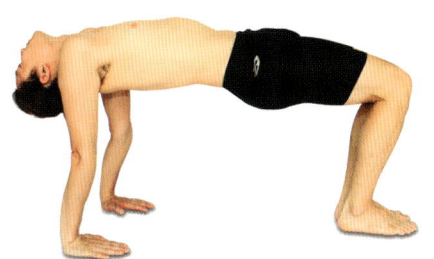

초보 수련자 중 다리를 펴서 상체를 들어 올리기가 힘들 경우엔 다리를 펴는 것보단 다리를 접고 아랫배와 엉덩이를 조이며 고개를 뒤로 젖히고 상체를 들어 올리는 것을 권합니다.

프르바타나아사나 (PŪRVATTANĀSANA)

THE SEATED SEQUENCE
아르다 밧다 파드마 파치마타나아사나 -22
(ARDHA BADDHA PADMA PAŚCIMATTĀNĀSANA)
ARDHA=절반 · BADDHA=접은,묶은 · PADMA=연꽃 · PASCIMA=서쪽,뒤
DRISHTI = 발

팔을 등 뒤로 넘겨서 접은 다리의 발등을 쥐고 상체를 숙일 때 어깨의 회전 및 견갑골과 광배근을 이완하며, 발뒤꿈치로 아랫배를 눌림으로 간과 비장의 비대증을 완화하고 복부 내부의 활성화를 통해 소화 불량과 변비를 예방해 줍니다. 시선은 뻗은 발을 보며 호흡을 통해 깊은 이완과 집중과 몰입을 도와줍니다. 많은 분들이 팔을 등 뒤로 넘겨서 발을 잡지 못하는 이유는 어깨의 문제와 골반 그리고 무릎의 통증에 있습니다. 꾸준한 수련으로 신체 변화를 알아차려 봅니다.

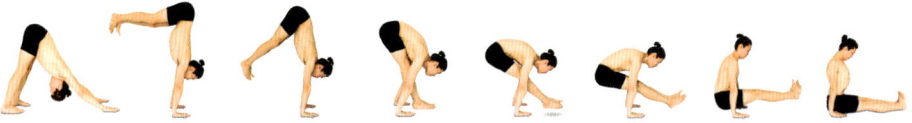

1~7 숨을 마시면서, 점프 스루를 하여 두 다리를 쭉 뻗으며 앉습니다.

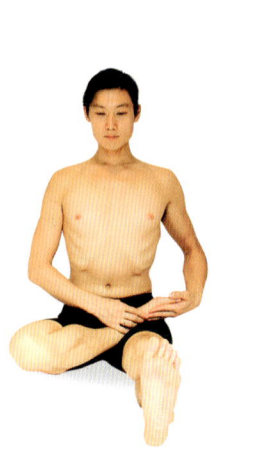 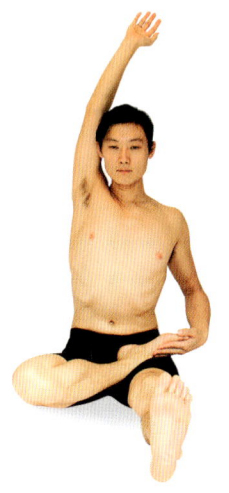 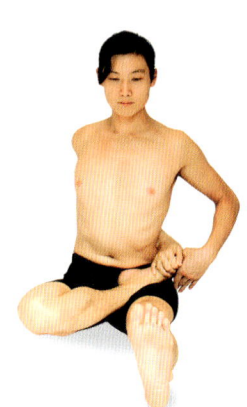

7-1 숨을 내쉬면서, 오른쪽 다리를 왼쪽 허벅지 위에 놓고 오른손을 귀 뒤로 크게 회전시켜 왼쪽에 있는 오른쪽 발을 손등이 위를 향하게 잡습니다.

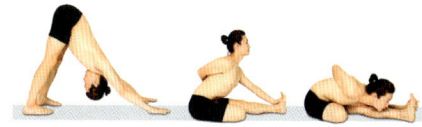

7-2 숨을 마시면서, 오른손으로 오른발을 쥐고 고개를 들어 등과 허리를 폅니다.

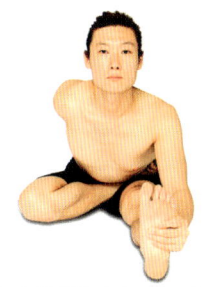

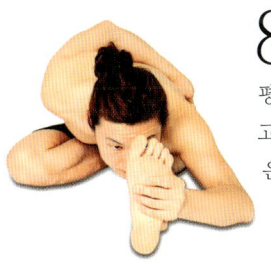

8 숨을 내쉬면서, 아랫배를 수축하고 상체를 숙여 턱을 뻗은 다리에 붙입니다. 양 어깨를 수평하게 나란히 내려놓으며 왼손으로 왼발을 쥐고 뻗은 발을 수평하게 수직으로 세웁니다. 시선은 발을 보며 호흡을 5번 마시고 내쉽니다. 손으로 허리에 있는 발을 잡지 못하더라도 손을 허리 뒤로 보내고 가슴과 어깨를 펴는게 중요합니다.

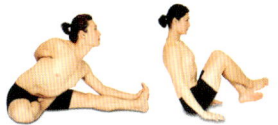
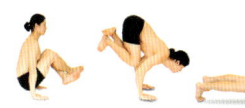
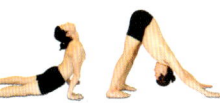
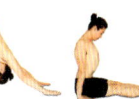

9 숨을 마시면서, 고개를 들고 내쉬면서 양손으로 바닥을 짚습니다

10~13 동작의 전환 후 반대쪽인 왼쪽 자세를 준비할 수 있게 자리에 앉습니다.

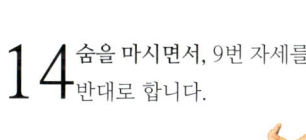

14 숨을 마시면서, 9번 자세를 반대로 합니다.

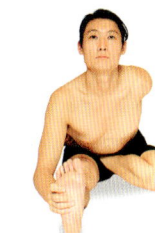

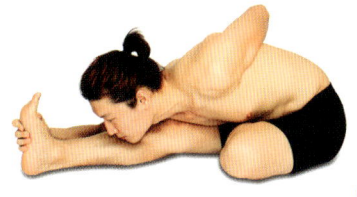

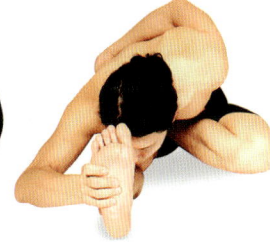

15 숨을 내쉬면서, 8번 자세의 반대로 자세를 취합니다. 호흡을 5번 마시고 내쉽니다.

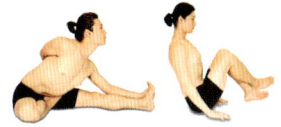
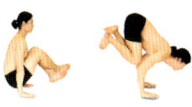
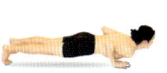
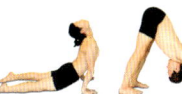
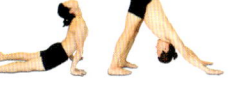

16 숨을 마시면서, 고개를 들고 내쉬면서 양손으로 바닥을 짚습니다.

17~20 동작의 전환 후 사마스티티로 동작을 마치는 것이 아닌 다음 자세로 동작을 이어서 합니다.

아르다 밧다 파드마 파치마타나아사나 (ARDHA BADDHA PADMA PAŚCIMATTĀNĀSANA)

THE SEATED SEQUENCE

트리앙 무카 에카파다 파치마타나아사나 -22
(TRIAṄGA MUKHAIKAPĀDA PAŚCIMATTĀNĀSANA)

TRIANGA=세가지 · MUKHA=얼굴 · EKA-PADA=한 발, PASCIMA=서쪽,뒤
DRISHTI = 발

접은 다리와 뻗은 다리의 무릎을 서로 붙이며 상체를 숙여 깊이 호흡을 하는 자세입니다. 다리의 부기를 빼주고 복부 기관을 활성화 시키며 좌골 신경통의 치유에 도움이 되고 골반에 균형이 잡히도록 도와줍니다. 무릎 통증에 시달렸던 저자는 이 자세를 할 때 호흡을 참지 않으려고 노력하면서 조금씩 지속 시간을 늘렸습니다. 꾸준히 수련한 디면 무릎뿐만 아니라 복부 안쪽이 부드러움과 골반도 반듯하게 교정이 이루어집니다.

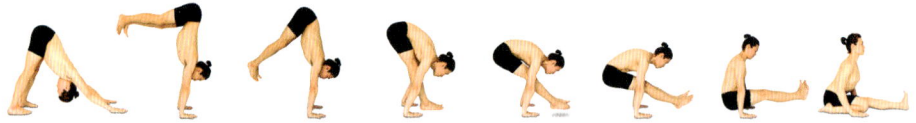

1~7 숨을 마시면서, 점프 스루를 하여 두 다리를 쭉 뻗으며 앉습니다.

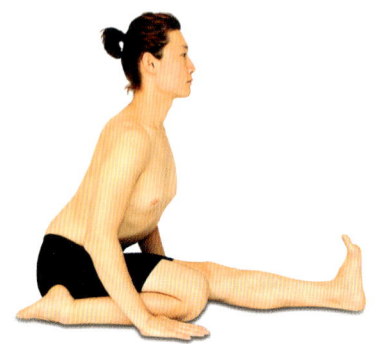

7-1 숨을 내쉬면서, 오른쪽 다리를 뒤로 접습니다. 무릎을 서로 붙이며 허리와 등을 펴고 뻗은 다리의 발을 수평하게 맞추고 수직으로 세웁니다.

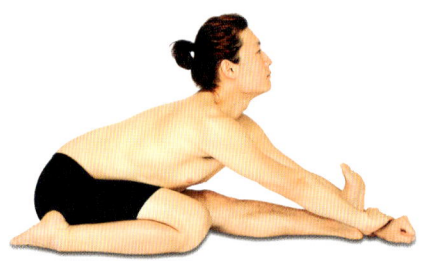

7-2 숨을 마시면서, 오른손으로 왼 손목을 잡고 고개를 듭니다.

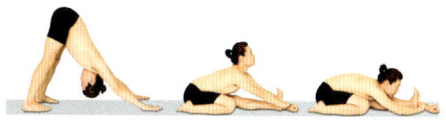

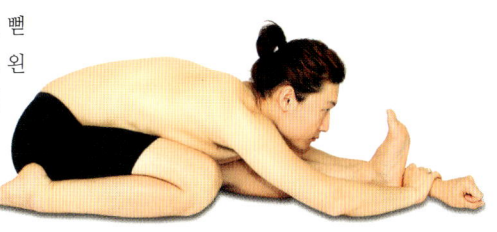

8 숨을 내쉬면서, 아랫배를 수축하고 상체를 숙여 턱을 뻗은 다리에 붙입니다. 왼팔을 앞으로 뻗어 오른손으로 왼손목을 잡고 가슴을 앞으로 밀어내면서 시선은 발을 봅니다. 호흡을 5번 마시고 내쉽니다. 무릎과 발쪽에 무리가 간다고 여겨지면 편한 자세로 변경하고 호흡을 유지하는 것을 권합니다.

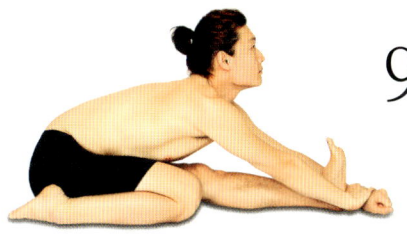

9 숨을 마시면서, 양손은 그대로 유지하고 고개를 들어 등과 허리를 폅니다.

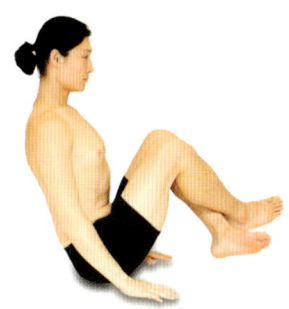

9-1 숨을 내쉬면서, 다리를 접고 양손으로 바닥을 짚습니다.

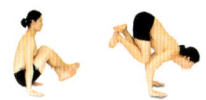 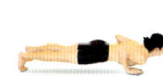 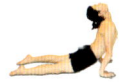 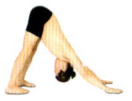 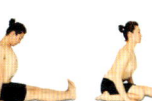 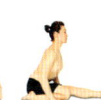

10~13 동작의 전환 후 반대쪽인 왼쪽 자세를 준비할 수 있게 자리에 앉습니다.

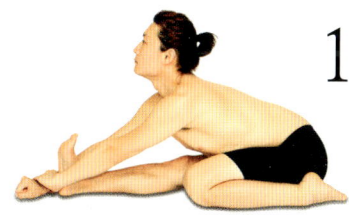

14 숨을 마시면서, 7-2번 자세를 반대로 하고 고개를 들어 등과 허리를 폅니다.

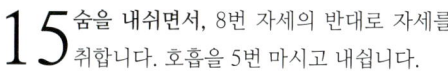

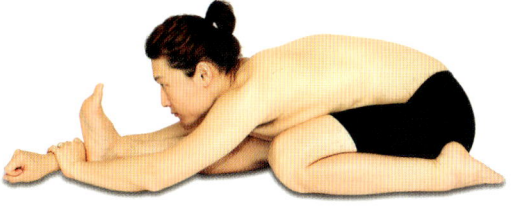

15 숨을 내쉬면서, 8번 자세의 반대로 자세를 취합니다. 호흡을 5번 마시고 내쉽니다.

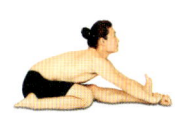 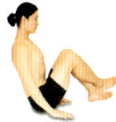

16 숨을 마시면서, 고개를 들고 내쉬면서 양손을 바닥을 짚습니다.

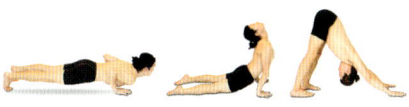

17~20 동작의 전환 후 사마스티티로 동작을 마치는 것이 아닌 다음 자세로 동작을 이어서 합니다.

트리앙 무카 에카파다 파스치마타나아사나 (TRIAṄGA MUKHAIKAPĀDA PAŚCIMATTĀNĀSANA)

THE SEATED SEQUENCE
# 자누 시르샤아사나 -A -22 (JĀNU ŚĪRṢĀSANA -A)
JANU=무릎 · SIRSA=머리
DRISHTI = 발

한쪽 다리를 접어 안으로 당기고 상체를 숙이는 자세입니다. 간과 비장의 활성화 및 신장의 정화와 전립선의 팽창을 억제하도록 도와줍니다. 처음엔 앞으로 뻗은 다리의 이완이 자극적이라고 느끼겠지만, 시간이 지남에 따라 점점 무릎을 접어 안으로 당긴 다리 쪽의 허리와 골반이 펴지는 것을 느낄 수 있으며 발뒤꿈치에 닿는 회음부에 강한 느낌을 받는 자세입니다.

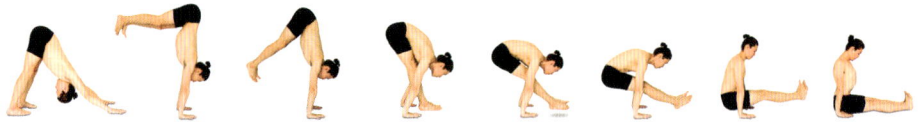

1~7 숨을 마시면서, 점프 스루를 하여 두 다리를 쭉 뻗으며 앉습니다.

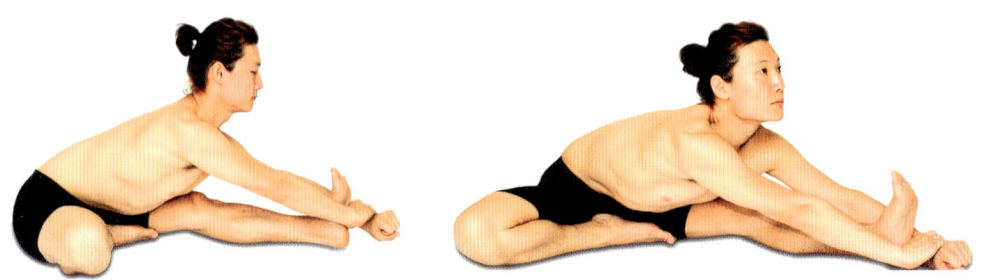

7-1 숨을 내쉬면서, 아랫배를 당기고 오른쪽 발을 회음부의 안쪽으로 당기며 오른쪽 무릎을 85도 정도로 열어줍니다. 7-2 숨을 마시면서, 왼쪽 다리를 곧게 펴고 발 너머로 오른 손으로 왼 손목을 잡으며 고개를 들어 척추를 세우고 등과 허리를 폅니다. 손으로 발을 잡는 것 보다 굽은 등을 펴기 위해 아랫배를 당기고 허리를 밀어내며 고개를 들어 등을 곧게 펴는 것이 더욱 중요합니다.

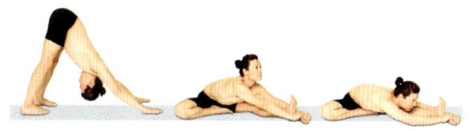

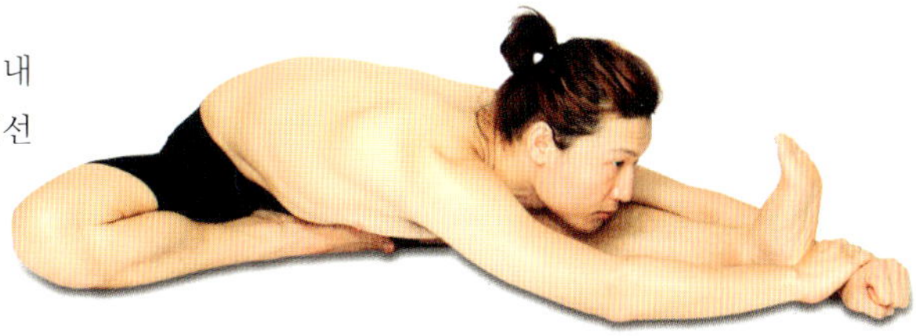

8 숨을 내쉬면서, 가슴을 발 쪽으로 밀어내듯 내려갑니다. 뻗은 왼쪽 다리에 턱을 붙이고 시선은 발을 보며, 호흡을 5번 마시고 내쉽니다.

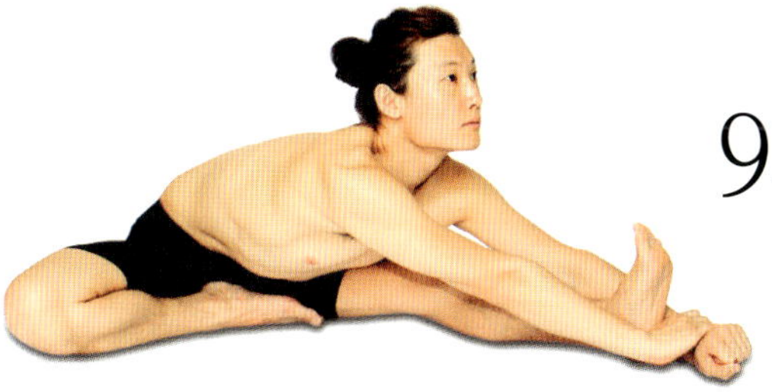

9 숨을 마시면서, 양 손을 그대로 유지하고 고개를 들어 허리와 등을 폅니다.

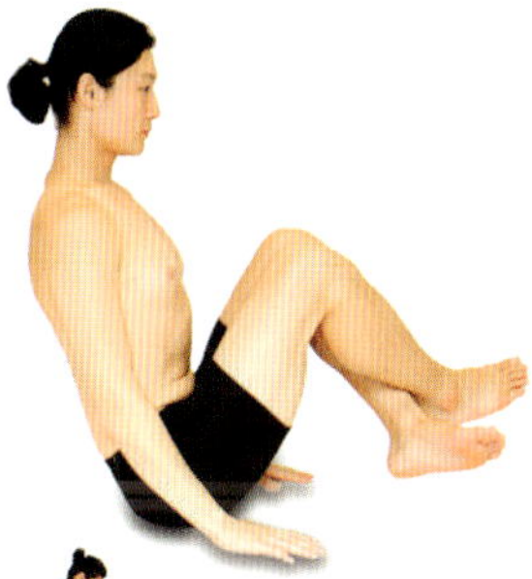

9-1 숨을 내쉬면서, 다리를 접고 양손으로 바닥을 짚습니다.

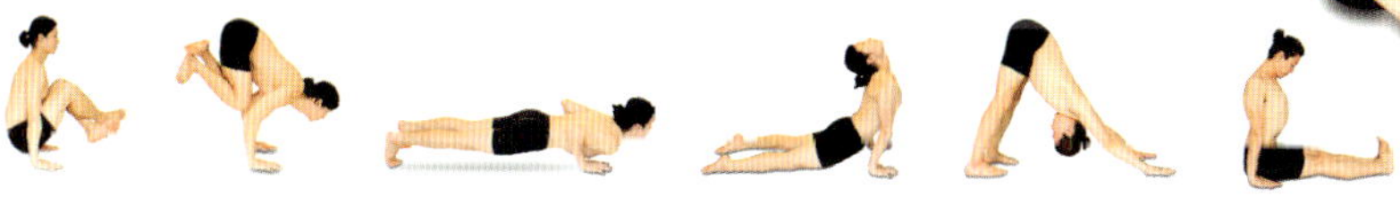

10~13 동작의 전환 후 반대쪽인 왼쪽 자세를 준비하며 자리에 앉습니다.

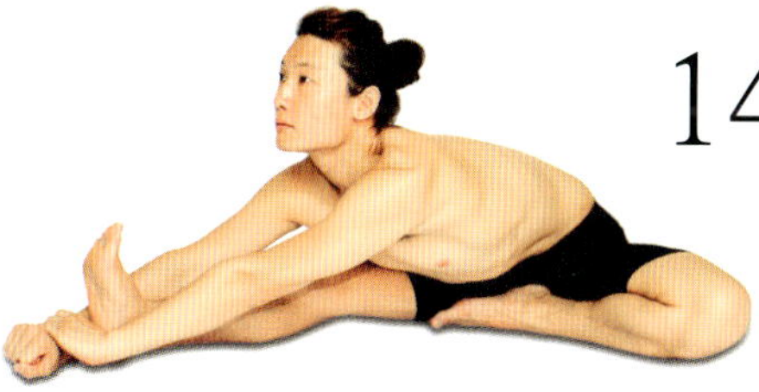

14 숨을 마시면서, 7-1번 자세를 반대로 하고 고개를 들어 등과 허리를 폅니다.

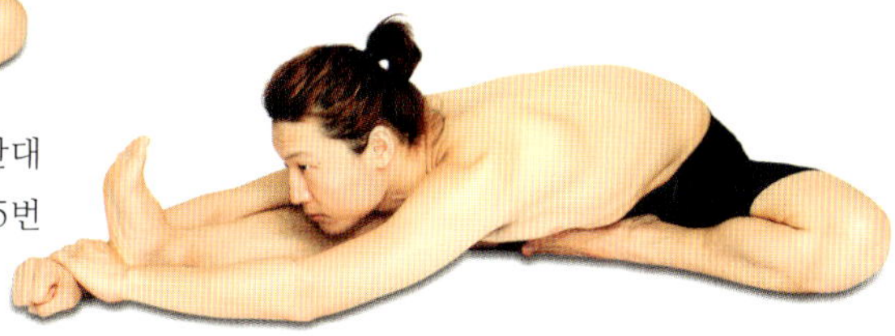

15 숨을 내쉬면서, 8번 자세의 반대로 자세를 취합니다. 호흡을 5번 마시고 내쉽니다.

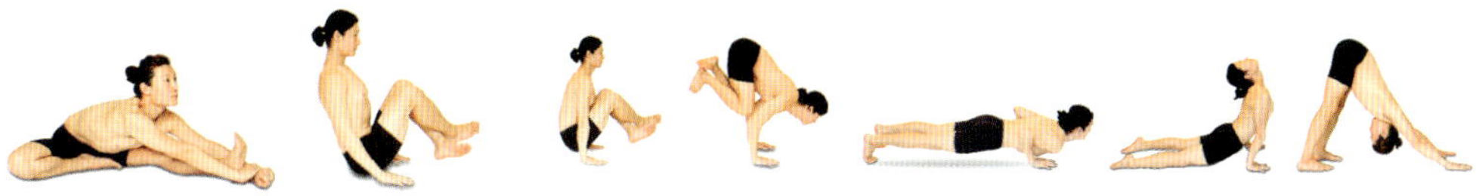

16 숨을 마시면서, 고개를 들고 내쉬면서 양 손으로 바닥을 짚습니다.

17~20 동작의 전환 후 사마스티티로 동작을 마치는 것이 아닌 다음 자세로 동작을 이어서 합니다.

자누 시르샤아사나 -A (JĀNU ŚĪRSAṢĀNA -A)

THE SEATED SEQUENCE
# 자누 시르샤아사나 -B -22 (JĀNU ŚĪRṢĀSANA -B)
JANU=무릎 · SIRSA=머리
DRISHTI = 발

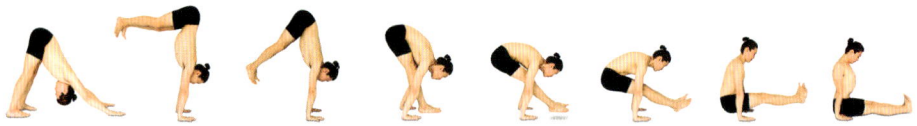

발뒤꿈치를 회음부에 깔고 앉아 뻗은 다리에 턱을 붙이고 호흡을 하는 자세입니다. 효과는 자누 시르샤아사나 A자세와 같지만 뻗은 다리가 바닥에서 살짝 들려 있어 다리가 좀 더 이완되므로 뻗은 다리 쪽으로 체중을 실으면 다리를 다칠 수 있습니다. 접은 다리쪽 골반과 허리 부분의 이완을 느끼면서 호흡을 통해 자각으로 이어지도록 도와주는 자세입니다.

1~7 숨을 마시면서, 점프 스루를 하여 두 다리를 쭉 뻗으며 앉습니다.

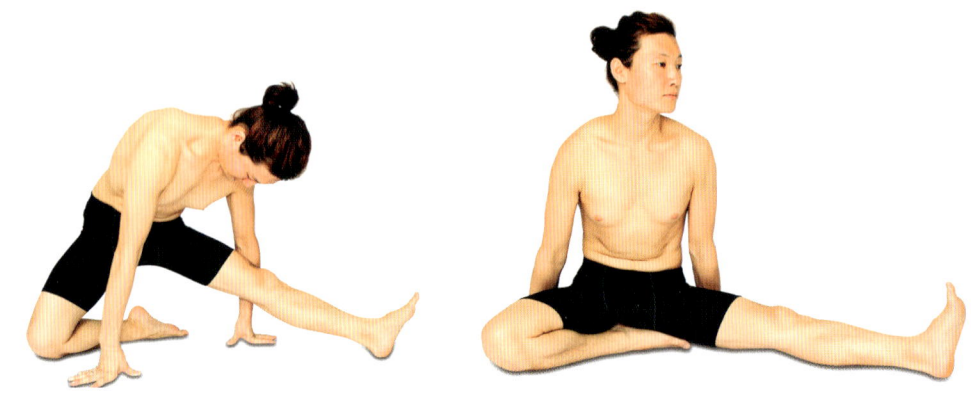

7-1 숨을 내쉬면서, 양손을 바닥에 짚고 오른쪽 다리를 접어 발뒤꿈치를 위를 향하게 하고 회음부(항문과 성기 사이)에 발뒤꿈치를 깔고 앉습니다. 회음부에 자극이 강하면 자세를 유지하지 않습니다.

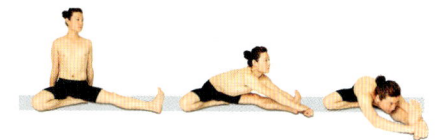

7-2 숨을 마시면서, 아랫배를 수축하고 오른손으로 발 너머로 뻗은 왼쪽 손목을 잡고 고개를 들어 허리와 등을 폅니다.

8 숨을 내쉬면서, 아랫배의 수축을 유지하며 상체를 숙여서 뻗은 왼쪽 다리에 턱을 붙이고 가슴을 발 쪽으로 밀어내며 내려갑니다. 시선은 발을 보며 호흡을 5번 마시고 내쉽니다.

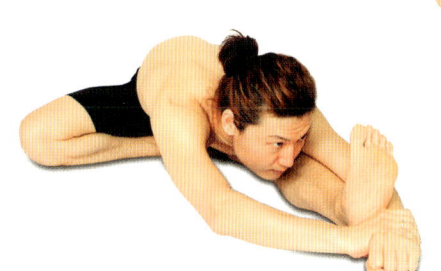

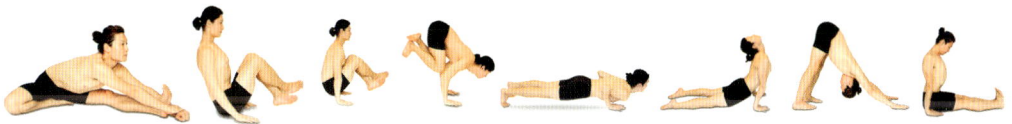

9 숨을 마시면서, 고개를 들고 숨을 내쉬면서 양손을 바닥에 짚습니다.

10~13 동작의 전환 후 반대쪽인 왼쪽 자세를 준비할 수 있게 자리에 앉습니다.

14 숨을 마시면서, 7-2번 자세를 반대로 취하고 고개를 들어 등과 허리를 폅니다.

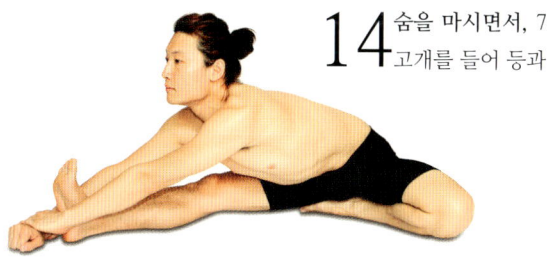

15 숨을 내쉬면서, 8번 자세의 반대로 자세를 취합니다. 호흡을 5번 마시고 내쉽니다.

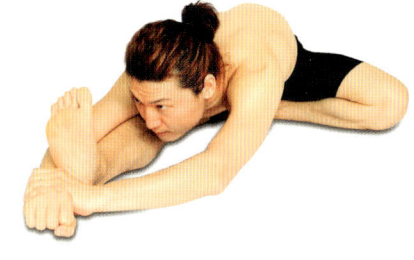

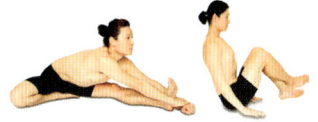

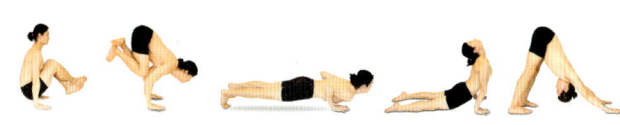

16 숨을 마시면서, 고개를 들고 내쉬면서 양손을 바닥에 짚습니다.

17~20 동작의 전환 후 사마스티티로 동작을 마치는 것이 아닌 다음 자세로 동작을 이어서 합니다.

# THE SEATED SEQUENCE
# 자누 시르샤아사나 -C -22 (JĀNU ŚĪRṢĀSANA -C)
JANU=무릎 · SIRSA=머리
DRISHTI = 발

무릎과 발목을 회전시켜 발뒤꿈치로 아랫배를 누르는 좀 더 깊은 자극이 있는 자세입니다. 이 과정에서, 회전시킨 발목과 무릎 그리고 골반에 부드러움과 활성화가 이루어집니다. 체중을 발목에 모두 싣고 수련 할 경우 발목과 무릎에 통증이 생길 수 있으므로 주의하면서 수련합니다.

꾸준한 수련을 통해 신체의 체중을 서서히 고르게 분배할 수 있으며 반복적인 수련을 통해 점차적으로 발전되는 자신을 발견해 봅니다.

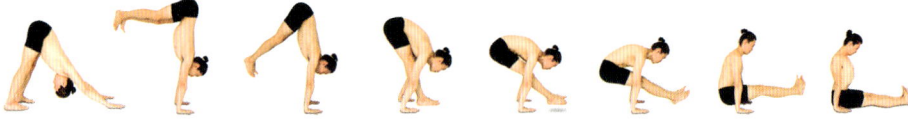

1~7 숨을 마시면서, 점프 스루를 하여 두 다리를 죽 뻗으며 앉습니다.

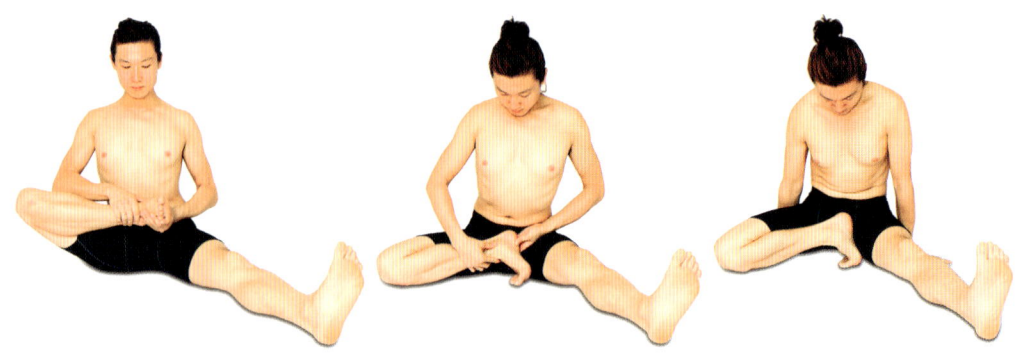

7-1 숨을 내쉬면서, 왼쪽 다리를 곧게 펴고 오른쪽 발을 쥐고 발목과 무릎을 회전시켜 발뒤꿈치가 복부 아래 부분을 향하도록 당깁니다. 이때 무거운 하중으로 발목에 무리가 갈 수 있으므로 자극이 강하다고 느낄 때는 자세를 유지하지 않습니다. 발목을 보호하는 것이 우선입니다.

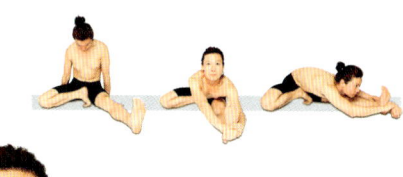

7-2 숨을 마시면서, 오른손으로 왼 손목을 잡으며 고개를 들어 허리와 등을 폅니다. 등을 곧게 펴는 것이 중요하므로 손으로 발을 잡지 않아도 좋습니다.

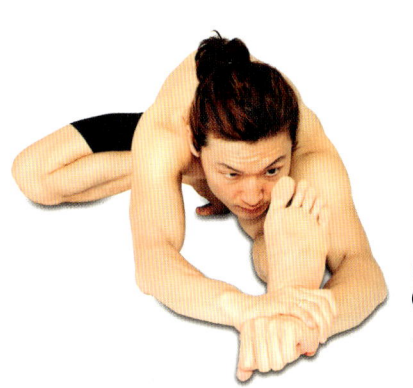

8 숨을 내쉬면서, 턱을 뻗은 왼쪽 다리에 붙이도록 상체를 아래로 내리며 시선은 발을 보고 호흡을 5번 마시고 내쉽니다.

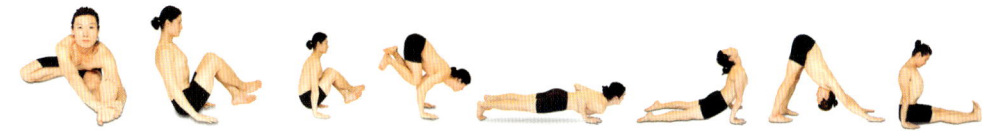

9 숨을 마시면서, 고개를 들고 내쉬면서 양손으로 바닥을 짚습니다.

10~13 동작의 전환 후 반대쪽인 왼쪽 자세를 준비할 수 있게 자리에 앉습니다.

14 숨을 마시면서, 7-2번 자세를 반대로 취하고 고개를 들어 등과 허리를 폅니다.

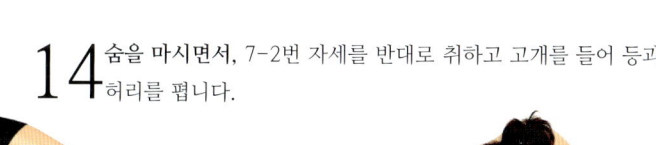

15 숨을 내쉬면서, 8번 자세의 반대로 자세를 취합니다. 호흡을 5번 마시고 내쉽니다.

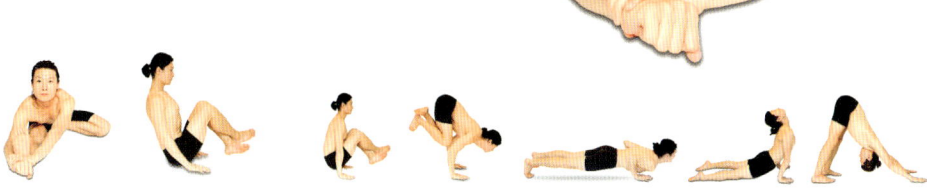

16 숨을 마시면서, 고개를 들고 내쉬면서 양손을 바닥에 짚습니다.

17~20 동작의 전환 후 사마스티티로 동작을 마치는 것이 아닌 다음 자세로 동작을 이어서 합니다.

자누 시르샤아사나 -C (JĀNU ŚĪRSAṢĀNA -C) 103

THE SEATED SEQUENCE
# 마리챠아사나 -A -22 (MARĪCĀSANA -A)
MARICHI=성자 마리챠, 브라흐마의 아들
DRISHTI = 발

양팔로 접은 무릎과 몸통을 등 뒤로 감아서 양손을 맞잡으며 상체를 숙이고, 뻗은 다리에 턱을 붙이도록 하는 자세입니다. 굽은 등을 펴주며, 허리 깊숙이 호흡을 통한 가슴의 폭발력을 이용하여 위와 장의 연동 운동을 도와 소화 불량 및 변비와 생리통, 가스로 인한 복부 팽만과 설사를 완화시키는데 좋습니다. 아랫배를 수축하고, 등 뒤로 묶어 놓은 팔을 유지하여 신체 전체에 고른 흐름을 기대할 수 있습니다.

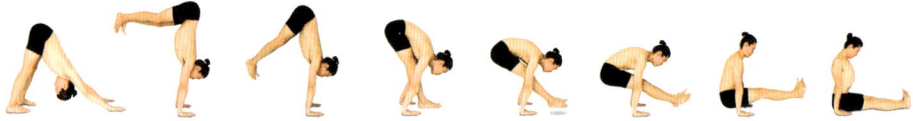

1~7 숨을 마시면서, 점프 스루를 하여 두 다리를 쭉 뻗으며 앉습니다.

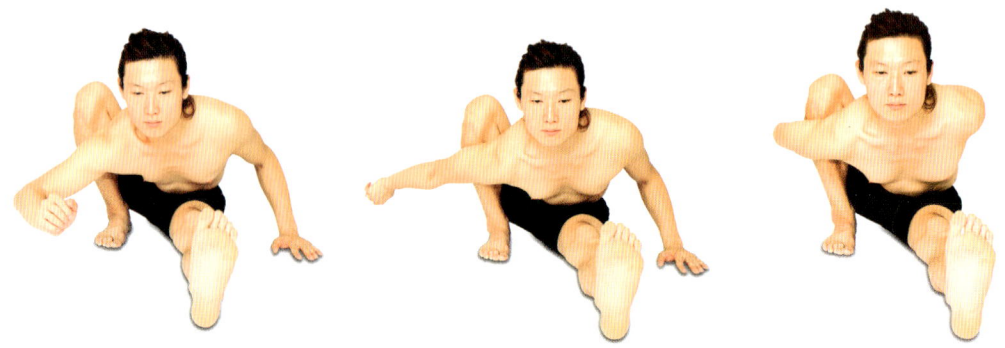

7-1 숨을 마시면서, 왼쪽 다리를 곧게 펴고 왼쪽 허벅지와 오른발의 간격을 골반 넓이 정도로 두고 오른쪽 무릎을 세우며 양 발을 비틀어짐 없이 수평이 되도록 가지런히 놓습니다. 7-2 숨을 내쉬면서, 오른팔로 오른쪽 무릎을 감아 등 뒤로 보내고 오른손으로 왼쪽 손목을 잡습니다. 이때 어깨와 손목에 무리가 간다고 여겨질 때 손을 맞잡아도 좋습니다.

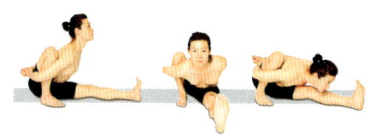

7-3 숨을 마시면서, 아랫배를 수축하고 고개를 들어 등과 허리를 펴고 뻗은 다리의 발을 수평하게 놓고 발을 수직으로 세웁니다. 이때 등을 곧게 펴는 것이 중요합니다.

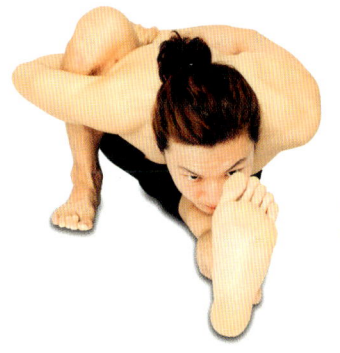

8 숨을 내쉬면서, 아랫배를 수축하고 양 어깨를 수평하게 하며 뻗은 왼쪽 다리에 턱을 붙이도록 상체를 내려갑니다. 시선은 발을 보며 호흡을 5번 마시고 내쉽니다.

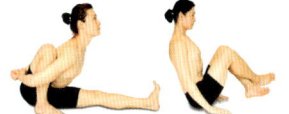
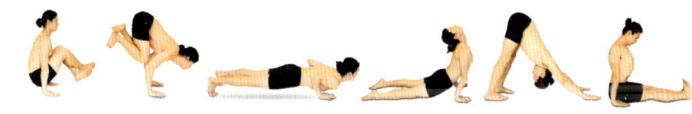

9 숨을 마시면서, 고개를 들고 내쉬면서 양손으로 바닥을 짚습니다.

10~13 동작의 전환 후 반대쪽인 왼쪽 동작을 준비할 수 있게 자리에 앉습니다.

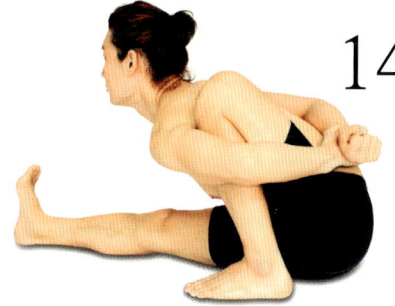

14 숨을 마시면서, 7-2번 자세를 반대로 하고 고개를 들어 등과 허리를 펴답니다.

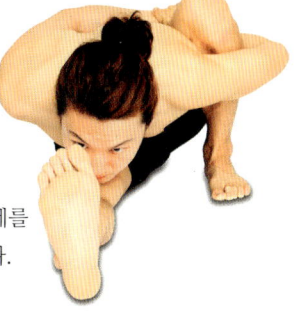

15 숨을 내쉬면서, 8번 자세의 반대로 자세를 취합니다. 호흡을 5번 마시고 내쉽니다.

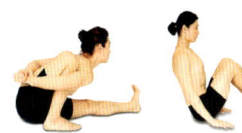
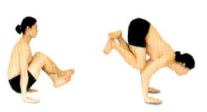
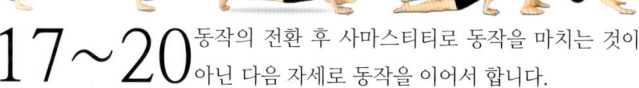

16 숨을 마시면서, 고개를 들고 내쉬면서 양손을 바닥에 짚습니다.

17~20 동작의 전환 후 사마스티티로 동작을 마치는 것이 아닌 다음 자세로 동작을 이어서 합니다.

마리챠아사나 -A (MARĪCĀSANA -A) 105

# THE SEATED SEQUENCE
# 마리챠아사나 -B -22 (MARĪCĀSANA -B)
MARICHI=성자 마리챠, 브라흐마의 아들
DRISHTI = 코

마리챠아사나 A자세에서 뻗은 다리의 무릎을 세워 접은 다리의 허벅지 위에 놓고 상체를 숙이며 이때 허벅지 위에 놓은 발뒤꿈치로 숙인 상체의 아랫배를 눌러 놓은 상태에서 호흡을 통해 신체 변화를 관찰하는 자세입니다. 마리챠아사나 A자세와 효과는 같지만 좀 더 진보된 자세로 복부 내부에 깊은 자극을 주어 내부 장기의 정화를 도와줍니다. 발목과 무릎의 회전으로 인한 부상이 생기지 않도록 주의합니다.

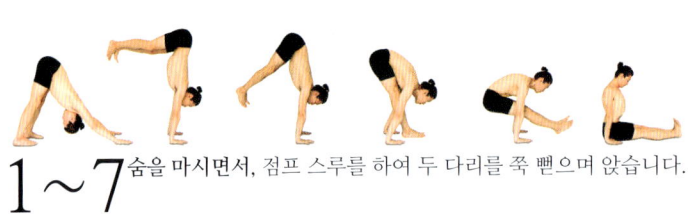

1~7 숨을 마시면서, 점프 스루를 하여 두 다리를 죽 뻗으며 앉습니다.

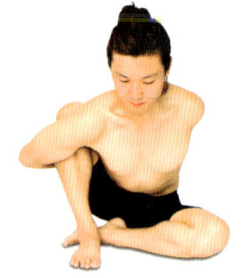

초보 수련자는 발목과 무릎에 무리가 가지 않도록 접은 발을 바닥에 내려놓습니다.

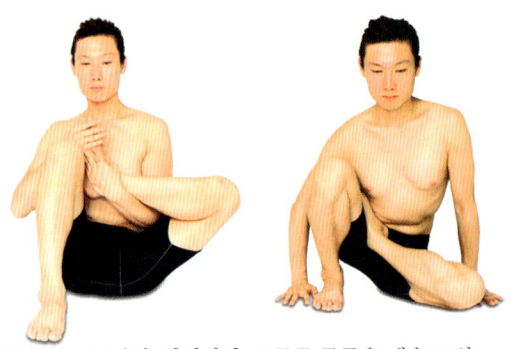

7-1 숨을 마시면서, 오른쪽 무릎을 세우고 왼쪽 다리를 접어서 왼쪽 발을 오른쪽 허벅지 위에 올려 놓습니다.

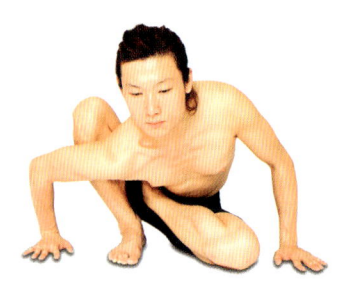

7-2 숨을 내쉬면서, 오른팔로 오른쪽 무릎을 감아 등 뒤로 갈 수 있도록 오른쪽 어깨를 이완하여 보내고, 오른손으로 왼손목을 잡습니다.

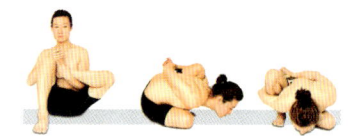

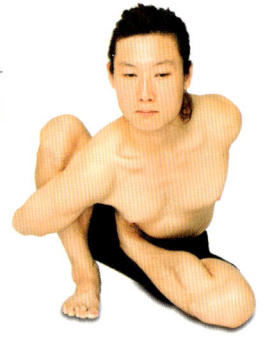

7-3 숨을 마시면서, 등 뒤로 잡은 손을 유지하며 (이때 어깨와 손목에 무리가 갈 때는 손을 맞잡아도 됩니다.) 고개를 들어 등과 허리를 세웁니다. 등을 곧게 펴는 것이 중요합니다.

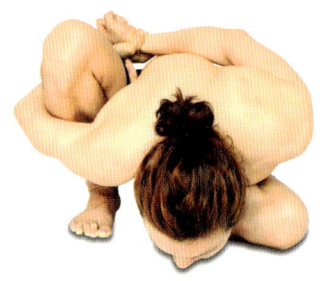

8 숨을 내쉬면서, 상체를 숙여 턱을 바닥에 닿도록 내려갑니다. 시선은 코를 보며 호흡을 5번 마시고 내쉽니다. 이때 왼쪽 무릎과 발목을 무리하게 회전하여 고통이 생기면 수련시 자세를 편하게 바꾸고 호흡을 유지합니다.

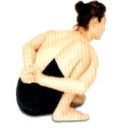 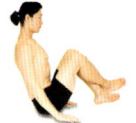 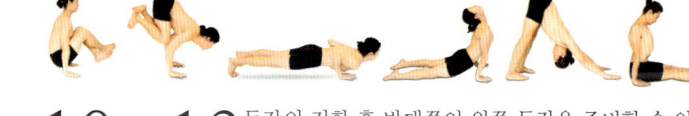

9 숨을 마시면서, 고개를 들고 내쉬면서 양손을 바닥에 짚습니다.

10~13 동작의 전환 후 반대쪽인 왼쪽 동작을 준비할 수 있게 자리에 앉습니다.

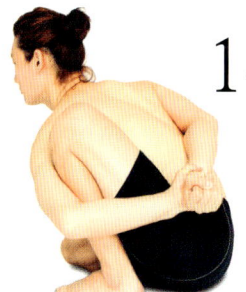

14 숨을 마시면서, 7-3번 자세를 반대로 하고 고개를 들어 등과 허리를 펍니다.

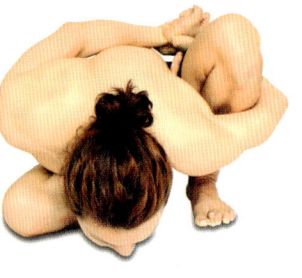

15 숨을 내쉬면서, 8번 자세의 반대로 자세를 취합니다. 호흡을 5번 마시고 내쉽니다.

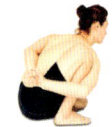 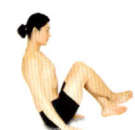 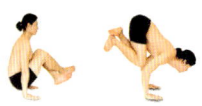 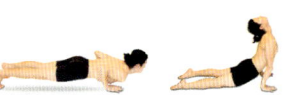 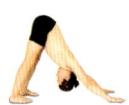

16 숨을 마시면서, 고개를 들고 내쉬면서 양손을 바닥에 짚습니다.

17~20 동작의 전환 후 사마스티티로 동작을 마치는 것이 아닌 다음 자세로 동작을 이어서 합니다.

마리챠아사나 -B (MARĪCĀSANA -B) 107

# THE SEATED SEQUENCE
# 마리챠아사나 -C -18 (MARĪCĀSANA -C)
MARICHI=성자 마리챠, 브라흐마의 아들
DRISHTI = 측면

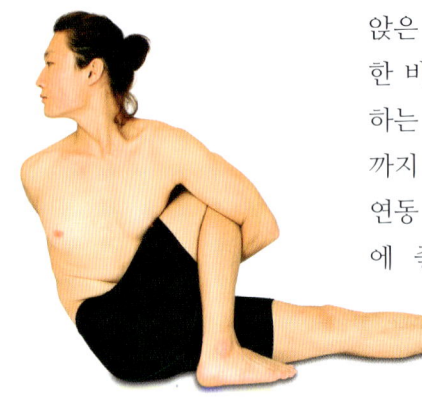

앞은 자세 중에서 처음 나타난 비틀기 자세입니다. 단순한 비틀기 자세가 아닌 무릎을 팔로 감아서 깊이 회전하는 비틀기 자세입니다. 허리뿐만 아니라 어깨부터 목까지 부드러움을 요구하며 위와 소장과 대장의 활발한 연동 운동을 도와주며, 소화력 회복 및 변비와 생리통에 좋습니다. 억지로 힘으로 비틀기 자세를 취하게 되면 오히려 신체 전체가 경직될 수 있습니다. 난이도가 높은 자세이므로 자세의 완벽함을 만들기 보단 편한 마음가짐으로 호흡을 유지하는 것이 더욱 중요합니다.

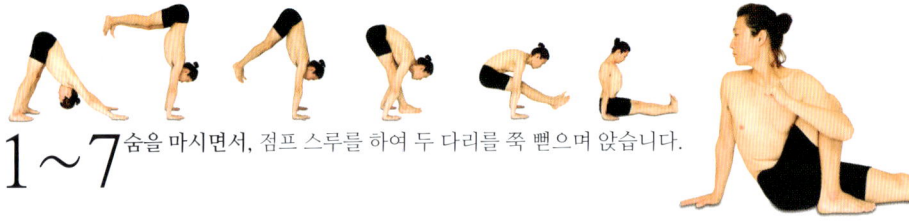

1~7 숨을 마시면서, 점프 스루를 하여 두 다리를 쭉 뻗으며 앉습니다.

초보 수련자는 팔꿈치를 접어 무릎을 밀어내며 허리를 비트는 자세를 권합니다.

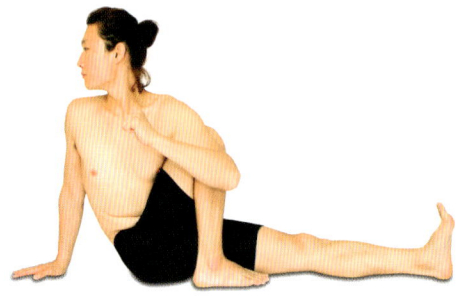 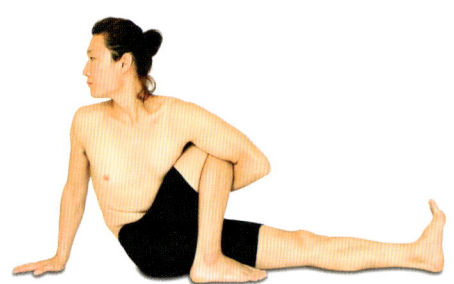

7-1 숨을 마시면서, 오른쪽 다리를 접고 세웁니다. 왼쪽 다리는 쭉 뻗어놓으며 발을 수평 하게 놓고 수직으로 세웁니다. 오른손을 들어 뒤쪽 바닥에 놓은 뒤 왼쪽 팔꿈치를 접고 무릎을 세운 오른쪽 다리를 밀어내어 왼쪽 어깨를 회전하고 왼팔로 오른쪽 무릎을 감아 허리를 비틀어 줍니다.

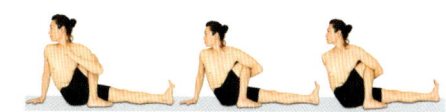

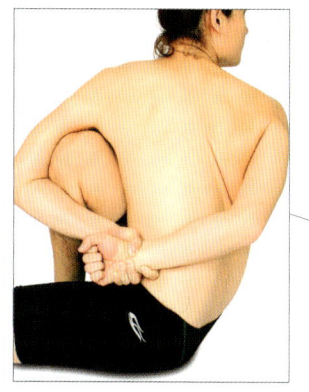

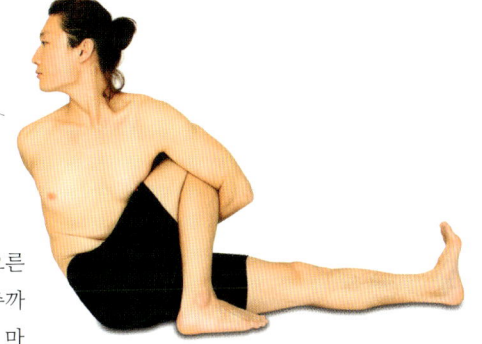

7-2 숨을 내쉬면서, 왼손으로 오른손 손목을 잡고 오른쪽 어깨를 뒤로 열어주며 고개를 뒤로 돌려 경추까지 함께 비틀어 줍니다. 시선은 뒷면 측면을 보며 호흡을 5번 마시고 내쉽니다. 이때 어깨와 손목에 무리가 간다고 여겨질 때 손을 맞잡거나 손을 잡지 않아도 됩니다.

8 숨을 마시면서, 다리를 접고 양손으로 바닥을 짚으며 몸을 들어올립니다.

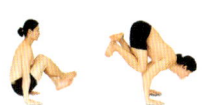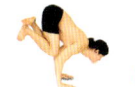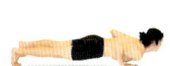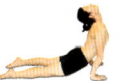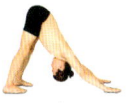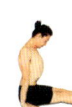

9~11 동작의 전환 후 반대쪽인 왼쪽 자세를 취할 수 있게 준비합니다.

12 숨을 내쉬면서, 8번 자세의 반대로 자세를 취합니다. 호흡을 5번 마시고 내쉽니다.

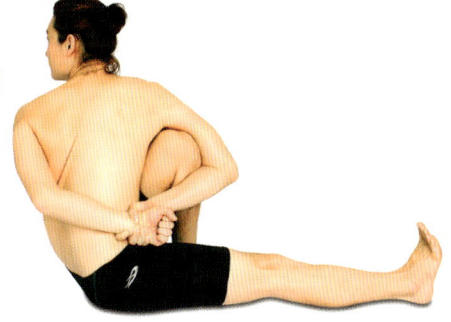

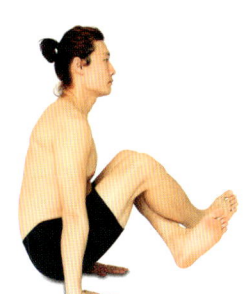

13 숨을 마시면서, 다리를 접고 양손을 바닥에 짚으며 몸을 들어올립니다.

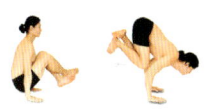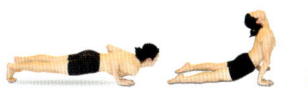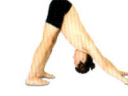

14~16 동작의 전환 후 사마스티티로 동작을 마치는 것이 아닌 다음 자세로 동작을 이어서 합니다.

마리챠아사나 -C (MARĪCĀSANA -C) 109

THE SEATED SEQUENCE
# 마리챠아사나 -D -18 (MARĪCĀSANA -D)
MARICHI=성자 마리챠, 브라흐마의 아들
DRISHTI = 측면

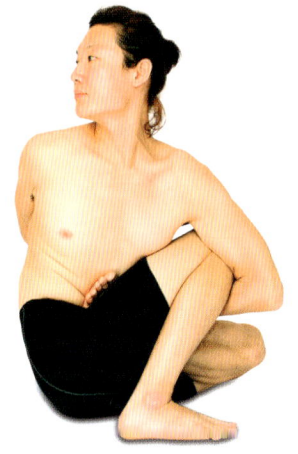

발목과 무릎, 골반을 이완하고 아랫배를 강하게 수축하는, 앞서 한 자세보다 좀 더 진보된 비틀기 자세입니다. 간과 비장 그리고 소장과 대장까지 활성화 되도록 도와주며 소화력 증진에도 도움을 줍니다. 마리챠아사나 C보다 자극이 강한 자세이므로 무릎과 발목의 꺽임으로 인해 관절이 상하지 않도록 주의하며 과도한 허리의 비틀기로 인한 허리 부상을 주의합니다.

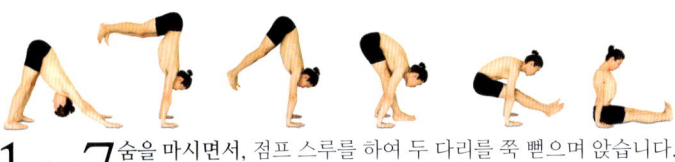

1~7 숨을 마시면서, 점프 스루를 하여 두 다리를 쭉 뻗으며 앉습니다.

초보 수련자는 다리를 접어 바닥에 내려놓고 팔꿈치를 접어 무릎을 밀어내며 허리를 비트는 자세를 취합니다.

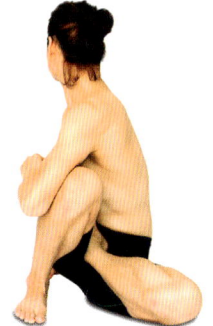

7-1 숨을 마시면서, 오른쪽 무릎을 접어 세우고 왼쪽 다리를 접어서 오른쪽 허벅지 위에 발을 올려 놓습니다. 접어 세운 오른쪽 무릎을 왼쪽 팔꿈치로 밀어내며 오른쪽 어깨를 뒤로 보내 왼쪽 가슴부터 허리까지 크게 회전 시킵니다.

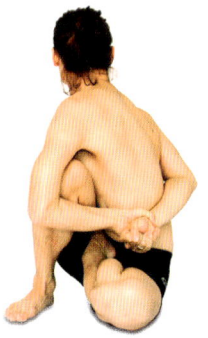

7-2 숨을 내쉬면서, 왼손으로 오른손 손목을 잡고 오른쪽 어깨를 뒤로 열어주고 고개를 뒤로 돌려 경추까지 함께 비틀어 줍니다. 시선은 뒷면 측면을 봅니다. 호흡을 5번 마시고 내쉽니다. 이때 발목과 무릎에 무리가 간다고 여겨질 때 자세를 유지하지 않습니다.

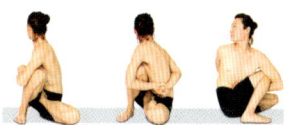

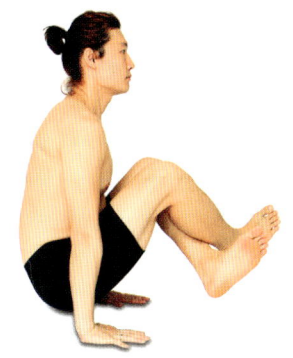

8 숨을 마시면서, 다리를 접고 양손으로 바닥을 짚으며 몸을 들어올립니다.

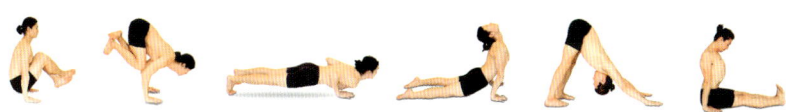

9~11 동작의 전환 후 반대쪽인 왼쪽 자세를 취할 수 있게 준비합니다.

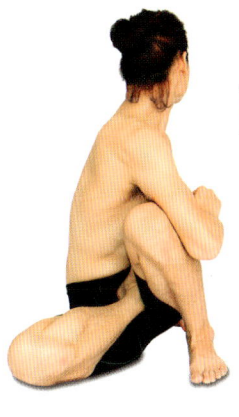

12 숨을 마시면서, 7-1번 자세의 반대로 자세를 취합니다.

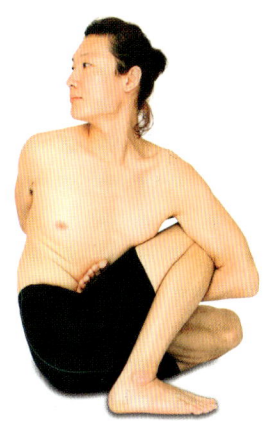

12-1 숨을 내쉬면서, 7-2번 자세의 반대로 자세를 취합니다. 호흡을 5번 마시고 내쉽니다.

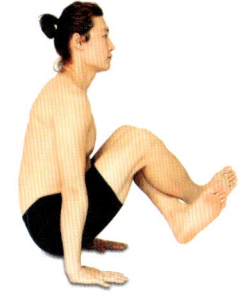

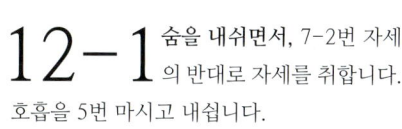

13 숨을 마시면서, 다리를 접고 양손을 바닥을 짚으며 몸을 들어올립니다.

14~16 동작의 전환 후 사마스티티로 동작을 마치는 것이 아닌 다음 자세로 동작을 이어서 합니다.

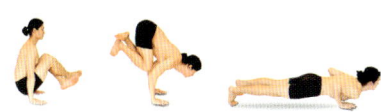

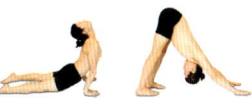

마리챠아사나 -D (MARĪCĀSANA -D)

THE SEATED SEQUENCE
# 나바사나 -13 (NĀVĀSANA)
NAVA=보트

DRISHTI = 발

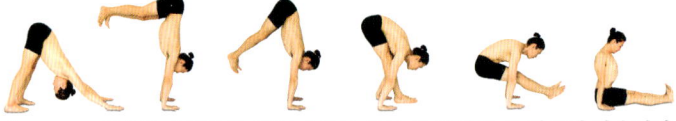

엉덩이로 바닥을 지지하고 두 다리와 요추를 앞으로 밀어 올려 균형감과 근력을 동시에 사용하여 강한 허리와 복부를 만들 수 있게 합니다. 복부 주변의 근력을 길러주며 요추 강화 및 아랫배의 지방을 분해하도록 도와주며 늑골 주변을 정화시키고 위와 장을 건강한 상태로 만들어 줍니다. 나바사나까지 수련하는 것을 전체 시리즈 중 가운데라고 하여 "하프"라고 부르며, 연속적으로 5번 나바사나를 수련함으로써 이완된 신체에 강한 정신력을 기를 수 있도록 합니다.

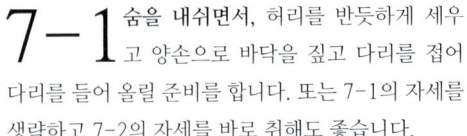

1~7 숨을 마시면서, 점프 스루를 하여 두 다리를 쭉 뻗으며 앉습니다.

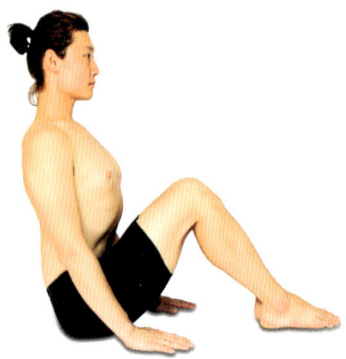

7-1 숨을 내쉬면서, 허리를 반듯하게 세우고 양손으로 바닥을 짚고 다리를 접어 다리를 들어 올릴 준비를 합니다. 또는 7-1의 자세를 생략하고 7-2의 자세를 바로 취해도 좋습니다.

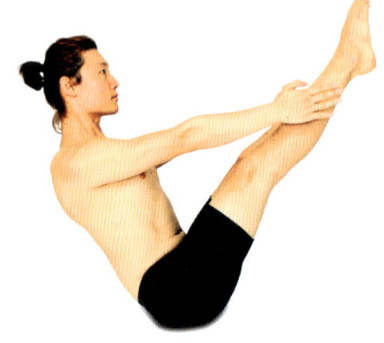

7-2 숨을 마시면서, 다리를 쭉 뻗어 들어 올리며 발등도 밀어냅니다. 어깨를 낮추고 아랫배를 수축하며 허리를 앞으로 밀어내듯 상체를 세우고 양 팔은 앞으로 쭉 폅니다. 시선은 발을 보며 호흡을 5번 마시고 내쉽니다. 다리를 펴 올리는 것이 힘들 경우 무릎을 접은 상태에서 들어 올리는 것을 권하며 허리와 다리에 무리가 간다고 여겨질 때에는 자세를 유지하지 않습니다.

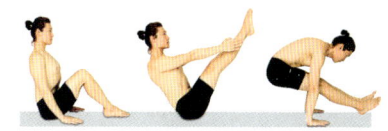

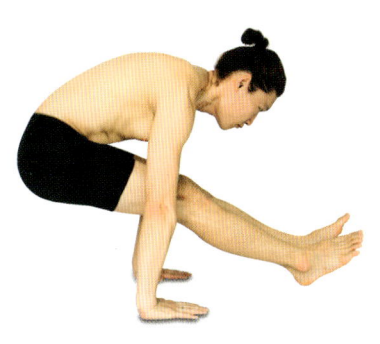
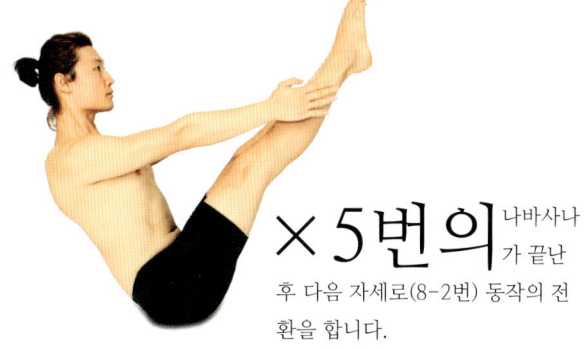

×5번의 나바사나가 끝난 후 다음 자세로(8-2번) 동작의 전환을 합니다.

8 숨을 마시면서, 아랫배를 수축하고 다리를 펴며 손으로 바닥을 짚고 몸을 들어 올립니다. 또는 다리를 내려놓고 엉덩이만 들어 올려도 됩니다.

8-1 숨을 내쉬면서, 몸을 내려놓고 7-2번 자세로 돌아갑니다.

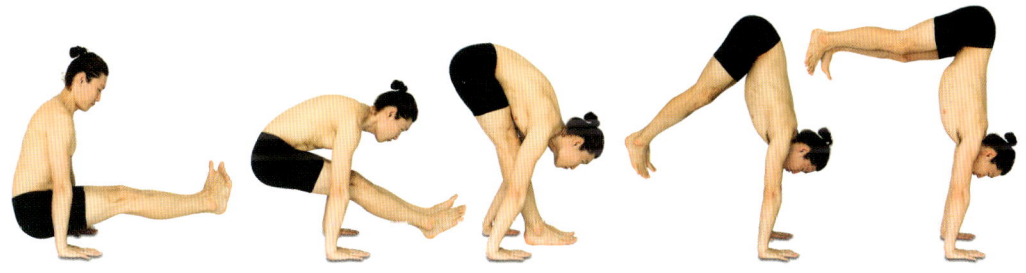

8-2 나바사나가 끝난 후 숨을 마시면서 아랫배를 수축하고 다리를 들어올리며 몸을 뒤로 옮깁니다. (p83~p84 동작의 전환 참고)

빈야사
카운트의 설명 : 동작을 5번 반복함으로 빈야사 카운트를 8번부터 다시 이어서 셉니다.

9~11 동작의 전환 후 사마스티티로 동작을 마치는 것이 아닌 다음 자세로 동작을 이어서 합니다.

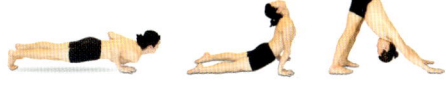

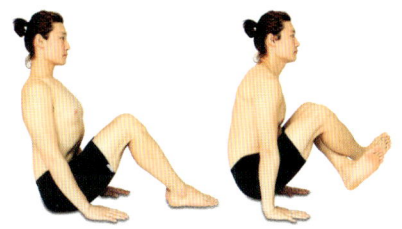

초보 수련자는 아랫배를 수축하고 다리를 접어 교차시키며 손으로 바닥을 짚고 몸을 들어 올렸다가 내리면서 다음 나바사나를 준비합니다.

나바사나 (NĀVĀSANA)

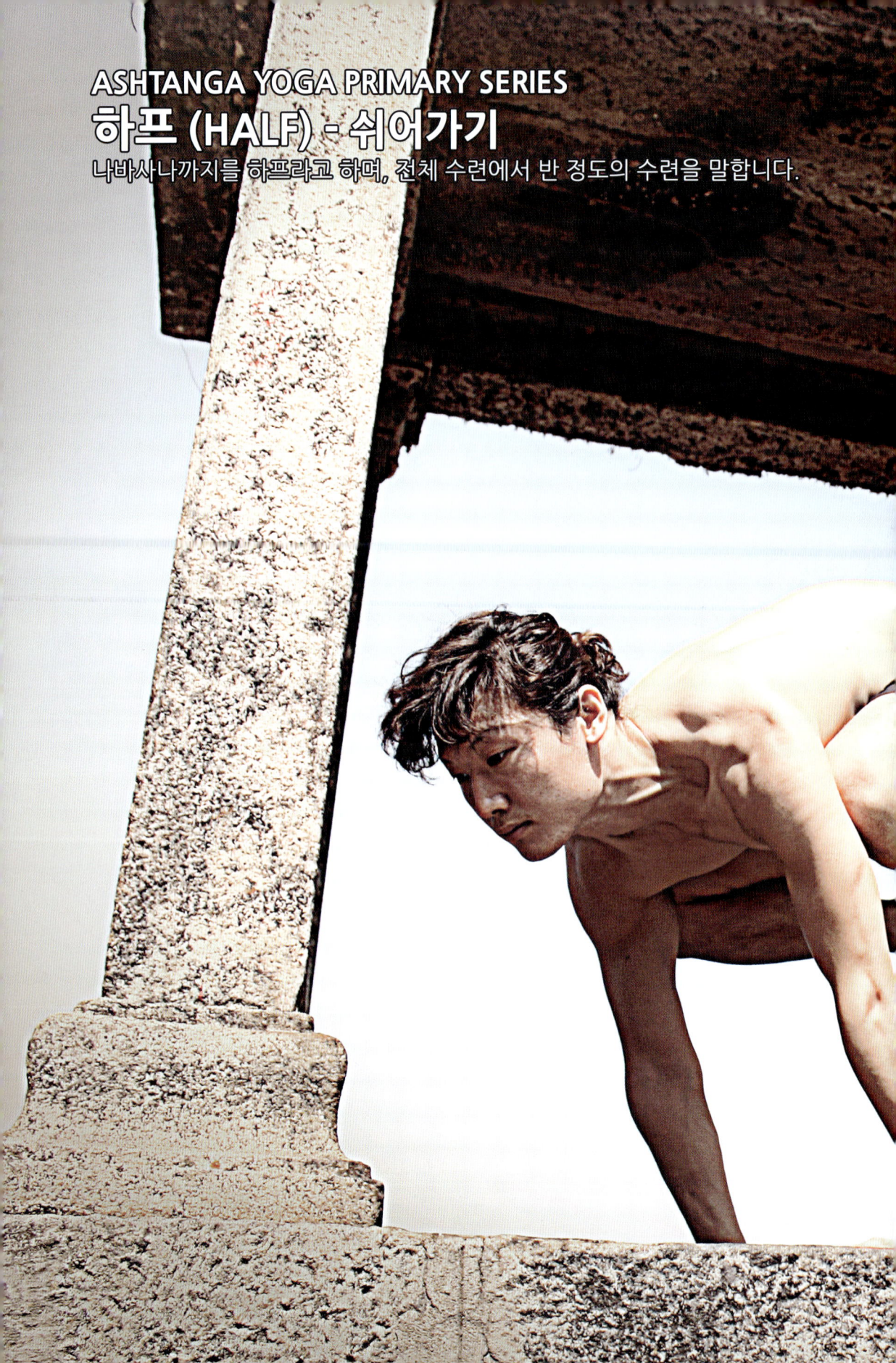

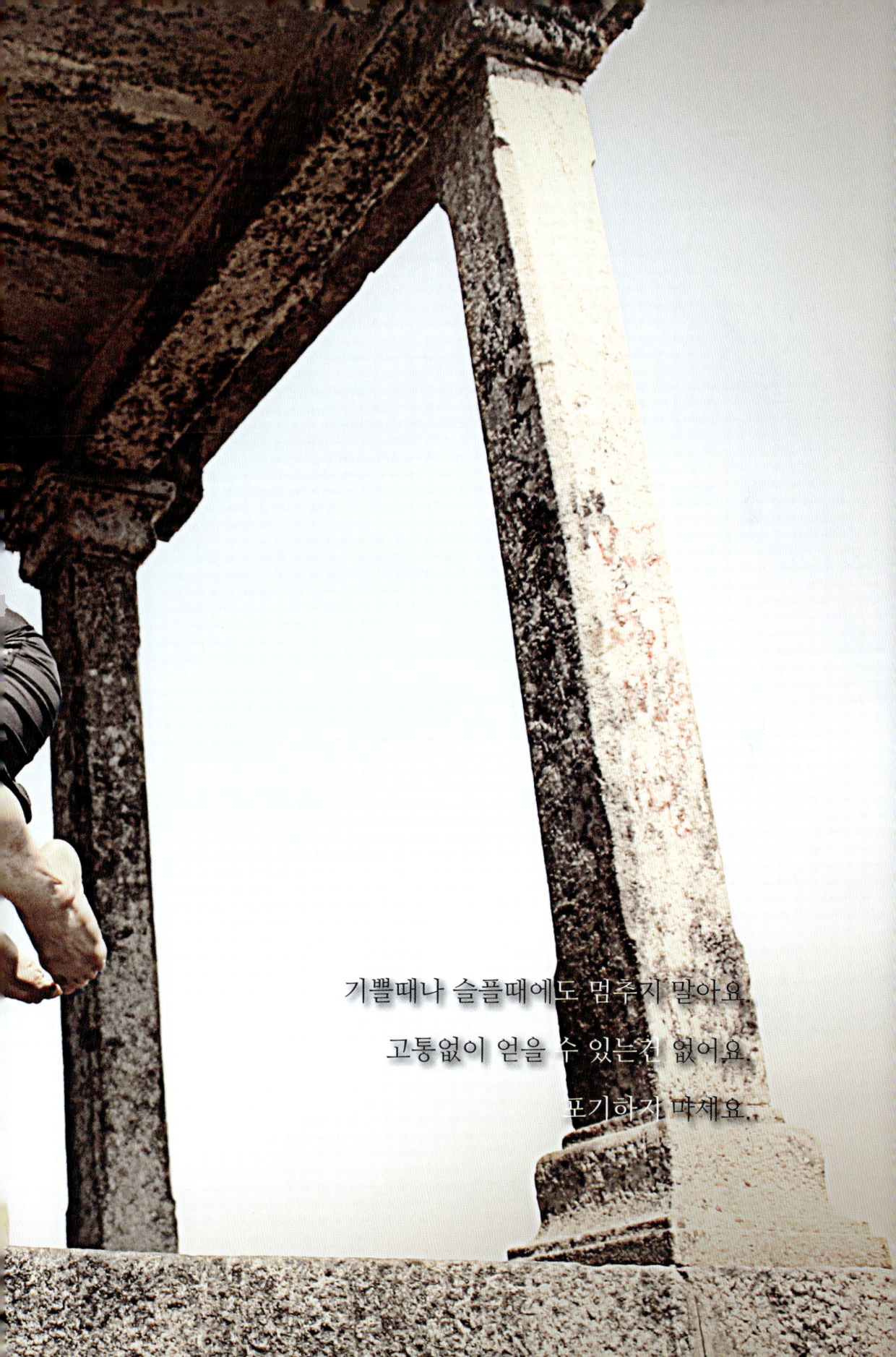

기쁠때나 슬플때에도 멈추지 말아요.

고통없이 얻을 수 있는건 없어요.

포기하지 마세요.

THE SEATED SEQUENCE
# 부자피다사나 -15 (BHUJAPĪDĀSANA)
BHUJA=어깨 또는 팔 · PIDA=압력,압박
DRISHTI = 코

바닥을 지지하는 두 다리를 팔로 감는 과정에서 어깨에 강한 힘이 생기며 상체를 숙일 때 깊은 이완으로 복부와 손과 손목이 강화되며 허리가 튼튼해집니다. 한쪽으로 치우치지 않는 신체 균형감을 키울 수 있으며 다리를 바닥에서 들어 올리는 과정에서 호흡과 동작의 흐름을 조절하여 반다와 어깨의 근력을 통해 몸이 가벼워짐을 느낄 수 있습니다. 이 자세는 '정말 내가 할 수 있을까'라는 생각이 들 정도로 힘들게 느껴졌으며 자신감마저 상실하게 만들었습니다. 그러나 인내심 있게 단계별 자세를 통해 수련하다 보면 어느덧 어깨에 강한 힘이 생기고 다리를 접이 바닥에서 띄울 수 있는 날이 다가옵니다.

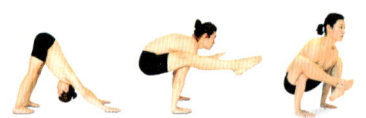 **1~7** 숨을 마시면서, 점프하여 두 다리로 팔을 감습니다.

7 숨을 마시면서, 점프하여 두 다리를 쭉 뻗으며 양팔에 두 다리를 감고 정면을 응시합니다. 두 팔과 어깨의 힘의 균형도 중요하지만 복부를 수축하여 반다의 힘을 키우고 허리를 반듯하게 펴는 것이 중요합니다. 팔꿈치와 손목은 점프하는 과정에서 다칠 수 있으니 살짝 굽힌 상태로 수련하여 부상을 방지합니다.

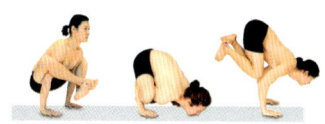

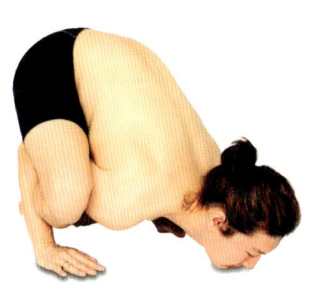

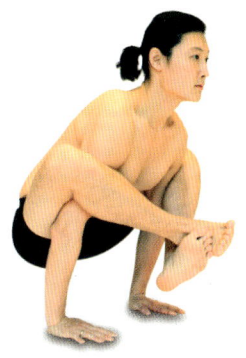

8 숨을 내쉬면서, 상체를 숙이며 턱을 바닥에 놓고 포개놓은 두 발을 양손 사이에서 뒤로 보내며 발등을 바닥에서 띄웁니다. 시선은 코를 보며 호흡을 5번 마시고 내쉽니다. 어깨와 손목에 무리가 가는 경우 자세를 유지하지 않고 다리를 바닥에 내려놓습니다.

9 숨을 마시면서, 상체를 일으킵니다.
9-1 숨을 내쉬면서, 잠시 기다립니다.

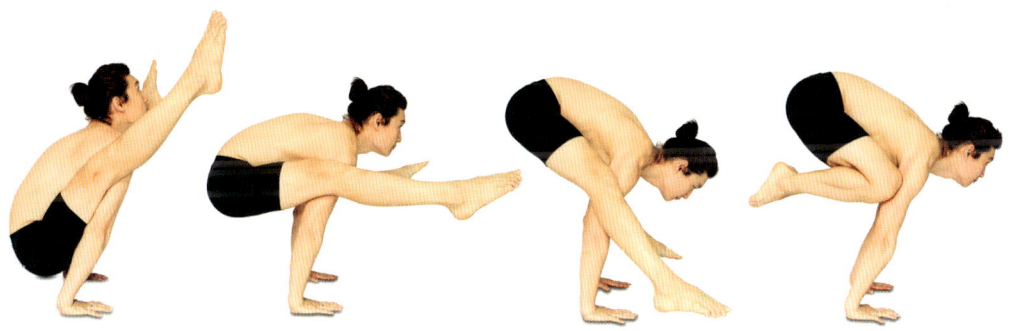

10 숨을 마시면서, 고개를 들고 허리를 세우고 두 다리를 펴면서 바닥을 밀어내며 바카사나로 전환합니다.

11~13 숨을 내쉬면서, 바카사나에서 뒤로 점프하여 몸을 낮춥니다. 동작의 전환 후 사마스티티로 동작을 마치는 것이 아닌 다음 자세로 동작을 이어서 합니다.

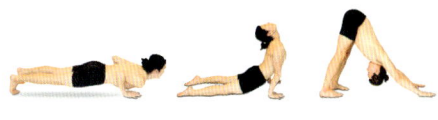

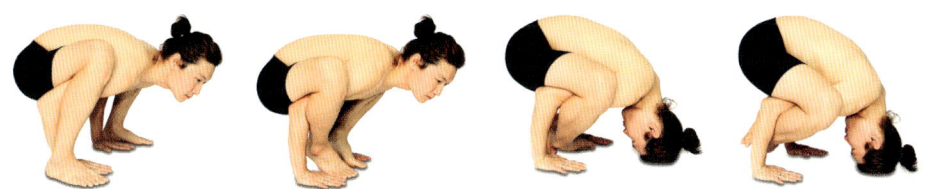

초2 보수련자 **1** 숨을 마시면서, 한발 한발 걸어서 양손 옆으로 다리를 옮깁니다.
2 두 다리로 양팔을 감고 양손의 안으로 발을 모아 바닥에 두고 정면을 응시합니다.
3 숨을 내쉬면서, 발을 서로 교차시켜 모아 바닥에서 들어 올리고 손목과 어깨에 무리가 가지 않도록 머리를 바닥에 놓고 호흡을 합니다. 손목에 무리가 갈 경우에는 다리를 바닥에서 들지 않습니다.

부자피다사나 (BHUJAPĪDĀSANA)

THE SEATED SEQUENCE
꾸르마사나 -14 (KŪRMĀSANA)
숩타 꾸르마사나 -16 (SUPTA KŪRMĀSANA)

SUPTA=잠, 깊은, 누운 · KURMA=거북

DRISHTI = 코 (모두동일)

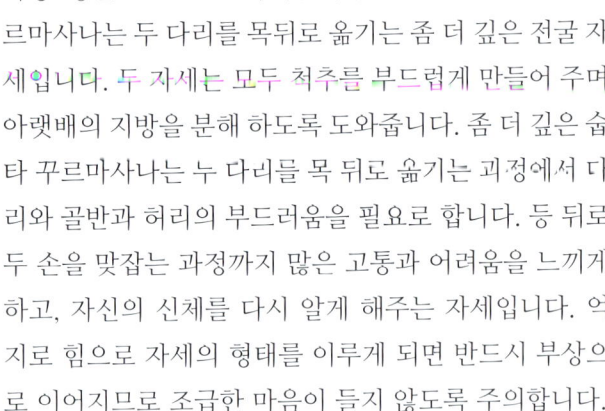

상체를 앞으로 숙이는 전굴 자세 중에서 꾸르마사나와 숩타 꾸르마사나는 가장 난이도가 높은 자세입니다. 두 다리를 어깨 위로 넘겨 다리를 펴면서 상체를 깊이 숙이는 꾸르마사나는 자신의 어깨와 척추 그리고 골반과 다리의 연결 관계를 이해하기에 가장 좋은 자세입니다. 연결 자세인 숩타 꾸르마사나는 두 다리를 목뒤로 옮기는 좀 더 깊은 전굴 자세입니다. 두 자세는 모두 척추를 부드럽게 만들어 주며 아랫배의 지방을 분해 하도록 도와줍니다. 좀 더 깊은 숩타 꾸르마사나는 두 다리를 목 뒤로 옮기는 과정에서 다리와 골반과 허리의 부드러움을 필요로 합니다. 등 뒤로 두 손을 맞잡는 과정까지 많은 고통과 어려움을 느끼게 하고, 자신의 신체를 다시 알게 해주는 자세입니다. 억지로 힘으로 자세의 형태를 이루게 되면 반드시 부상으로 이어지므로 조급한 마음이 들지 않도록 주의합니다.

1~7 숨을 마시면서, 점프하여 두 다리를 펴며 내려 놓습니다.

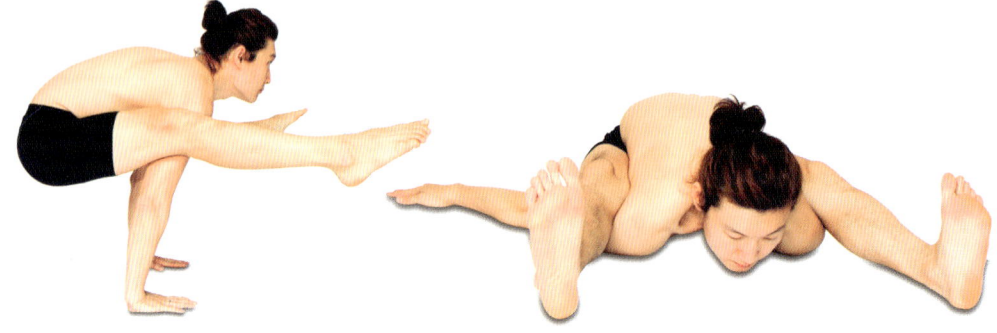

7 숨을 마시면서, 점프하여 두 다리를 들어 어깨 측면으로 폅니다. 양팔을 접고 가슴과 아랫배를 바닥에 내려놓으며 두 발의 뒤꿈치를 앞으로 밀어 내어 등과 허리를 폅니다. 반다의 힘과 허리를 반듯하게 펴는 것이 중요합니다. 시선은 코를 보며 호흡을 5번 마시고 내쉽니다. 점프하는 과정에서 팔꿈치와 손목을 다칠 수 있으니 살짝 굽힌 상태에서 부상을 방지합니다. 다리를 무리하게 펴려고 한다면 척추와 다리에 무리가 갈 수 있습니다. 호흡을 하면서 천천히 다리를 밀어냅니다.

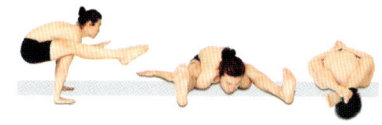

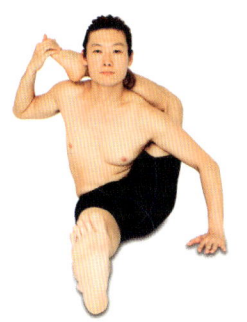 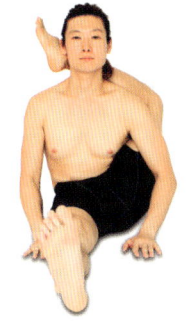 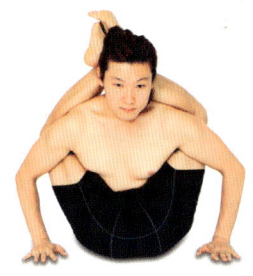 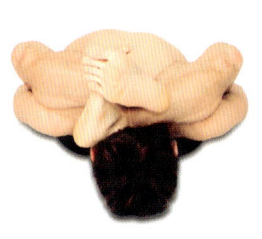

8 숨을 마시면서, 상체를 일으키며 왼쪽 다리를 등 뒤로 옮기며 목에 견고하게 고정시키고 그다음 오른발을 왼발 뒤로 옮겨서 두 발을 목뒤에서 고정 시킵니다. 다리를 목으로 옮길 때 무리하게 힘으로 당긴다면 허리와 목을 다칠 수 있습니다. 무리가 간다고 여길 땐 다리를 옮기지 않습니다.

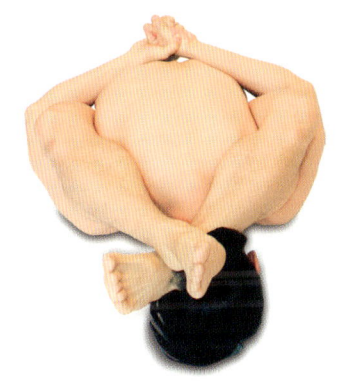

9 숨을 내쉬면서, 상체를 숙이며 이마를 바닥에 두고 손을 등 뒤로하여 맞잡습니다. 시선은 코를 보며 호흡을 5번 마시고 내쉽니다. 목과 어깨 그리고 허리에 무리가 간다고 여겨질 때 자세를 유지하지 않고 다리를 풀고 바닥에 내려놓습니다.

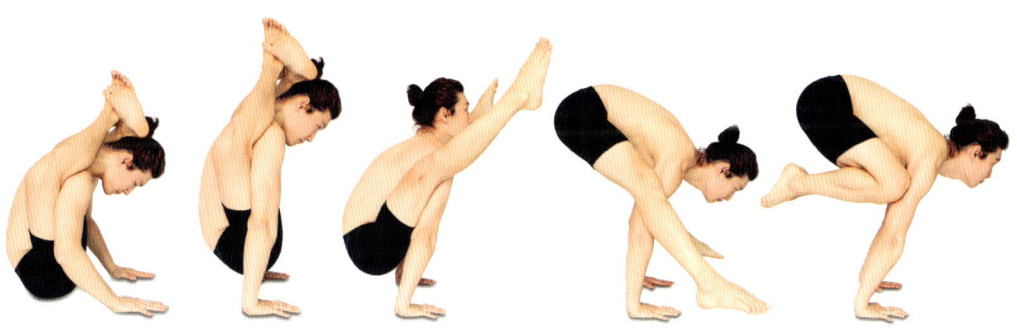

10 숨을 마시면서, 상체를 일으키며 두 손으로 바닥을 밀어 몸을 들어 올립니다. 두 다리를 뻗으며 바닥을 미는 힘과 반다의 힘으로 다리를 뒤로 옮기며 바카사나 자세로 전환합니다. 목과 어깨와 손목에 무리가 간다고 여겨질 때 상체를 일으킴과 동시에 다리를 바닥에 놓고 한발씩 뒤로 보내며 점프백으로 동작을 전환합니다.

11~13 숨을 내쉬면서, 바카사나에서 뒤로 점프하여 몸을 낮춥니다. 동작의 전환 후 사마스티티로 동작을 마치는 것이 아닌 다음 자세로 동작을 이어서 합니다.

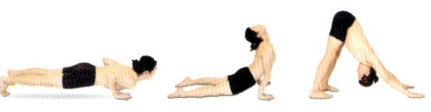

꾸르마사나 (KŪRMĀSANA) / 숩타 꾸르마사나 (SUPTA KŪRMĀSANA)

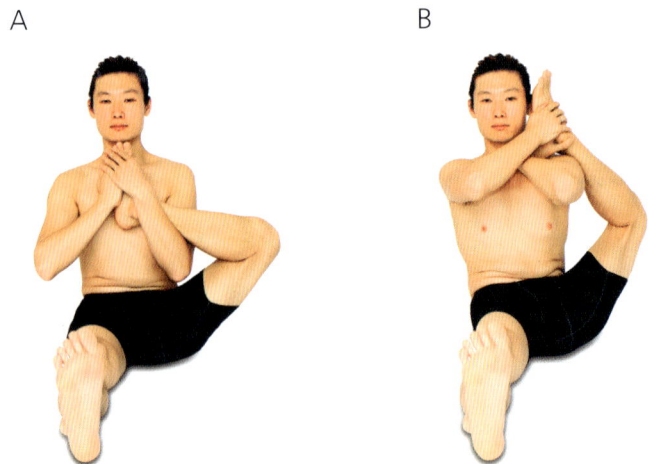

참고 숩타 꾸르마사나 자세를 하기 전에 다리와 골반이 굳어 있다고 여겨지면 다리를 접어 가슴으로 당겨놓고 A 자세를 취하고 호흡을 천천히 합니다. 가능하다면 발을 귀 쪽으로 당겨서 두 손으로 전화를 받는다고 생각하고 B 자세를 유지한 채 호흡을 합니다. 오른쪽과 왼쪽을 번갈아 가며 자세를 취합니다. 힘으로 당기면 허벅지 안쪽과 골반을 다칠 수 있으니 주의합니다.

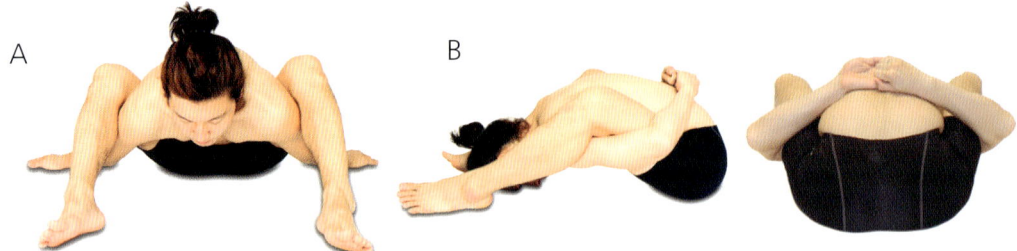

A 자세는 꾸르마사나의 초보 자세입니다. 무릎을 다 펴지 않고 접은 상태에서 어깨와 허리 그리고 다리에 무리가 가지 않도록 자세를 취하며 호흡을 합니다.

B 자세는 숩타 꾸르마사나의 초보 자세입니다. 발을 얼굴 쪽 안으로 모으고 등 뒤로 손을 뻗어 맞잡습니다. 손을 맞잡을 수 없을 땐 손을 엉덩이나 등에 댄 상태에서 호흡을 이어갑니다. 무리하게 손을 잡으려고 한다면 척추에 전체적인 자극으로 인해 다칠 수 있으니 단계별 자세로 꾸준히 천천히 수련합니다.

역자 주:

요가말라 - 파타비 조이스 - 꾸르마사나는 16개의 빈야사 중 아사나 상태 9번 빈야사 자세는 숩타꾸르마아사나로 정의되어 있습니다.

아쉬탕가 요가 아누스타나 - 샤랏 조이스 - 꾸르마사나는 14개의 빈야사, 숩타꾸르마사나는 16개의 빈야사로 정의합니다.

두 분의 저서에서 빈야사의 수가 다소 차이가 있어 보이지만 쿠르마아사나와 숩타꾸르마사나를 각각 독립된 자세로 보는 시각과 하나로 통합된 자세로 보는 시각적 차이일뿐 같다고 생각합니다.

불가능이란?
무엇이든 할 수 없다고 생각하는 순간부터
그것은 불가능이 된다.

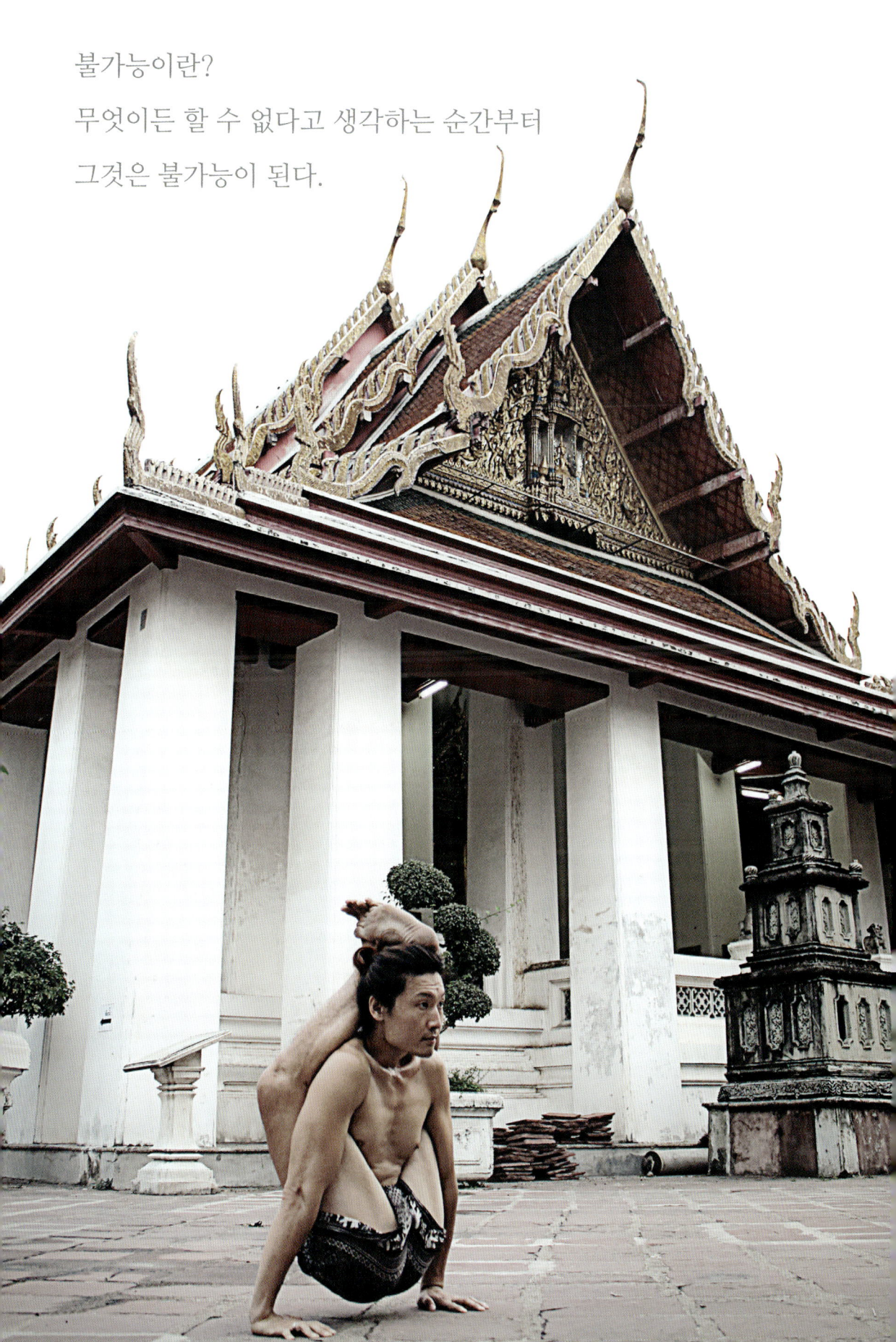

ASHTANGA YOGA OF MIND
마이소르 이야기 - 최선을 다한다는 건
MYSORE STORY - 2013.12.17 / 수련에 대한 부담감

마이소르에서 수업이 거듭될수록 몸이 아픕니다. 매 순간 최선을 다한다는 건 저의 희망과 바람입니다. "우리 이 정도까지는 움직이는 걸로 합시다."라고 몸과 합의하고 싶을 정도입니다. 최선을 다한다는 건 마음이나 생각, 정신이 열심히 하겠다는 '다짐' 정도라고 보면 되겠습니다. 무거운 몸을 끌고 요가 샬라 현관 문턱을 지나는 것까지가 최선을 다하는 마음의 역할이라는 생각이 듭니다.

샤랏 선생님의 "한 명 들어와!"라는 말에 순서대로 들어가고 저의 차례가 와서 매트를 깔고 수업 전 잠시 주문을 외우듯 만트라를 합니다. '잘해야지, 최선을 다해야지, 일정 목표까지는 진행해야지' 라는 생각은 어디에도 없습니다. 처음부터 그런 게 없었던 것처럼 진행합니다. 이것이 지난 시즌과 다른 차이점입니다. 어떤 목표도 목적도 없이 물이 위에서 아래로 흘러가듯 그냥 수련합니다. 그러다 저에게 가장 고통스런 순간이 다가올 때쯤이면 전처럼 멈추지 않고 바로 진행합니다. 이유는 멈추는 순간 더 망설여지는 걸 알았기 때문입니다. 안 아고 길 것도 이니고 어차피 할 건데 못하면 노력해서 잘하면 됩니다. 또는 못해도 됩니다.

직접 부딪쳐보면 어떤 형태로든 무언가를 느끼게 되고 그로 인해 무언가를 얻게 됩니다.

마이소르 클래스가 좋은 점은, 수준 높은 수련자들이 즐비하다는 점입니다.

그래서 여러 수련자들의 경험을 고스란히 느낄 수 있습니다. 다양한 형태의 교정 작업과 옆에서 도와주는 형태의 모든 움직임은 받는 사람과 주는 사람과의 언어만으로는 형용할 수 없는 언어를 넘어선 교감으로 서로가 느끼고 숨 쉽니다.

어느 날 저의 앞에서 기다리는 어시스트(인도 마이소르에서 수업의 원활한 흐름을 위해 샤랏 선생님을 도와 주는 사람)를 다른 곳으로 보내고 직접 샤랏 선생님이 저의 백벤딩 수련을 위해 잡아주셨습니다. 역시 고통스럽습니다. 호흡도 동작도 이미 제 자신이 컨트롤 할 수 없는 영역까지 이르렀지만 샤랏 선생님은 그런 저를 제가 할 수 없는 영역까지 이르도록 잡아줍니다. 이럴때면 몸도 마음도 갑자기 급하게 어느 정도까지 움직이자라는 합의를 했는지, 그렇지 않으면 존재 자체의 위험을 느꼈는지, 혼자서 또는 다른 어시스트들의 도움에도 더 움직여지지 않던 미지의 영역까지 도달할 수 있었습니다. 탈의실에서 피니쉬 수련을 하면서 비록 몸은 아프고 힘들지만 저에게도 조금 더라는 희망을 볼 수 있어서 기뻤습니다. 가능성이란 어떠한 극한 상황에서도 일어설 수 있는 용기와 희망을 주는 것 같습니다. 내 자신이 만든 목표와 최선은 이젠 없습니다. 아니 처음부터 없었습니다. 단지 진행 중입니다.

어쩌면 다시 시작일지도 모릅니다.

수련이 좋아서 수련하는데 목표는 무슨 목표가 있겠습니까?

그냥 수련이 좋을 뿐입니다. 내일이 궁금해집니다.

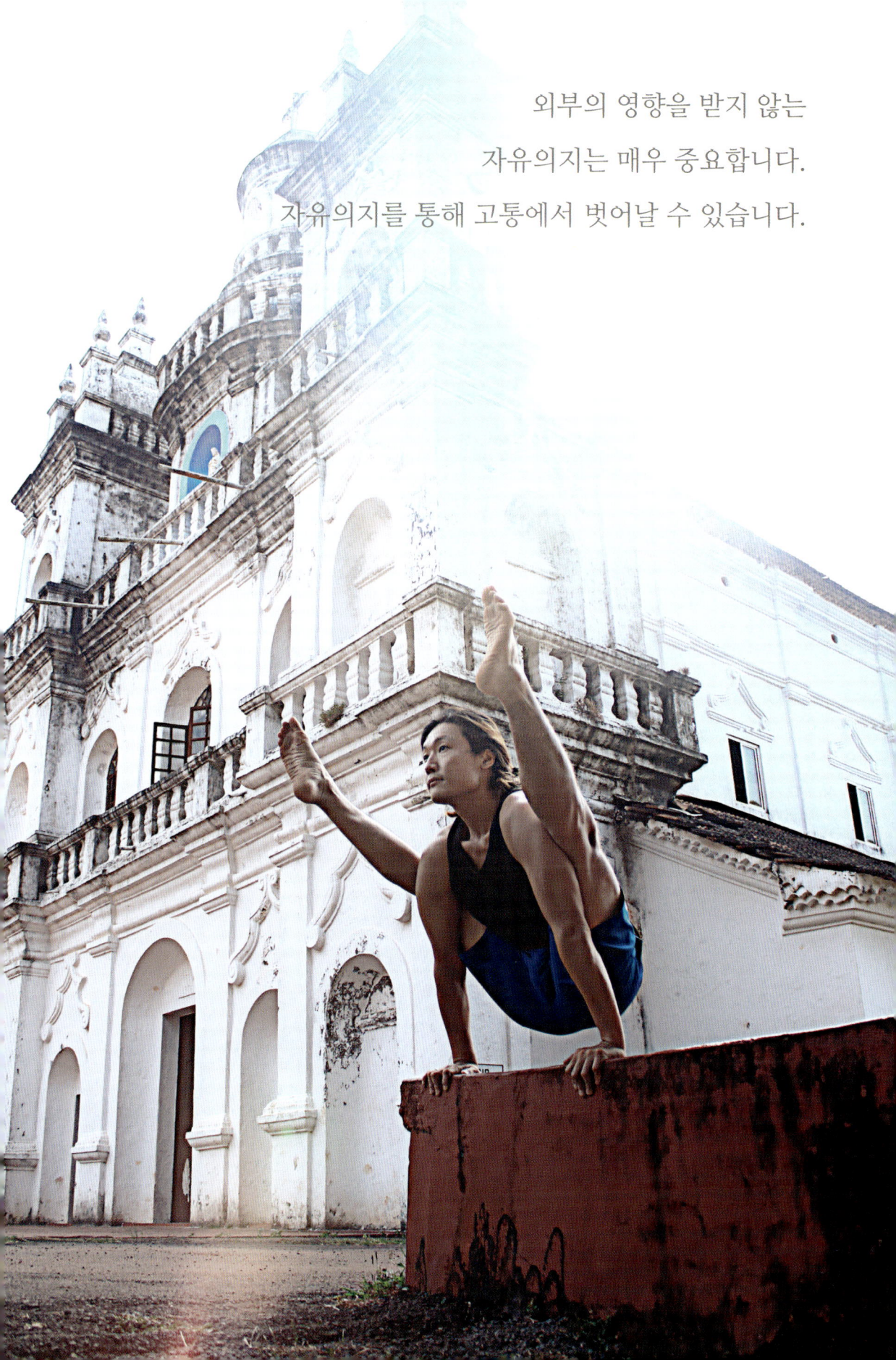

외부의 영향을 받지 않는
자유의지는 매우 중요합니다.
자유의지를 통해 고통에서 벗어날 수 있습니다.

THE SEATED SEQUENCE
가르바 핀다사나 -16 (GARBHA PINDĀSANA)
쿡쿠타아사나 -15 (KUKKUTASANA)

GARBHA=자궁 · PINDA=태아 / KUKKUTA = 수탉

DRISHTI = 코

다리를 묶어 양 팔을 허벅지와 종아리 사이에 넣고 하체를 상체에 밀착시켜 호흡을 유지하는 컨트롤 자세입니다. 복부 기관의 수축을 통해 복부 내 장기들을 활성화 시켜주고 아랫배의 지방 분해를 도와줍니다. 수련이 진행될수록 골반과 무릎에 부드러움이 생겨 다리 사이로 양팔을 넣을 공간이 생기게 되고 양손을 얼굴로 가져갈 수 있게 허리와 골반의 여유까지 생기며 자신에 대한 성취감을 느낄 수 있습니다. 쿡쿠타아사나로 전환되는 과정에서 시계 방향으로 구르는 자세는 척추의 부드러움과 손목과 복부 내벽을 강화시켜 줍니다. 상체를 바닥에서 들어 올리는 국구타아시니는 아랫배의 지방을 분해해 주는데 탁월한 자세이며 호흡과 드리스티로 집중과 몰입을 통한 내적인 수련을 도와주는 자세입니다.

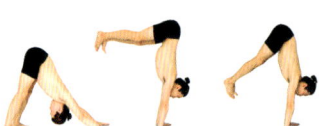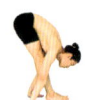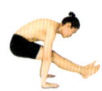

1~7 숨을 마시면서, 점프 스루를 하여 두 다리를 쭉 뻗으며 앉습니다.

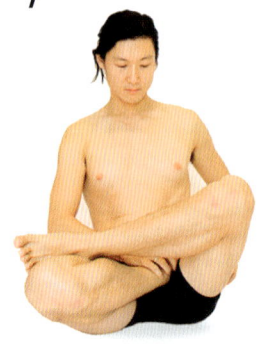

8 숨을 내쉬면서, 오른발을 왼쪽 허벅지 위에 두고 왼발을 오른쪽 허벅지 위에 두며 파드마사나를 만듭니다.

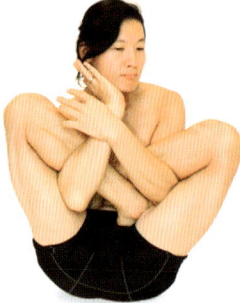

8-1 숨을 마시면서, 오른팔을 오른쪽 발등과 허벅지 사이에 넣고 왼팔을 왼쪽 발등과 허벅지 사이에 팔꿈치까지 넣습니다.

초보 수련자는 발목과 무릎에 무리가 갈 수 있습니다. A단계에서 C단계의 자세까지 단계별 난이도의 자세를 통해 다치지 않게 수련합니다.

A   B   C

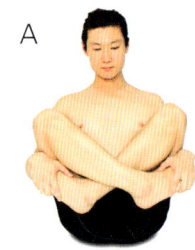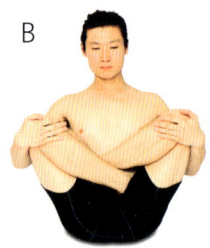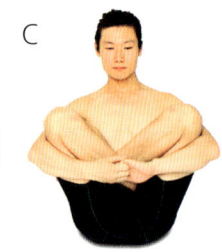

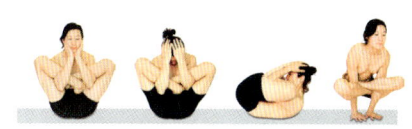

8-2 숨을 내쉬면서, 두 팔을 모두 다리 사이에 넣은 후 양손으로 얼굴을 감싸고 두 무릎을 가슴으로 당기며 아랫배를 수축하고 시선은 코를 봅니다. 호흡을 5번 마시고 내쉽니다. 손목과 다리에 무리가 간다고 여길 때에는 팔과 다리를 풀고 내려놓습니다.

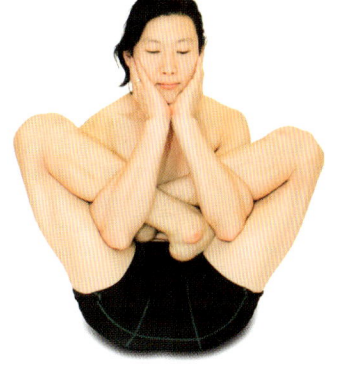

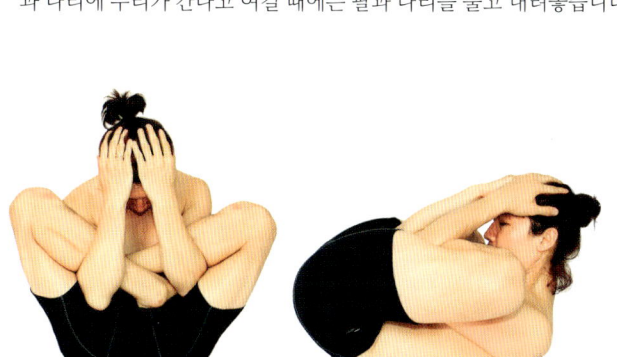

9 숨을 내쉬면서, 얼굴을 감싸던 양손으로 머리를 감싸고 등을 사용하여 숨을 마시면서 올라오고 숨을 내쉬면서 뒤로 구르며 시계 방향으로 오른쪽에서부터 회전하며 방향을 전환합니다. 5~7번의 회전으로 다시 처음 위치로 돌아옵니다.

쿡쿠타아사나-15 (KUKKUTASANA)

9-1 숨을 마시면서, 머리를 감싸던 양손으로 바닥을 짚으며 상체를 바닥에서 들어올립니다. 허리는 곧게 세우고 바닥을 짚은 손의 힘을 이용하여 무릎을 바닥에서 수평이 되도록 들어 올립니다. 아랫배의 힘과 반다의 힘으로 자세를 유지합니다. 시선은 코를 보고 호흡을 5번 마시고 내쉽니다. 전체 하중을 손목으로 지탱하기 때문에 손목에 무리간다고 여겨질 때에는 상체를 내려놓습니다.

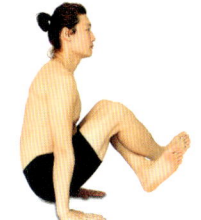 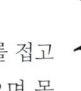 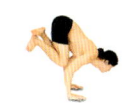 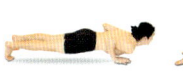 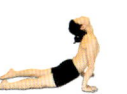 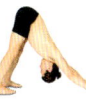

10 숨을 마시면서, 다리를 접고 양손으로 바닥을 짚으며 몸을 들어올립니다.

11~13 동작의 전환 후 사마스티티로 동작을 마치는 것이 아닌 다음 자세로 동작을 이어서 합니다.

역자 주 : 요가말라 - 파타비 조이스 - 가르바 핀다사나 14개의 빈야사, 아사나 상태 8번 빈야사, 쿡쿠타아사나 14개의 빈야사 아사나 상태 8번 빈야사 / 아쉬탕가 요가 아누스타나 - 샤랏 조이스 - 가르바 핀다사나 16개의 빈야사 아사나 상태 8번 빈야사, 쿡쿠타아사나 15개의 빈야사 아사나 상태 9번 빈야사

THE SEATED SEQUENCE
밧다 코나사나 -A, B -17
(BADDHA KOṆĀSANA -A, B)
BADDHA=접은,묶은 · KONA=각도
DRISHTI = 코

A

B

골반을 열어 허리와 골반의 부드러움을 만들며 굽은 등과 골반을 이완 하는 자세입니다. 발바닥을 하늘로 보이도록 하여 골반 안쪽의 근육과 골격을 움직여 근본적인 골반 속 이완과 변화를 요하는 자세입니다. 비뇨기계의 질환으로 고통받는 사람들에게 좋으며 골반과 복부 내부의 조직들을 활성화 하도록 도와주고 신장, 전립선, 방광을 건강한 상태로 유지시켜주며 좌골 신경통과 탈장을 예방합니다. 처음엔 앞으로 숙이며 이마를 발가락에 닿도록 하는 B 자세가 쉬울 수 있으나 굽은 등이 펴지고 난 후에는 오히려 등을 굽히며 상부 복직근과 반다를 잠그는 B 자세가 더 어렵다는 느낌을 받을 수 있습니다.

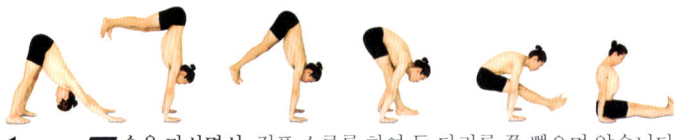

1~7 숨을 마시면서, 점프 스루를 하여 두 다리를 쭉 뻗으며 앉습니다.

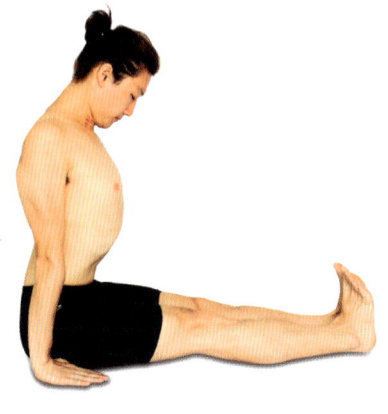
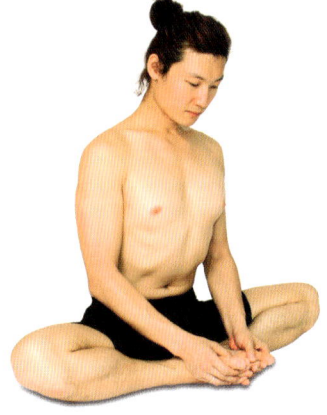

7 숨을 마시면서, 점프하여 두 다리를 쭉 뻗으며 앉습니다. 가슴을 펴고 두 다리의 발바닥을 서로 마주보게 하고, 양손으로 발을 쥐고 등과 허리를 펴며 발바닥이 하늘을 향하도록 열어줍니다.

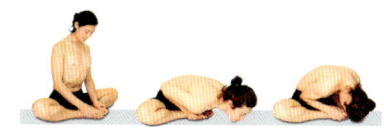

8 숨을 내쉬면서, 상체를 숙일 때 턱을 밀어내고 발바닥이 아랫배에 닿도록 가슴을 밀어냅니다. 양 팔꿈치는 허리에 붙이고 시선은 코를 보며 호흡을 5번 마시고 내쉽니다.

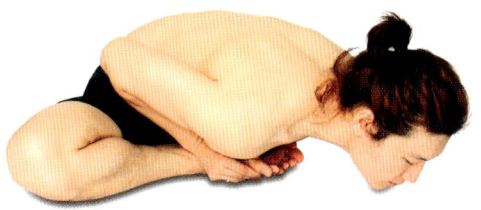

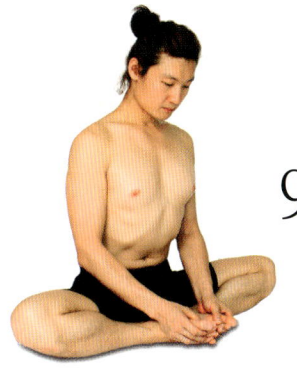

9 숨을 마시면서, 등과 허리를 펴고 상체를 일으킵니다.

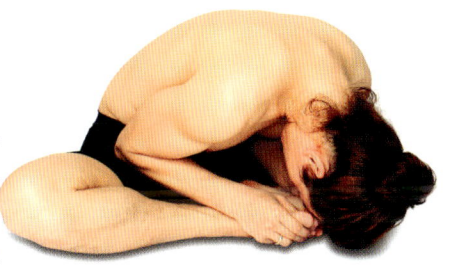

10 숨을 내쉬면서, 상체를 숙일 때 턱을 안으로 당기며 이마를 발가락에 닿도록 허리를 동그랗게 말고 손으로 발가락을 쥐며 팔꿈치를 옆구리에 붙여줍니다. 시선은 코를 보고 상부 복근을 꽉 쥐어준다는 느낌으로 당기며 호흡을 5번 마시고 내쉽니다.

11 숨을 마시면서, 등과 허리를 펴고 상체를 일으킵니다.

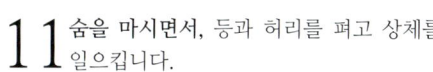

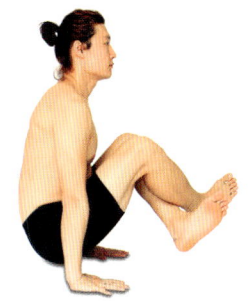

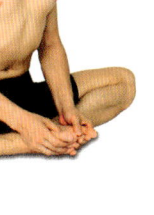

12 숨을 마시면서, 다리를 접고 양손으로 바닥을 짚으며 몸을 들어올립니다.

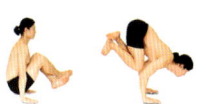
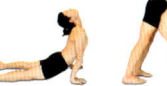
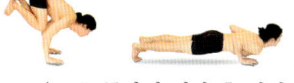
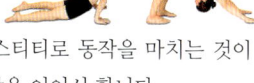

13~15 동작의 전환 후 사마스티티로 동작을 마치는 것이 아닌 다음 자세로 동작을 이어서 합니다.

역자 주 : 요가말라 - 파타비 조이스 - 밧다 코나사나 15개의 빈야사, 아사나 상태 7,8번 빈야사
아쉬탕가 요가 아누스타나 - 샤랏 조이스 - 밧다 코나사나 17개의 빈야사, 아사나 상태 8, 10번 빈야사,

밧다 코나사나 -A, B(BADDHA KOṆĀSANA -A, B) 127

THE SEATED SEQUENCE
우파비스타 코나아사나- A -15, B -16
(UPAVIṢṬHA KOṆĀSANA -A, B)
UPAVISTHA=앉은 · KONA=각도
DRISHTI = A 코, B 하늘

다리를 팔 간격만큼 열어 상체를 숙이는 자세에서 다리의 간격을 너무 넓지도 좁지도 않게 조절한다는 것은 생각보다 쉽지 않지만 자신의 팔 간격만큼이라는 기준은 신체 사이즈가 다른 모든 사람에게 정확한 기준이 될 수 있습니다. 다리와 골반을 통해 허리와 골반에 부드러움을 만들어주며 골반 부분에 혈액의 흐름을 도와주고 고관절의 이완을 도와줍니다. B자세인 다리를 들어 올리는 자세에서는 부드러움과 강한 근력을 넘어서 골반과 허리를 통해 신체를 컨트롤하는 자세로 허리와 등 그리고 굳은 목을 부드러우면서 강하게 조절하는 자세입니다. 신체 교정 자세로 자신의 부족한 부분을 체크할 수 있습니다.

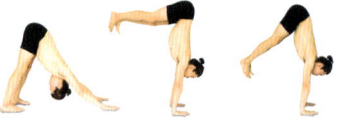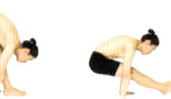

1~7 숨을 마시면서, 점프 스루를 하여 두 다리를 쭉 뻗으며 앉습니다.

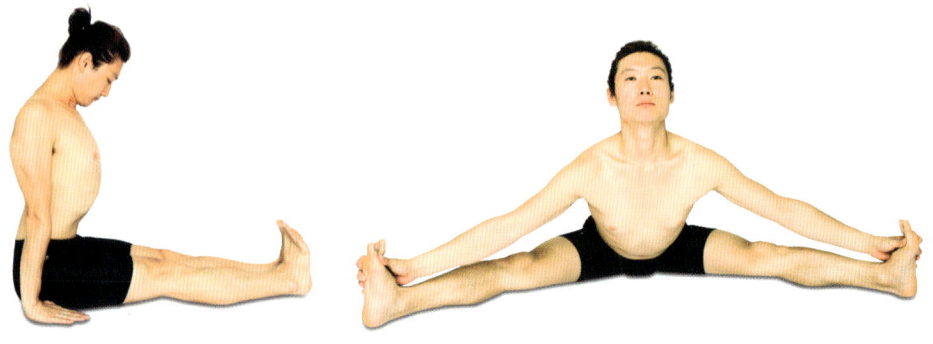

7 숨을 마시면서, 점프하여 앉고 가슴을 펴고 두 다리를 양팔이 닿는 거리만큼 양쪽으로 약 120도 정도로 열고 양손으로 발 날을 잡으며 고개를 들고 등과 허리를 폅니다. 다리를 양 옆으로 열 때 무리하게 힘으로 한다면 다리 안쪽을 다칠 수 있으니 무리하게 상체를 앞으로 숙이지 않습니다.

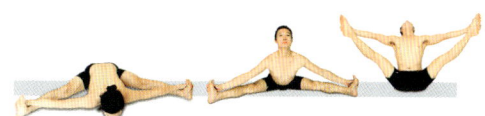

8 숨을 내쉬면서, 상체를 숙여 턱을 바닥에 둡니다. 양쪽으로 연 두 다리의 발은 수평, 수직으로 만들고 어깨보다 아랫배를 바닥에 붙이는 것을 추천합니다. 시선은 코를 보며 호흡을 5번 마시고 내쉽니다.

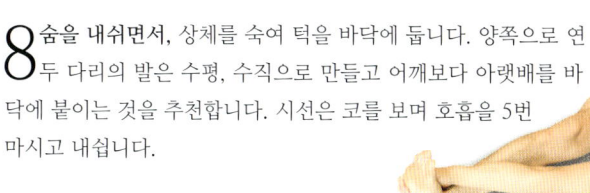

9 숨을 마시면서, 고개를 들고 상체를 일으키며 양손으로 발 날을 잡고 등과 허리를 폅니다. 9-1 숨을 내쉬면서, 잠시 다리를 들어올릴 준비를 합니다.

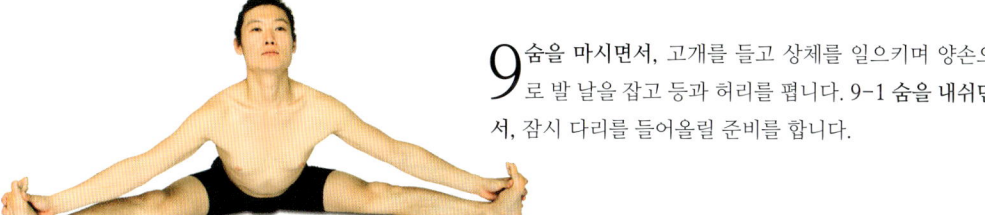

10 숨을 마시면서, 두 다리를 들어올리고 허리와 가슴을 밀어 올리며 넘어지지 않도록 아랫배를 수축하며 중심을 잡고 고개를 들어 하늘을 봅니다. 호흡을 5번 마시고 내쉽니다. 다리를 펴고 들어 올리는 것과 유지하는 것이 힘들 경우 무릎을 접고 허리와 가슴을 폅니다. 다리를 펴는 것보다 허리와 가슴을 펴는 것이 더욱 효과적입니다.

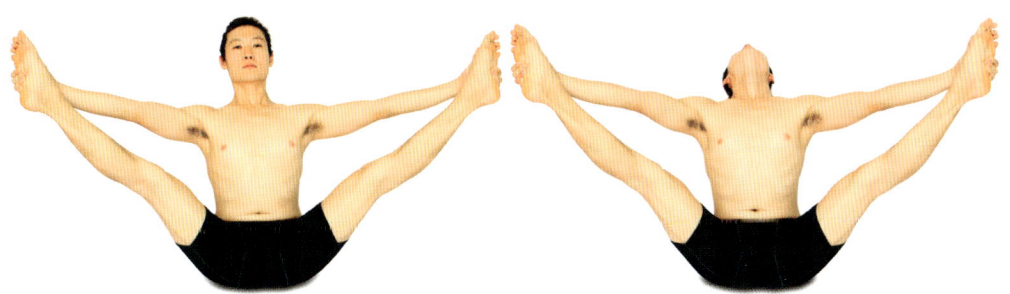

11 숨을 마시면서, 다리를 접고 양손으로 바닥을 짚으며 몸을 들어올립니다.

12~14 동작의 전환 후 사마스티티로 동작을 마치는 것이 아닌 다음 자세로 동작을 이어서 합니다.

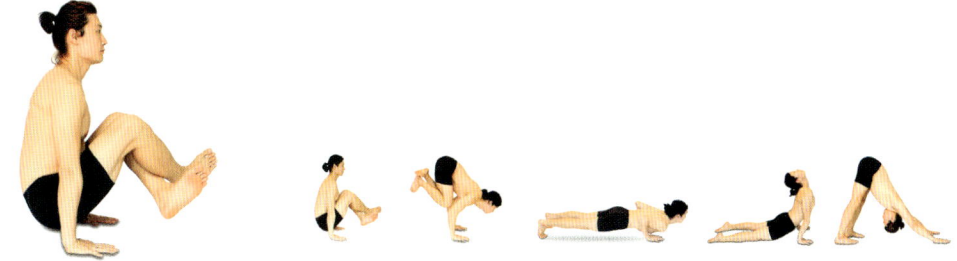

역자 주 : 요가말라 - 파타비 조이스 - 우파비스타 코나아사나 15개의 빈야사, 아사나 상태 8,9번 빈야사

아쉬탕가 요가 아누스타나 - 샤랏 조이스 - 우파비스타 코나아사나 A-15개 B-16개의 빈야사, 아사나 상태 8, 10번 빈야사

우파비스타 코나아사나 -A, B (UPAVIṢṬHA KOṆĀSANA -A, B)

# THE SEATED SEQUENCE
# 숩타 코나아사나 -16 (SUPTA KOṆĀSANA)
SUPTA=잠, 깊은, 누은 · KONA=각도
DRISHTI = 코

팔과 다리를 뒤로 뻗고 목과 허리 그리고 골반을 뒤로 밀어내며 호흡을 하는 누운 자세로 신체 전체를 쭉 펼 수 있습니다. 척추와 허리를 강화시키며 복부 기관을 수축하고 이완함으로써 활성화시켜 줍니다. 초보 수련시 목이 아프고 호흡이 불편할 수 있으나 반복적인 수련을 통해 신체 깊숙한 근육과 인대 및 척추를 쭉 펴는 것으로 작은 쾌감을 느낄 수 있습니다. 일정한 호흡을 한 후 전환하는 자세는 전체적인 신체의 컨트롤이 필요한 자세이니만큼 어느 정도 난이도가 있는 자세입니다. 그러나 힘과 특정 근육의 사용만으로 전환한다기 보다는 회전의 원심력과 척추의 부드러움 그리고 반다의 힘으로 자연스럽게 치우침 없이 자세를 전환할 수 있습니다.

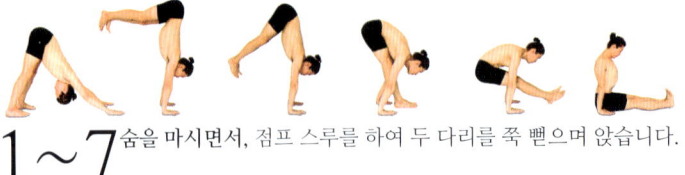

1~7 숨을 마시면서, 점프 스루를 하여 두 다리를 쭉 뻗으며 앉습니다.

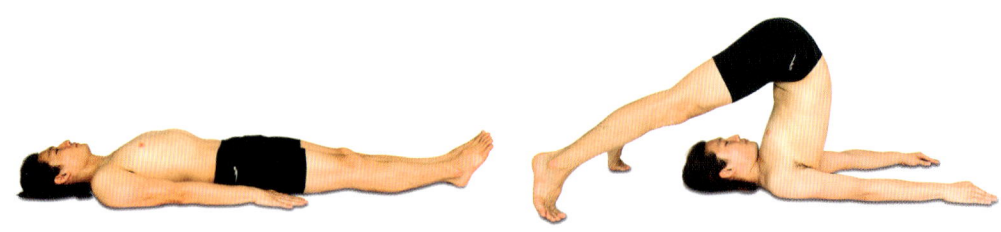

7-1 숨을 내쉬면서, 다리를 쭉 펴고 똑바로 눕습니다. 두 다리를 머리 뒤로 넘기며 다리를 양 옆으로 활짝 열어주고 팔과 다리를 쭉 뻗어줍니다.

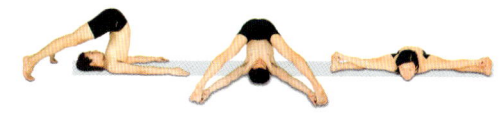

8 숨을 마시면서, 두 손을 뻗어 집게 손가락과 중지 손가락으로 엄지 발가락을 쥡니다. 팔과 다리를 펴면서 전체적으로 온몸을 쭉 폅니다. 시선은 코를 보며 호흡을 5번 마시고 내쉽니다. 다리를 뒤로 넘길 때 허리와 목에 무리가 간다고 여겨질 때 무리하게 힘으로 넘기지 않도록 합니다. 다리를 쭉 펴지 않아도 됩니다.

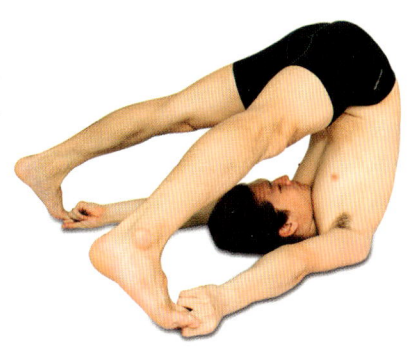

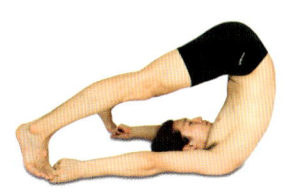 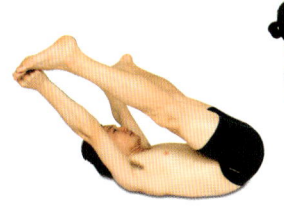 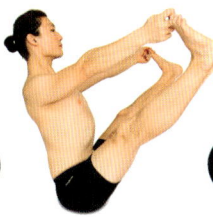 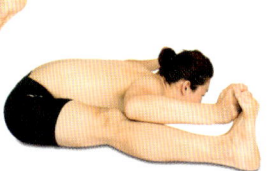

9 숨을 마시면서, 다리를 양옆으로 열어놓은 상태를 유지하며 두 발과 허리로 바닥을 밀어 올리며 원을 이루고 상체를 일으켜 발뒤꿈치가 바닥에 닿도록 하고 가슴을 바닥으로 내려놓습니다.

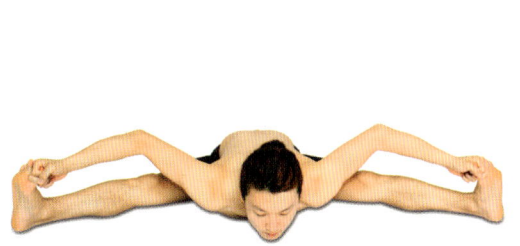 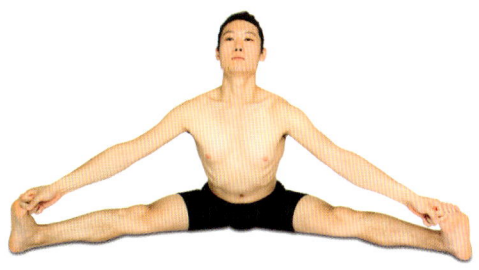

9-1 숨을 내쉬면서, 발뒤꿈치와 가슴을 바닥에 닿도록 내려놓습니다.

10 숨을 마시면서, 상체를 일으키며 허리와 다리를 쭉 폅니다. 10-1 숨을 내쉬면서, 기다립니다.

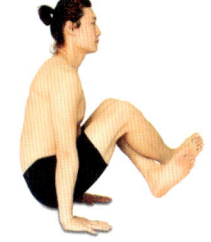

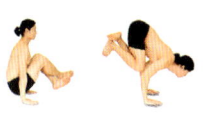 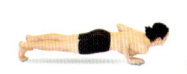 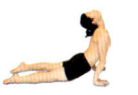 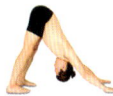

11 숨을 마시면서, 다리를 접고 양손으로 바닥을 짚으며 몸을 들어올립니다.

12~14 동작의 전환 후 사마스티티로 동작을 마치는 것이 아닌 다음 자세로 동작을 이어서 합니다.

숩타 코나아사나 (SUPTA KOṆĀSANA) 131

THE SEATED SEQUENCE
숩타 파단구스타사나 -A, B -28
(SUPTA PĀDĀṄGUṢṬHĀSANA -A, B)
SUPTA=잠, 깊은, 누운 · PADANGUSTHA=엄지 발가락
DRISHTI = A 발, B 측면

A

누운 자세에서 다리와 상체를 들어올려 아랫배의 반다와 당긴 다리 및 골반의 부드러움을 요구하며, 깊은 호흡을 유지하는 자세입니다. 스탠딩의 밸런스 자세 중 웃티타 하스타 파단구스타사나를 누워서 취하는 자세라고도 생각할 수 있습니다. 아랫배의 지방 분해를 도와주며 골반 내부와 외부를 활성화시켜주고, 생식기의 정화 및 건강한 상태로 만들어 유지시켜 주며 골반 및 고관절이 부드러움과 시장을 좋은 상태로 유지시켜 주는데 도움을 줍니다.

B

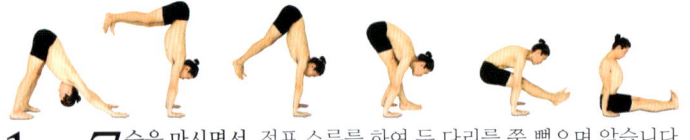

1~7 숨을 마시면서, 점프 스루를 하여 두 다리를 쭉 뻗으며 앉습니다.

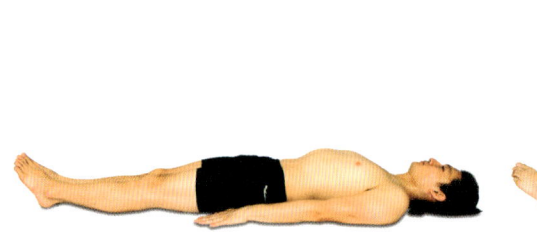 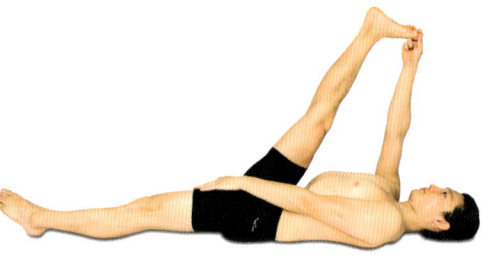

7-1 숨을 내쉬면서, 다리를 쭉 펴고 똑바로 눕습니다.

8 숨을 마시면서, 오른쪽 다리를 들어올리고 오른손을 뻗어서 집게손가락과 중지손가락으로 엄지발가락을 잡습니다.

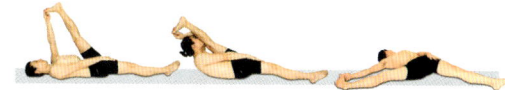

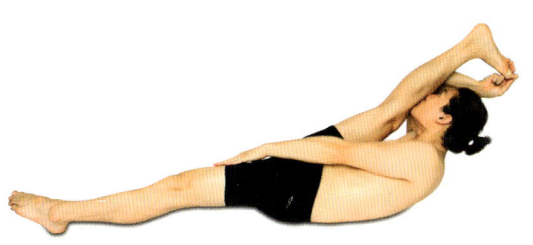

9 숨을 내쉬면서, 상체를 일으켜 뻗은 오른쪽 다리의 정강이에 턱을 붙입니다. 시선은 뻗은 발을 보며 호흡을 5번 마시고 내쉽니다. 다리를 뻗는 것이 힘들 때에는 무릎을 접어도 좋습니다.

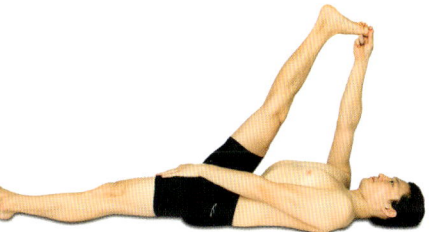

10 숨을 마시면서, 상체를 바닥으로 내려놓습니다.

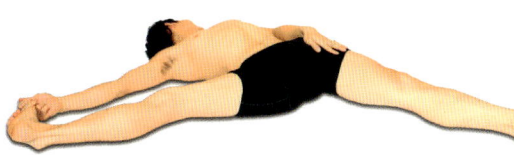

11 숨을 내쉬면서, 오른쪽 다리를 오른쪽 측면으로 내려놓고 고개는 왼쪽으로 돌리며 시선은 측면을 봅니다. 호흡을 5번 마시고 내쉽니다. 다리를 펴면서 측면으로 내려놓을 때 다리에 무리가 간다고 여겨지면 무릎을 굽혀도 좋습니다.

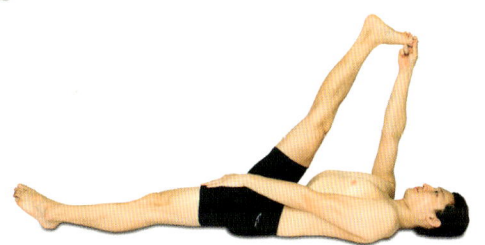

12 숨을 마시면서, 오른쪽 다리를 들어올립니다.

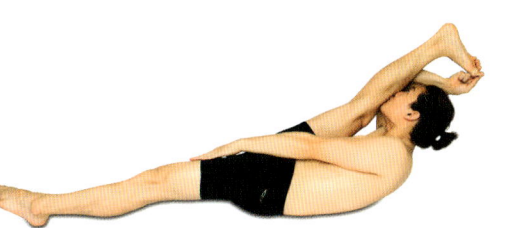

13 숨을 내쉬면서, 상체를 일으켜 턱을 오른쪽 다리에 붙입니다.

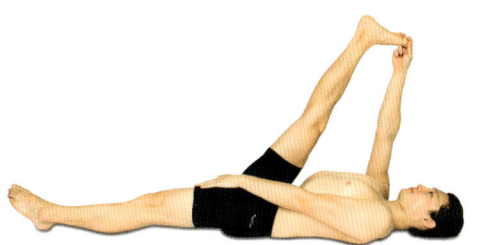

14 숨을 마시면서, 상체를 내려놓습니다.

역자 주 : 요가말라 - 파타비 조이스 - 숩타 파단구스타사나 1부 20개의 빈야사, 아사나 상태 9,13번 빈야사, 2부 28개의 빈야사, 아사나 상태 11,19번 빈야사 / 아쉬탕가 요가 아누스타나 - 샤랏 조이스 - 숩타 파단구스타사나 28개의 빈야사, 아사나 상태 9, 11, 17, 19번 빈야사

숩타 파단구스타사나 -A, B (SUPTA PĀDĀṄGUṢṬHASANA -A, B)

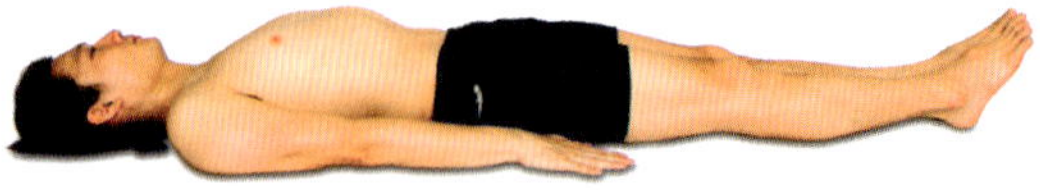

15 숨을 내쉬면서, 오른쪽 다리를 내려놓습니다.

16 숨을 마시면서, 왼쪽 다리를 들어올리고 왼쪽 엄지 발가락을 쥡니다.

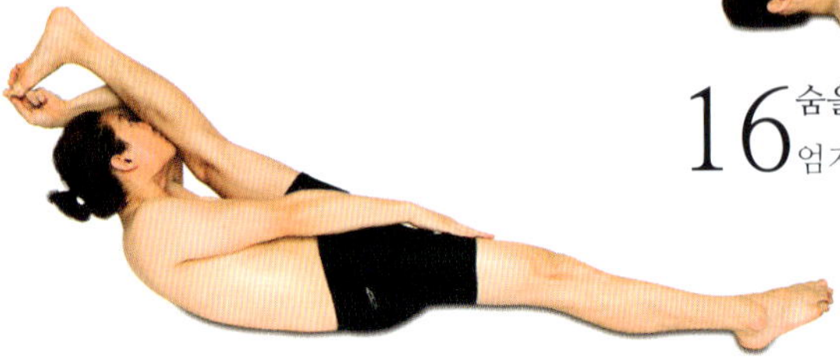

17 숨을 내쉬면서, 상체를 일으켜 뻗은 왼쪽 다리의 정강이에 턱을 붙입니다. 시선은 뻗은 발을 보며 호흡을 5번 마시고 내쉽니다.

18 숨을 마시면서, 상체를 바닥으로 내려놓습니다.

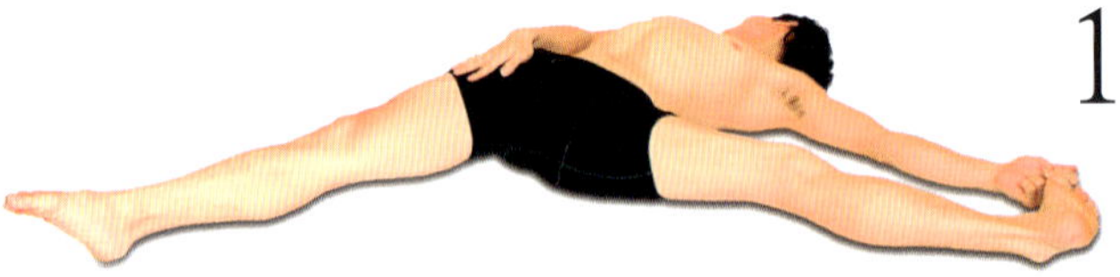

19 숨을 내쉬면서, 왼쪽 다리를 왼쪽 측면으로 내려놓고 고개는 오른쪽 측면으로 돌리며 시선은 측면을 봅니다. 호흡을 5번 마시고 내쉽니다.

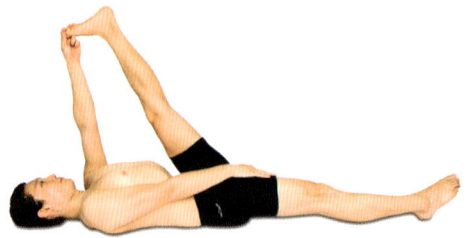

20 숨을 마시면서, 왼쪽 다리를 들어올립니다.

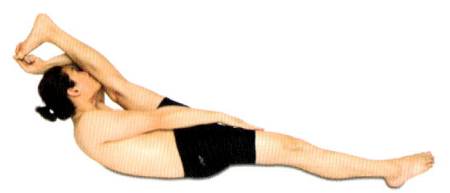

21 숨을 내쉬면서, 상체를 일으켜 턱을 왼쪽 다리에 붙입니다.

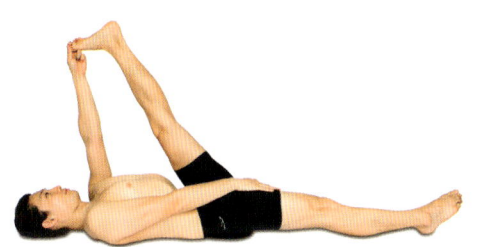
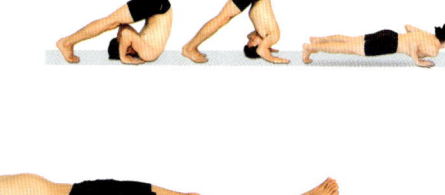

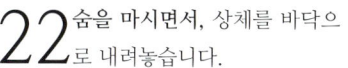

22 숨을 마시면서, 상체를 바닥으로 내려놓습니다.

23 숨을 내쉬면서, 왼쪽 다리를 바닥으로 내려놓습니다.

차크라사나 (CAKRASANA)

바퀴 자세로 숩타 파단구스타사나 자세 후 호흡과 동작을 이어가는 다소 난이도가 높은 연결 자세입니다. 목과 어깨가 굳은 분들이라면 앞으로 굴러서 일어나 점프백 또는 워킹백으로 동작을 전환하셔도 좋습니다. (p83~p84 동작의 전환 참고)

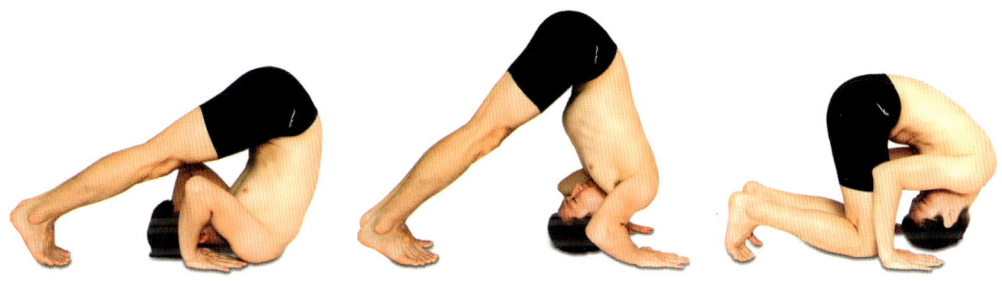

24 숨을 마시면서, 두 다리를 머리 뒤로 넘기며 양손을 귀 옆 바닥에 둡니다. 양 손으로 바닥을 밀어내며 목과 다리를 이용하여 뒤로 몸을 굴립니다. 뒤로 넘어갈 때 목과 어깨를 다칠 수 있으니 목의 힘으로 억지로 넘기지 않도록 주의합니다.

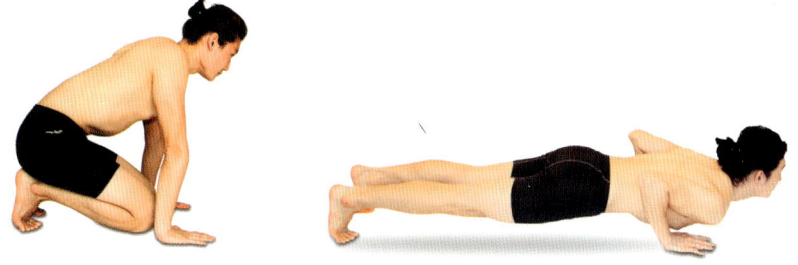

24-1 숨을 내쉬면서, 손을 앞으로 가며 몸을 앞으로 이동하여 몸 전체를 낮춥니다.

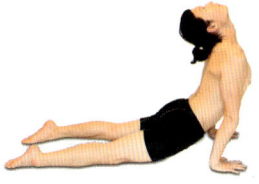
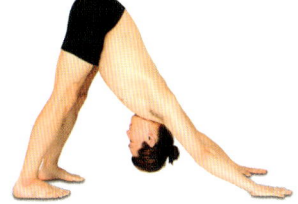

25~26 동작의 전환 후 사마스티티로 동작을 마치는 것이 아닌 다음 자세로 동작을 이어서 합니다.

THE SEATED SEQUENCE
우바야 파단구스타아사나 -15
(UBHAYA PĀDĀṄGUṢṬHASANA)
UBHAYA=양쪽 · PADANGUSTHA=엄지발가락
DRISHTI = 하늘

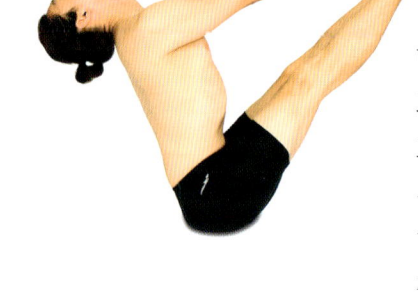

누운 자세에서 두 다리를 머리 쪽으로 넘겨 팔을 뻗어서 엄지발가락을 쥐고 팔과 다리를 쭉 편 채 상체를 일으키고 정지하는 신체 컨트롤 자세입니다. 항문, 생식기 및 위장을 정화시켜 주며 아랫배의 지방을 분해하고 탈장을 예방하며 허리를 부드럽고 건강하게 만들어 줍니다. 부드러움과 강한 근력을 갖추었다면 이제는 그것을 적절히 컨트롤 하는 과정이라고 생각하면 되겠습니다. 척추를 몸으로 이해하는 과정에서 두 다리와 복부의 반다를 자각하도록 도와주며, 복부 안쪽에서 활발히 연동 운동을 할 수 있게끔 도와줍니다. 호흡의 필요성을 다시 한번 느낄 수 있는 자세이기도 합니다. 처음엔 두 다리를 펴면서 올라오는 것도, 어느 정도 올라온 다음 멈추는 것도 쉽지는 않지만 반복적인 수련을 통해 허리와 아랫배의 힘을 느낄 수 있으며 자신의 몸을 자각할 수 있게 도와주는 자세라고 생각하면서 수련합니다.

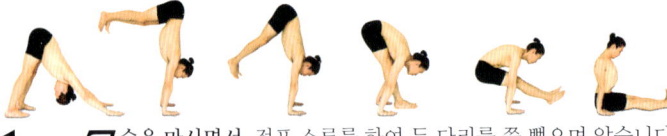

1~7 숨을 마시면서, 점프 스루를 하여 두 다리를 쭉 뻗으며 앉습니다.

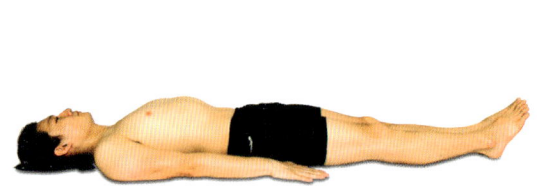

7-1 숨을 내쉬면서, 다리를 쭉 펴고 똑바로 눕습니다.

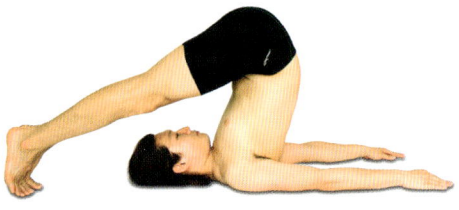

8 숨을 마시면서, 두 다리를 모은 상태에서 뒤로 넘깁니다.

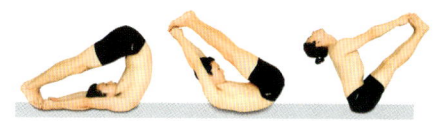

8-1 숨을 내쉬면서, 두 팔을 뒤로 뻗어 집게손가락과 중지 손가락으로 엄지 발가락을 쥐고 올라올 준비를 합니다.

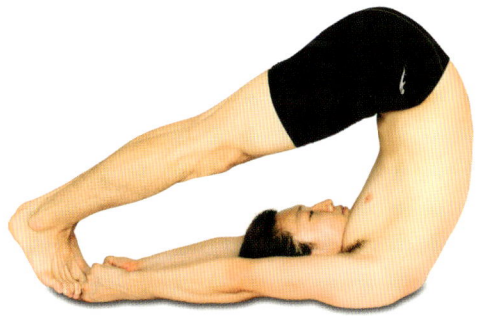

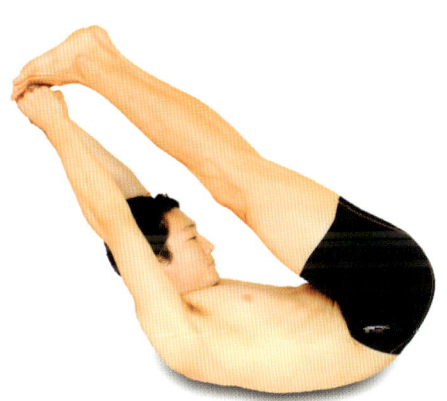
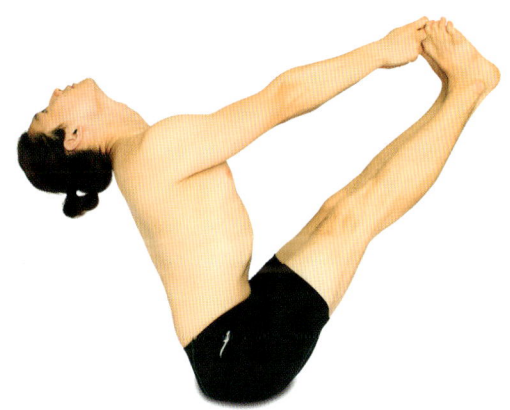

9 숨을 마시면서, 두 다리를 펴고 모은 상태를 유지하며 등과 허리를 바닥에서 밀어 올리고 원을 이루며 상체를 일으킵니다. 가슴과 허리를 위로 밀어 올리며 팔과 다리를 뻗습니다. 시선은 하늘을 보며 호흡을 5번 마시고 내쉽니다. 두 다리를 펴서 올라오기가 힘이 든다면 무릎을 굽히고 올라오면 됩니다. 다리를 펴는 것도 중요하지만 우선 다리보다는 허리와 가슴을 펴고 호흡을 유지하는 것이 더욱 중요합니다.

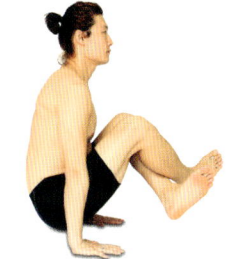

10 숨을 마시면서, 다리를 접고 양손을 바닥을 짚으며 몸을 들어 올립니다.

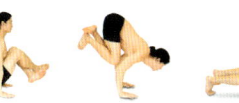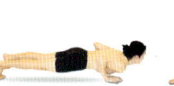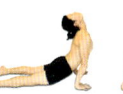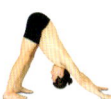

11~13 동작의 전환 후 사마스티티로 동작을 마치는 것이 아닌 다음 자세로 동작을 이어서 합니다.

우바야 파단구스타아사나 (UBHAYA PĀDĀṄGUṢṬHĀSANA) 137

THE SEATED SEQUENCE
우르드바 무카 파치마타나사나 -17
(ŪRDHVA MUKHA PAŚCIMATĀNĀSANA)
URDHVA=위를 향한 · MUKHA=얼굴 · PASCIMA=서쪽,뒤

DRISHTI = 발

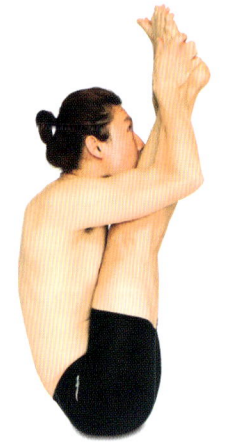

발 측면을 잡고 상체를 일으키며 일으킨 상체와 뻗은 두 다리를 최대한 상체와 밀착시키는 자세입니다. 부드러움과 균형 감각 및 평형 감각 그리고 강한 근력을 기를 수 있으며 탈장을 예방하고 아랫배의 근력과 요추를 건강한 상태로 유지하여 줍니다. 우바야 파단구스타아사나보다 훨씬 난이도가 높은 자세입니다. 신체를 쓰는 근육과 반다의 위치와 골반과 허리의 위치도 다르게 느껴집니다. 그만큼 더 깊은 신뢰 자세입니다. 두 다리를 펴면서 올라올 때 약간의 긴장감이 생깁니다. 올라온 다음 두 다리를 가슴에 붙이고 턱을 다리에 붙이면서 호흡합니다. 가슴과 다리가 하늘에 올라가는 듯한 느낌으로도 생각할 수 있습니다. 단지 상체와 하체를 붙이는 부드러움 이상으로 강한 내면의 반다와 신체를 컨트롤하는 것이 필요합니다. 그만큼 앞에서 진행했던 자세들이 이루어져야 가능한 자세입니다.

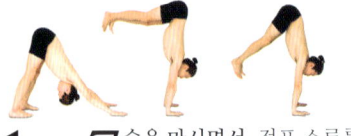 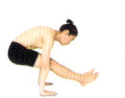 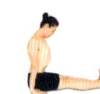 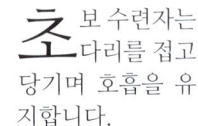

1~7 숨을 마시면서, 점프 스루를 하여 두 다리를 쭉 뻗으며 앉습니다.

초보 수련자는 다리를 접고 당기며 호흡을 유지합니다.

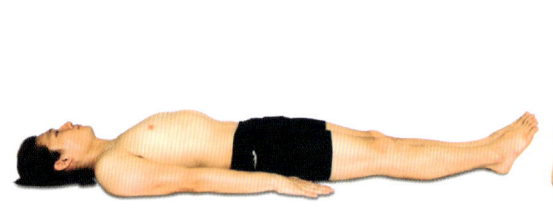 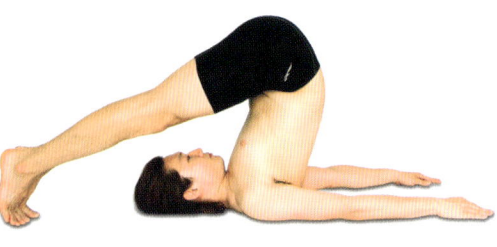

7-1 숨을 내쉬면서, 다리를 쭉 펴고 등을 대고 똑바로 눕습니다.

8 숨을 마시면서, 두 다리를 모은 상태에서 머리 뒤로 넘깁니다.

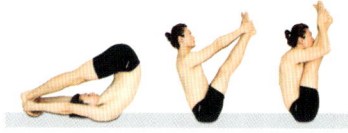

8-1 숨을 내쉬면서, 두 팔을 뒤로 뻗어 양손으로 발의 측면을 잡고 올라올 준비를 합니다.

9 숨을 마시면서, 두 다리를 펴고 모은 상태를 유지하며 등과 허리를 바닥에서 밀어 올리며 상체를 일으킵니다. 올라온 상태에서 팔과 다리를 펴고 가슴과 허리를 밀어냅니다.

10 숨을 내쉬면서, 허리와 가슴을 위로 밀어 올리며 모은 두 다리를 두 팔로 당겨 가슴과 아랫배 그리고 턱을 두 다리에 붙입니다. 팔꿈치를 위로 뻗은 다리에 붙이며 시선은 발을 봅니다. 호흡을 5번 마시고 내쉽니다. 두 다리를 펴서 올라오기가 힘이 든다면 무릎을 굽히고 올라오면 됩니다. 다리를 펴는 것도 중요하지만 우선 다리보다는 허리와 가슴을 펴고 호흡을 유지하는 것이 더욱 중요합니다.

11 숨을 마시면서, 두 다리와 두 팔을 폅니다. 11-1 숨을 내쉬며, 잠시 기다립니다.

12 숨을 마시면서, 다리를 접고 양손으로 바닥을 짚으며 몸을 들어올립니다.

13~15 동작의 전환 후 사마스티티로 동작을 마치는 것이 아닌 다음 자세로 동작을 이어서 합니다.

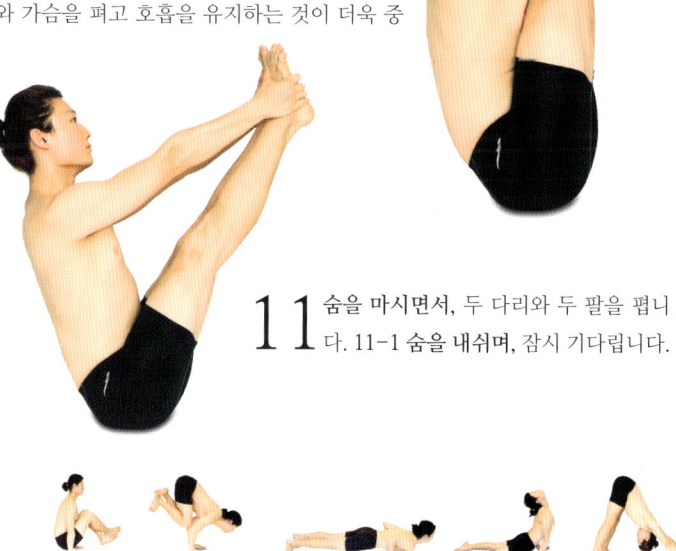

역자 주 : 요가말라 - 파타비 조이스 - 우르드바 무카 파치마타나사나 16개의 빈야사, 아사나 상태 10번 빈야사

아쉬탕가 요가 아누스타나 - 샤랏 조이스 - 우르드바 무카 파치마타나사나 17개의 빈야사, 아사나 상태 10번 빈야사

우르드바 무카 파치마타나사나 (ŪRDHVA MUKHA PAŚCIMĀTĀNASANA)

THE SEATED SEQUENCE
# 세투 반다아사나 -15 (SETU BANDHĀSANA)
SETU=다리
DRISHTI = 코

다리를 모으고 두 발을 쭉 뻗으며 정수리를 넘겨 이마로 균형을 잡고 호흡을 하는 자세입니다. 허리와 목을 튼튼하게 하며 폐를 정화하고 소화력을 증진 시켜 줍니다. 이 자세는 목에 무리를 주는 자세라고 생각해서 목에 힘을 주고 자세를 만들려고 노력했습니다. 하지만 두 다리의 힘도, 강한 목의 힘도 아닌 복부 안쪽의 반다의 힘으로 전체적인 형태가 만들어진다는 것을 알게 되었습니다. 형태를 억지로 만들려고 하면 오히려 다칠 수 있는 자세이므로 단계별로 천천히 수련하면서 신체 변화와 더불어 감정의 변화까지 관찰합니다.

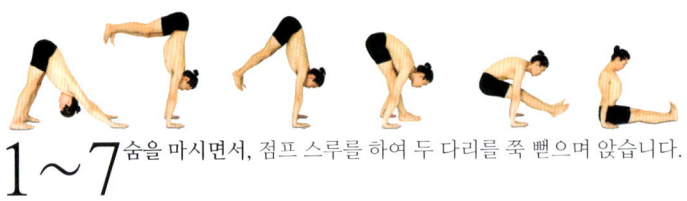

1~7 숨을 마시면서, 점프 스루를 하여 두 다리를 쭉 뻗으며 앉습니다.

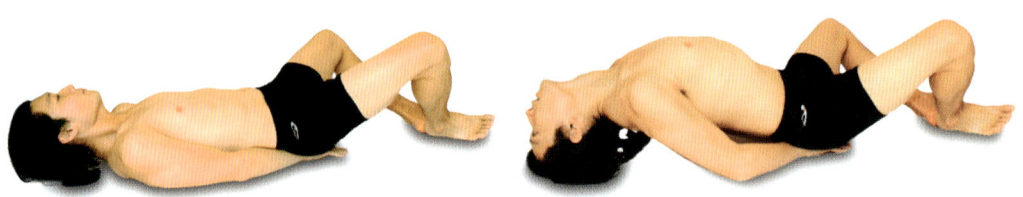

7-1 숨을 내쉬면서, 등을 바닥에 대고 누우며 발 뒤꿈치를 모아서 다리를 옆으로 놓습니다.

8 숨을 마시면서, 두 무릎을 접고 옆으로 열어주며 두 손은 엉덩이 아래로 넣고 손바닥을 바닥에 놓습니다.

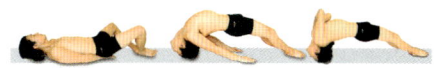

8-1 숨을 내쉬면서, 고개를 뒤로 젖히고 정수리를 바닥에 두며, 엉덩이를 들어 올리고 바닥에 둔 양 손으로 바닥을 밀어냅니다.

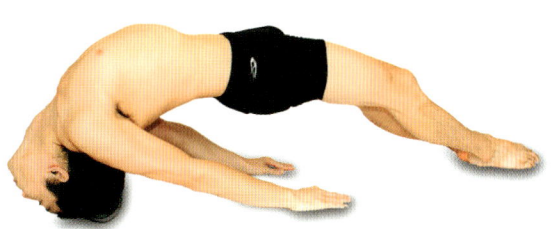

9 숨을 마시면서, 두 다리를 쭉 펴며 고개를 뒤로 젖히고 양손을 가슴에 모으며 시선은 코를 봅니다. 호흡을 5번 마시고 내쉽니다. 고개를 뒤로 젖히는 과정에서 목과 어깨를 다칠 수 있으니 조금이라도 무리가 간다고 여겨질 땐 자세를 유지하지 않습니다.

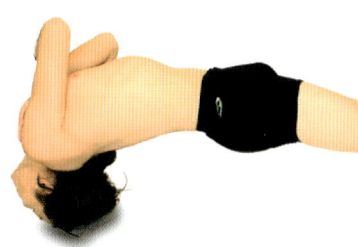

10 숨을 내쉬면서, 고개가 다시 돌아오도록 엉덩이를 내리고 등을 바닥에 내려놓습니다.

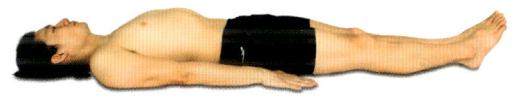

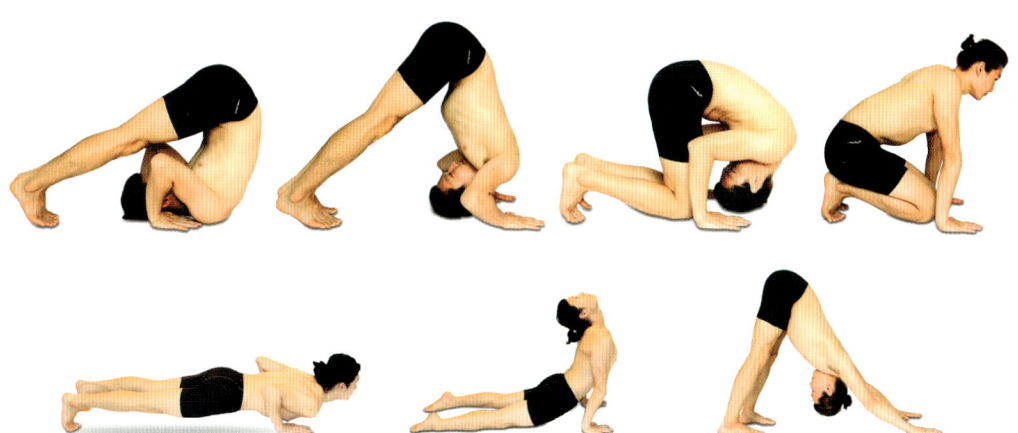

11~13 차크라사나로 동작의 전환 후 사마스티티로 동작을 마치는 것이 아닌 다음 자세로 동작을 이어서 합니다.

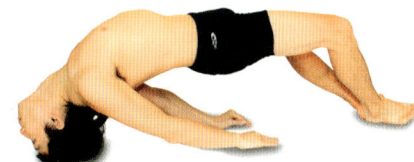

초보자는 다리를 다 펴지 않도록 하며 목과 어깨를 다칠 수 있으니 두 손으로 바닥을 지지하여 수련합니다.

세투 반다아사나 (SETU BANDHĀSANA) 141

ASHTANGA YOGA
피니쉬 시퀀스 (FINISHING SEQUENCE)

피니쉬 시퀀스는 스탠딩 시퀀스와 시티드 시퀀스 보다 호흡 횟수와 지속시간이 깁니다. 그만큼 중요한 아사나들이기 때문입니다. 아쉬탕가 요가 수련시 어떠한 자세에서 수련이 멈추더라도 피니쉬 시퀀스로 수련을 마무리해야 합니다. 피니쉬 시퀀스를 지속적으로 수련하면 신체의 면역력 증가 및 질병을 예방할 수 있도록 도와줍니다.

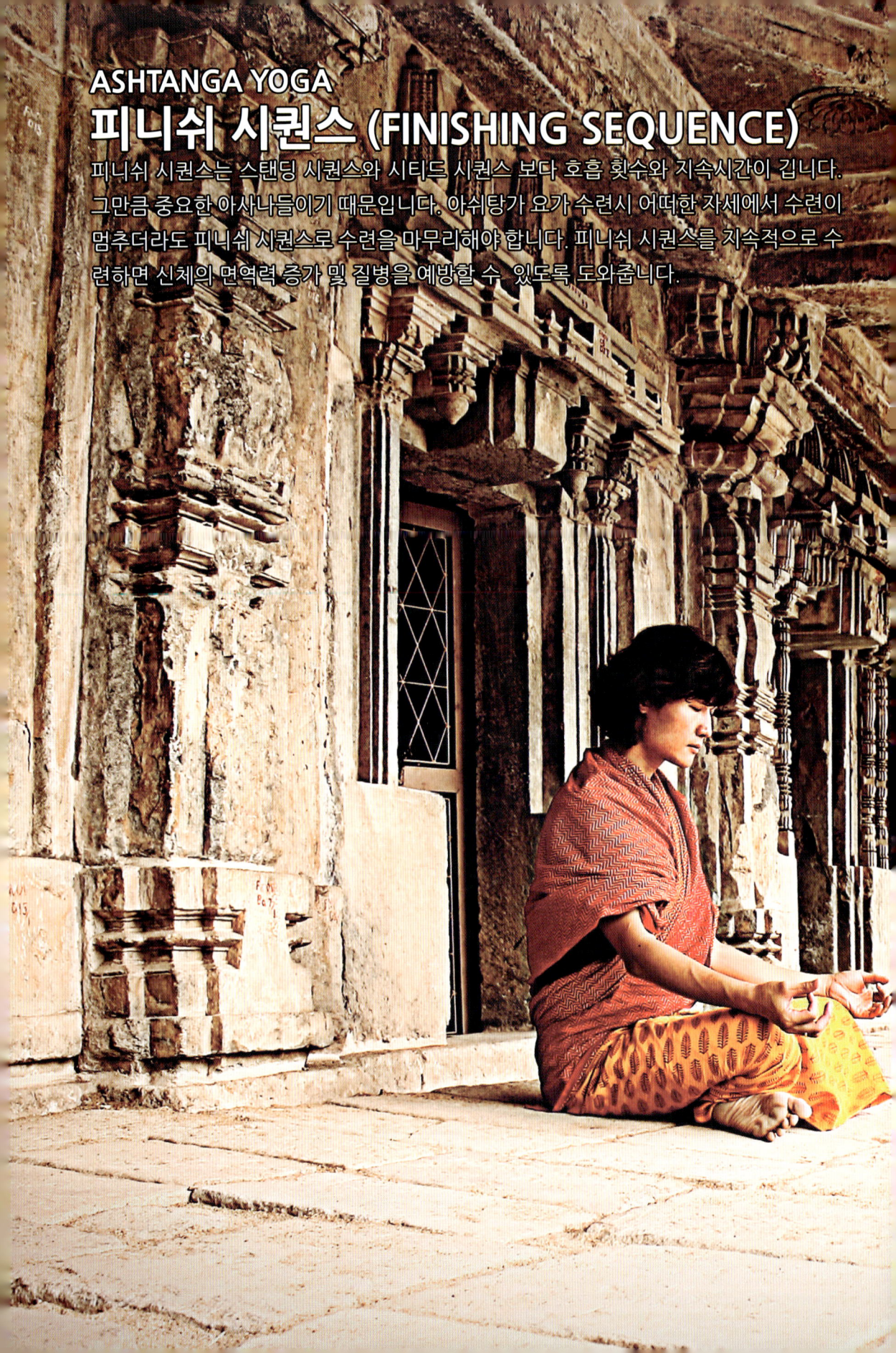

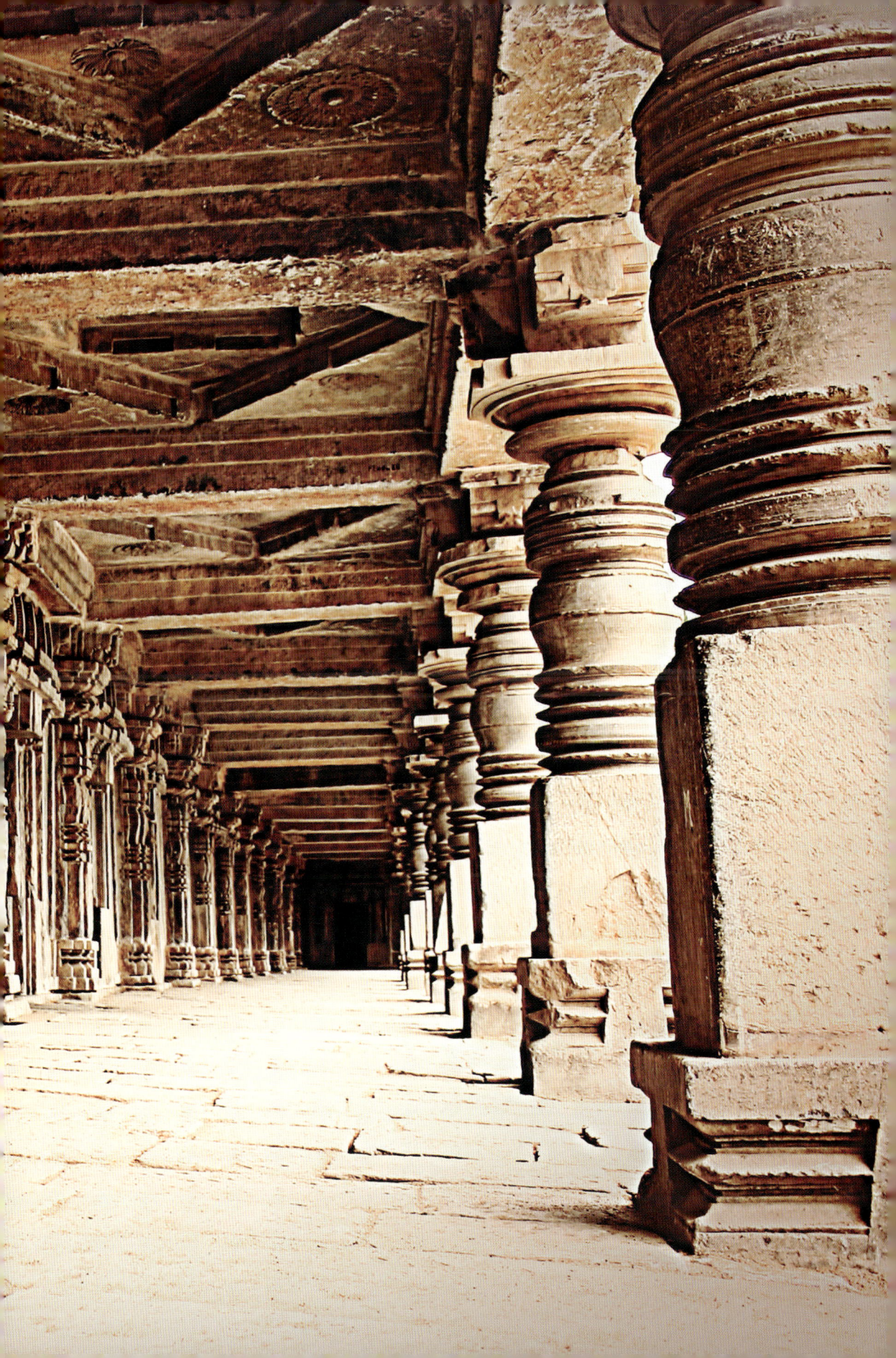

THE FINISHING SEQUENCE
우르드바 다누라사나 -15
(ŪRDHVA DHANURĀSANA)
URDHVA=위를 향한 · DHANUR=활
DRISHTI = 코

신체를 반대로 척추를 뒤로 펴주는 백벤딩은 가장 중요한 요가 아사나 중에 하나라고 생각합니다. 척추 전체를 건강하게 해주며 내분비선, 심장, 척추염, 요통, 디스크, 좌골 신경통, 기관지에 좋습니다. 백벤딩을 통한 신체 변화는 가장 강력하며 앞서 수련한 모든 동작들은 백벤딩을 위한 준비 동작이라고 해도 과언이 아닐 정도로 백벤딩은 중요합니다. 백벤딩 수련은 요가가 신체 수련뿐만 아니라 마음의 학문임을 깨닫게 해주며, 아사나 수련을 육체를 도구로 사용하여 심리적이고 정신적인 수련으로 변모시킬 수 있게끔 도와줍니다. 모든 면에서 백벤딩 수련은 필요하며 어느 정도 허리가 부드러워도 항상 꾸준히 수련해야 합니다. 하지만 부상을 입을 정도로 과도하게 진행하면 오히려 역효과가 생길 수 있으니 항상 자신의 신체 상태에 대한 관찰과 자각이 필요합니다.

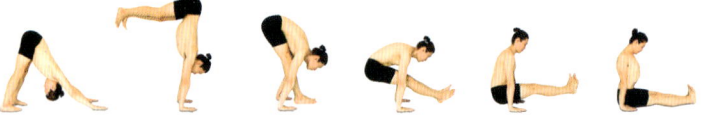

1~7 숨을 마시면서, 점프 스루를 하여 두 다리를 쭉 뻗으며 앉습니다.

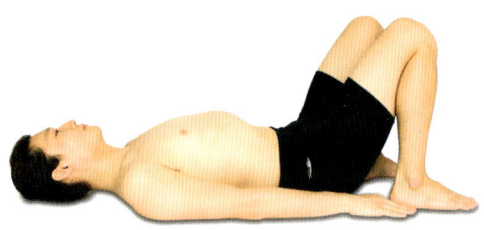

7-1 숨을 내쉬면서, 등을 바닥에 대고 누우며 무릎을 접어서 세우고 발뒤꿈치를 엉덩이 쪽으로 당깁니다.

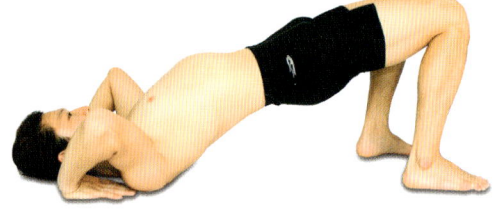

8 숨을 마시면서, 손을 귀 옆에다 두고 두 발은 11자 형태로 골반 넓이 정도로 둡니다. 8-1 숨을 내쉬면서, 상체를 일으킬 준비를 합니다.

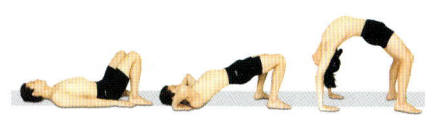

9 숨을 마시면서, 엉덩이를 들어 올리고 팔을 펴서 상체와 골반을 위로 들어 올립니다. 시선은 코를 보며 5번 호흡을 마시고 내쉽니다. 다리와 골반의 힘으로 위로 들어 올리게 되면 상체에 가해지는 하중을 하체로 분산시켜 손목과 팔꿈치 그리고 어깨의 부담을 줄일 수 있습니다. 허리와 손목과 팔꿈치 그리고 어깨에 무리가 간다고 여겨질 때 등과 엉덩이를 바닥에 내려놓습니다.

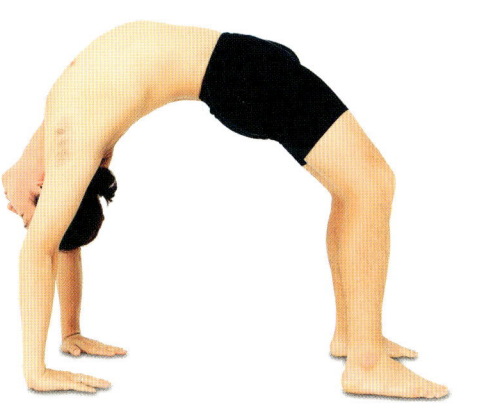

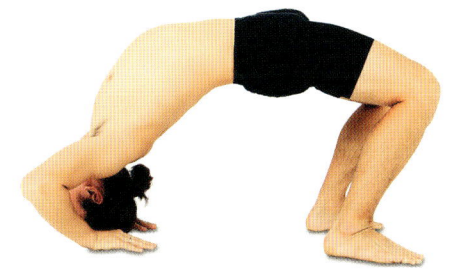

×3번의 우르드바 다누라사나가 끝난후 11번 자세 차크라사나(p135 차크라사나 참고)로 동작의 전환을 합니다. 신체에 무리가 간다고 여겨질 때에는 세번의 횟수 및 자세를 유지하지 않도록 합니다.

10 숨을 내쉬면서, 팔을 접어 정수리를 바닥에 내려놓고 등과 엉덩이는 내려놓지 않고 잠시 쉽니다. 다시 들어 올리기 위해 준비합니다. 가능하다면 손을 발뒤꿈치 방향으로 조금씩 걸어 들어가며 다시 들어 올릴 준비를 하고 9번 자세로 돌아갑니다. 단, 허리 및 신체에 무리가 간다고 여겨질 때에는 세 번의 횟수 및 자세를 유지하지 않도록 합니다.

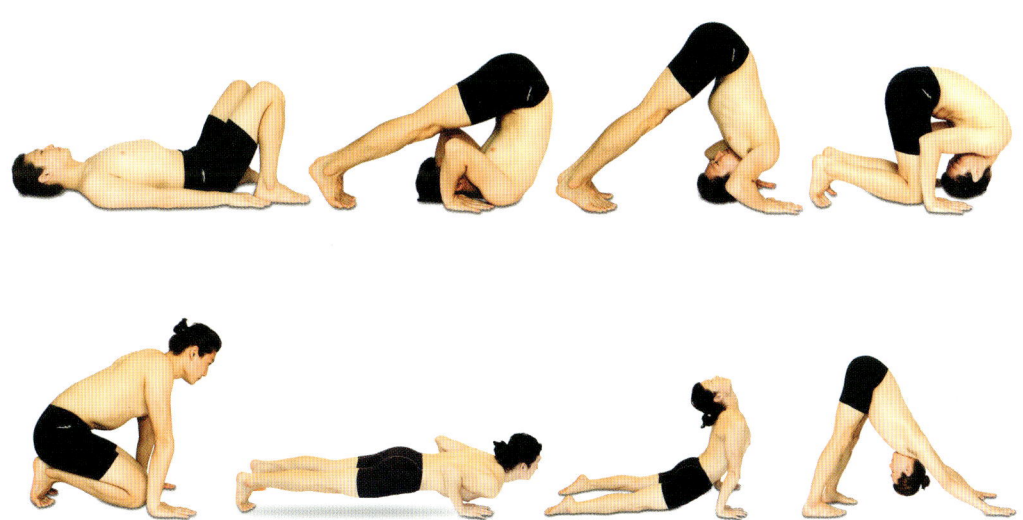

11~13 차크라사나(p135 차크라사나 참고)로 동작의 전환 후 사마스티티로 동작을 마치는 것이 아닌 다음 자세로 동작을 이어서 합니다.

BACKBENDING
백벤딩 - 드랍백 & 컴업 DROP BACK & COME UP

셀프 프랙티스(p41 참고) 수련시 우르드바 다누라사나 수련 후 드랍백과 컴업을 하는 방법을 설명합니다. 단, 레드 클래스 수련시에는 생략합니다.

우르드바 다누라사나 자세 수련 후 마지막 세 번째에 컴업(두 손으로 바닥을 짚고 일어서기)이 가능하면 일어서며 일어서기 힘들면 앞으로 굴러서 앉아서 동작의 전환(p83~p84 동작의 전환 참고)빈야사 또는 차크라사나(p135 차크라사나 참고) 후에 드랍백과 컴업 자세를 혼자서 약 세 번 정도 또는 그 이상 수련한 후 다음 자세로 이어합니다. 레드 클래스(p41 참고)때에는 구령에 의해 다음 자세를 이어가야 하므로 드랍백과 컴업을 할 수 없습니다. 셀프 프랙티스 수련시 드랍백과 컴업을 통해 부드럽고 강한 허리를 만듦과 동시에 척추 전체를 이완시켜주며 굳은 어깨와 가슴을 열어주는데 효과적입니다. 강한 하체 힘을 만들어 주며 허리 통증

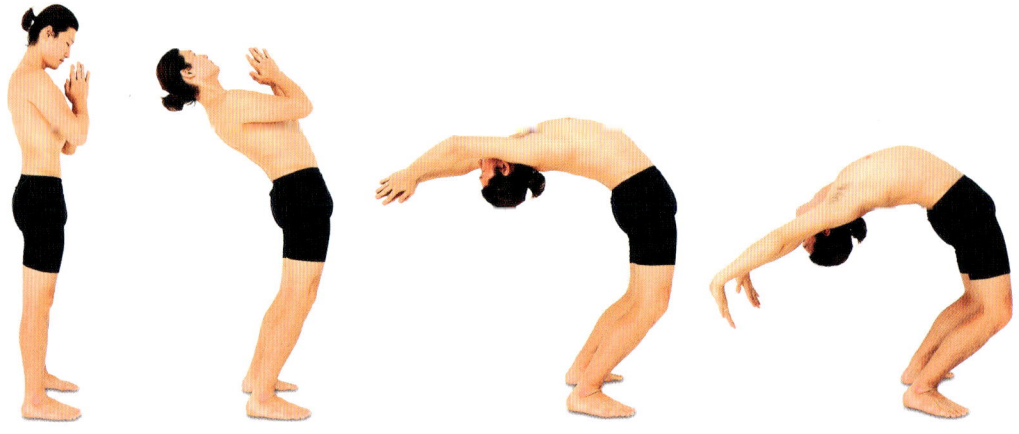

1. 숨을 마시면서, 양손을 가슴앞에 모으며 아랫배를 당기고 가슴을 부풀립니다. 우디야나 반다와 물라반다를 사용하며 지면을 지탱하는 두 다리에 힘을 주고 반듯하게 섭니다.
2. 숨을 내쉬면서, 가슴을 위로 올린다는 느낌으로 고개를 뒤로 하고 골반과 다리에 의식을 둡니다.
3. 가슴을 위로 올리며 고개를 뒤로 한 상태에서 골반을 위로 올린다는 느낌으로 허리를 느끼며 양팔을 뒤로 쭉 뻗습니다.

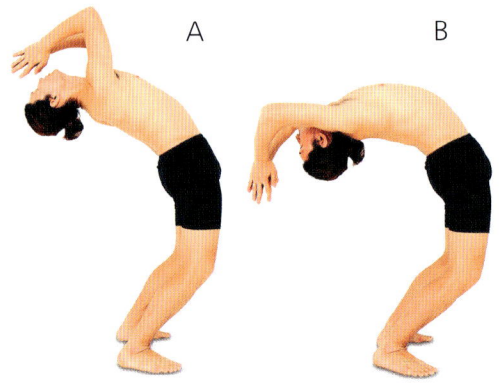

A   B

드랍백 초보 수련자는 처음부터 무리하게 뒤로 허리를 꺽는다는 마음으로 수련하게 되면 허리에 부상을 입을 수 있으니 아랫배를 수축하고 호흡을 통해서 할 수 있는 만큼만 천천히 수련하길 바랍니다. A자세가 편해지면 B자세를 유지하면서 호흡을 진행하는 연습을 통해 두려움을 점차적으로 극복할 수 있으며 자신감을 통해 양손을 바닥에 내려놓을 수 있습니다.

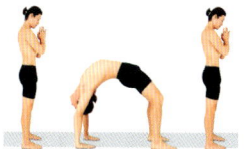

을 완화시켜줍니다. 지속적으로 노력한다면 반듯한 자세 및 건강한 신체 균형을 만들도록 도와줍니다. 아래 그림은 몸을 뒤로 두 손을 바닥에 내려놓고 다시 밀어 올리며 상체를 일으키는 드랍백과 컴업의 연속 동작입니다. 처음부터 양손을 머리 뒤로 바닥에 내려놓는 것은 힘들므로 충분히 초보 동작부터 천천히 수련하는 것을 권합니다. 신체의 준비가 되더라도 마음속 두려움으로 호흡을 통해 자신의 마음속 감정을 잘 지켜보는 것이 중요하며 조금씩 두려움을 극복하면서 자세를 연습했으면 합니다. 감정과 신체의 연결 과정과 호흡과 신체 그리고 마음의 작용에 대해서 관찰하기 좋은 자세일 뿐만 아니라 건강법으로도 상당히 좋으므로 포기하지 않고 도전하는 마음으로 수련했으면 좋겠습니다.

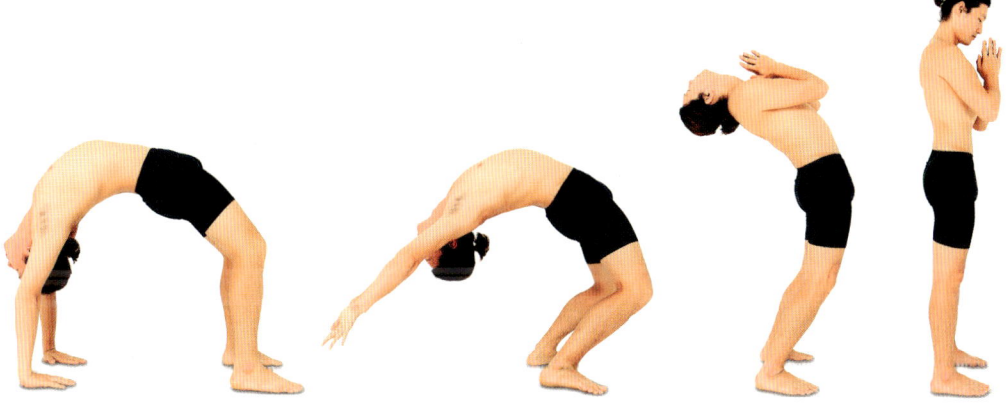

4. 하체에 의식을 두고 시선은 손을 내려놓을 곳을 응시하면서 천천히 내려놓으려고 노력합니다.
5. **숨을 내쉬면서,** 바닥에 양손을 내려놓으며 두 팔을 쭉 펴고 가슴과 골반이 위로 향하도록 합니다.
6. **숨을 마시면서,** 양손으로 바닥을 밀어내고 허리와 하체의 힘을 이용하여 상체를 일으킵니다.
7. **숨을 내쉬면서,** 가슴 앞에 양손을 모으고 반듯하게 일어섭니다.

컴 업

초보 수련자는 처음부터 바닥을 밀면서 상체를 일으키는 것이 힘듭니다. 우선 우르드바 다누라사나 자세에서 양손을 발뒤꿈치 쪽으로 천천히 걸어 들어오는 연습이 필요합니다. 양 어깨와 허리가 고통스러울 때면 무리하게 자세를 유지하지 않고 멈춥니다. 점차적으로 전보다는 발뒤꿈치와 손의 간격이 좁아지며 호흡을 유지할 수 있을 정도까지 천천히 반복적으로 진행해 봅니다. 어느 정도 손이 발뒤꿈치 쪽으로 들어올 수 있으면 바닥을 밀면서 상체를 일으킬 수 있게 됩니다.

A　　　　　　B

THE SEATED SEQUENCE
파치마타나아사나 -D -16
(PAŚCIMATTĀNĀSANA -D)
PASCIMA=서쪽,뒤 · UTTANA=강화된 스트레치,뻗은
DRISHTI = 발

백벤딩 우르드바 다누라사나를 수련한 후 전굴 자세인 파치마타나아사나를 통해 허리를 이완시켜 부드럽게 만들고, 깊고 긴 호흡을 통해 자신의 허리 상태를 알 수 있도록 하며 신체 마무리 자세들을 행할 수 있도록 해주는 몸과 마음의 준비 자세입니다.

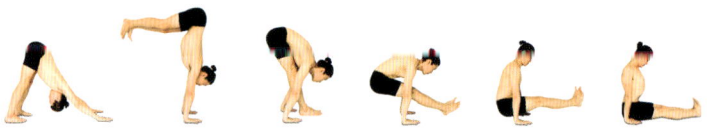

1~7 숨을 마시면서, 점프 스루를 하여 두 다리를 쭉 뻗으며 앉습니다.

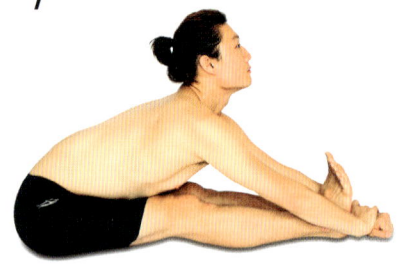

8 숨을 마시면서, 고개를 들어 등과 허리를 펴고 두 손을 발너머로 넘기고 한 손으로 다른 손 손목을 잡습니다.

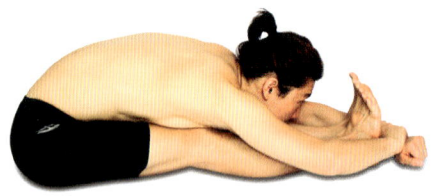

9 숨을 내쉬면서, 아랫배를 허벅지에 붙이고 턱을 앞으로 밀어 정강이에 붙이며 상체를 발 쪽으로 밀듯이 숙이며 시선은 발을 봅니다. 호흡을 10번 마시고 내쉽니다. 두 다리를 억지로 힘으로 펴려고 한다면 다리와 허리를 다칠 수 있으니 무릎을 굽혀도 됩니다.

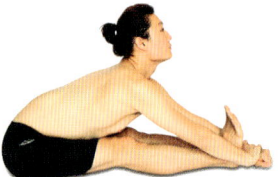

10 숨을 마시면서, 양손을 그대로 유지하며 고개를 들어 등과 허리를 폅니다.

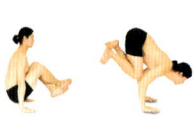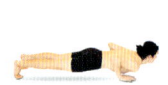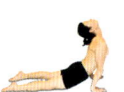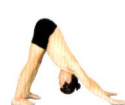

11~14 동작의 전환 후 사마스티티로 동작을 마치는 것이 아닌 다음 자세로 동작을 이어서 합니다.

THE FINISHING SEQUENCE
살람바 사르방가사나 -15
(SALAMBA SARVĀṄGĀSANA)
SALAMBA=지탱 · SARVA=모든 · ANGA=몸
DRISHTI = 코

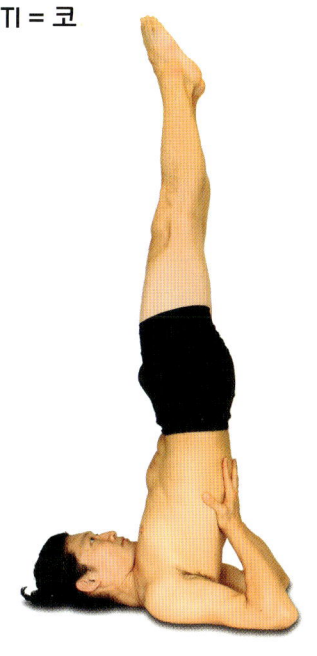

목과 어깨로 바닥을 지탱하고 하체를 위로 뻗는 역자세로 목의 긴장을 완화하며 내부로 분비되는 호르몬의 균형을 잡아주며 심장을 쉬도록 도와줍니다. 잘 발달된 몸과 두뇌의 기능을 원활하게 해줍니다. 목 주변의 갑상선과 부 갑상선에 좋은 영향을 줍니다. 장기가 아래로 처지는 현상을 예방하고 복부 기관에 활력을 줍니다. 앞선 동작들을 마무리하는 자세로 깊이 있고 조금은 긴 호흡으로 신체에 깊은 이완을 만들어 주고 몸 속 장기들의 활발한 움직임을 호흡으로 휴식을 주는 자세입니다. 피니쉬 자세 중 가장 중요한 자세이므로 깊고 차분한 호흡으로 수련합니다.

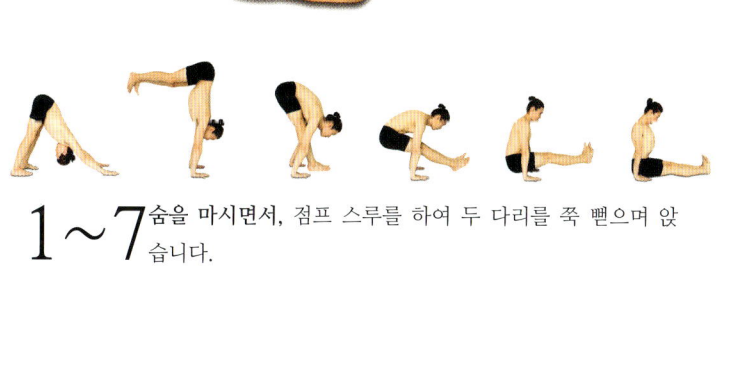

1~7 숨을 마시면서, 점프 스루를 하여 두 다리를 쭉 뻗으며 앉습니다.

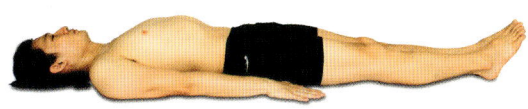

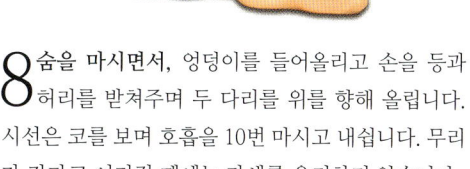

7-1 숨을 내쉬면서, 다리를 쭉 펴고 똑바로 눕습니다.

8 숨을 마시면서, 엉덩이를 들어올리고 손을 등과 허리를 받쳐주며 두 다리를 위를 향해 올립니다. 시선은 코를 보며 호흡을 10번 마시고 내쉽니다. 무리가 간다고 여겨질 때에는 자세를 유지하지 않습니다.

역자 주 : 요가말라 - 파타비 조이스 - 살람바 사르방가사나 13개의 빈야사, 아사나 상태 8번 빈야사

아쉬탕가 요가 아누스타나 - 샤랏 조이스 - 살람바 사르방가사나 15개의 빈야사, 아사나 상태 8번 빈야사

THE FINISHING SEQUENCE
# 할라아사나 -13 (HALĀSANA)
HALA=쟁기

DRISHTI = 코

역자세 중 다리를 머리 뒤로 넘기고 깊은 호흡을 요구하는 자세로 긴장했던 목의 피로와 어깨를 호흡으로 이완시키는 자세입니다. 목과 어깨 저림 및 관절염에 효과적이고 고혈압인 사람들에게 좋으며 위를 건강한 상태로 유지시켜 줍니다. 특히 목과 어깨가 경직된 분들은 이 자세를 취할 때 다리를 머리 뒤의 바닥으로 내려놓지 못하지만 꾸준히 수련하면 점차적으로 목과 어깨가 부드러워져 목과 어깨로만 느꼈던 부담을 등과 허리 그리고 다리로 분산시켜 전체적인 이완을 할 수 있습니다.

살람바 사르방가사나를 마무리 하고 할라아사나 자세로 이어합니다.

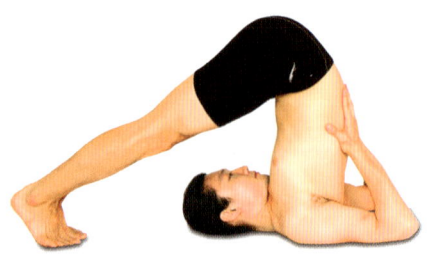

8 숨을 내쉬면서, 사르방가사나 자세에서 두 다리를 머리 뒤로 넘깁니다.

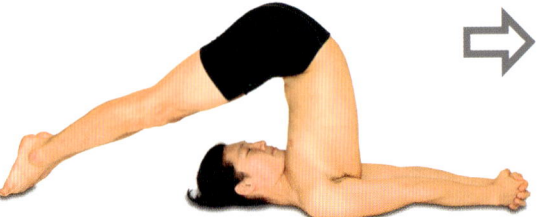

8-1 숨을 마시면서, 등과 허리를 받쳐주는 손을 바닥에 내려놓으며 양손을 잡고 폅니다. 시선은 코를 보며 호흡을 8번 마시고 내쉽니다. 목과 어깨 및 허리에 무리가 간다고 여겨질 때 자세를 유지하지 않고 엉덩이를 바닥에 내려놓습니다.

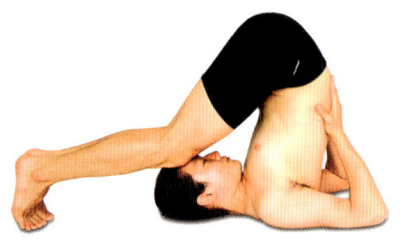

초보 수련자는 목과 어깨 그리고 허리를 다칠 수 있으므로 손으로 등과 허리를 잡고 호흡을 유지하며 다리를 살짝 접어 목과 어깨의 부담을 덜어주는 자세를 권합니다.

THE FINISHING SEQUENCE
가르나 피다아사나 -13
(KARṆA PĪḌĀSANA)

KARNA=귀 · PIDA=압력,압박

DRISHTI = 코

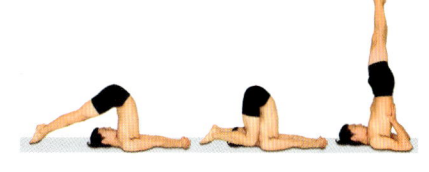

다리를 머리 뒤로 넘기고 무릎을 접어 귀를 막는 형태를 취하는 깊은 역자세입니다. 심장과 다리를 쉬게 해주며 심장병에 좋고 혈액의 순환을 도와줍니다. 목과 어깨에 압박을 통해 귀를 꽉 조일 때 등과 허리의 깊은 이완은 목과 어깨의 피로를 풀어주기에 충분합니다.

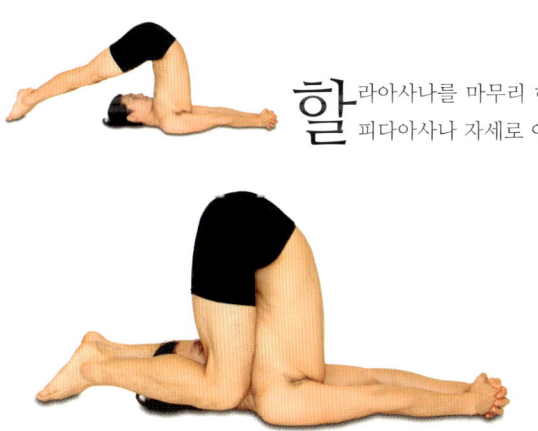

할라아사나를 마무리 하고 가르나 피다아사나 자세로 이어합니다.

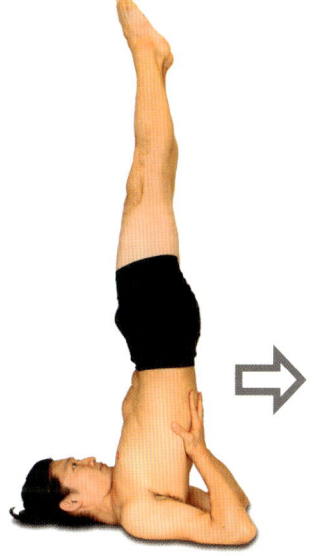

8 숨을 내쉬면서, 할라아사나 자세에서 두 무릎을 접어 양 귀를 조여주며 아랫배를 당기고 발 안쪽 면을 서로 붙여줍니다. 시선은 코를 보며 호흡을 8번 마시고 내쉽니다. 목과 어깨 및 허리에 무리가 간다고 여겨질 때에는 자세를 유지하지 않습니다.

8-1 숨을 마시면서, 가르나 피다아사나에서 두 다리를 위로 올리며 다음 아사나를 준비합니다.

THE FINISHING SEQUENCE
우르드바 파드마사나 -14
(ŪRDHVA PADMĀSANA)
URDHVA=위를 향한 · PADMA=연꽃
DRISHTI = 코

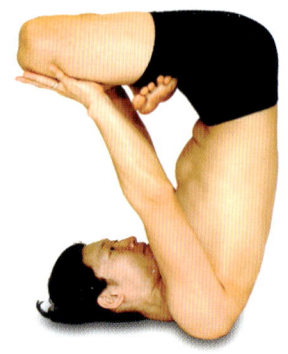

목과 어깨로 바닥을 지지하고 묶어놓은 하체의 골반을 들어 양팔로 두 무릎을 밀어올리는 자세입니다. 넘어지지 않도록 자세를 유지하는 과정에서 목과 어깨에 부드러움이 생기며 복부 내벽도 부드러워지고 탈장을 예방합니다. 등과 허리 그리고 골반을 밀어 올려 밸런스를 유지하면서 컨트롤하는 자세입니다.

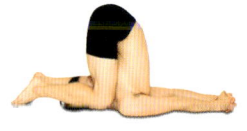

가르다 피다아사나를 마무리하고 우르드바 파드마사나 자세로 이어합니다.

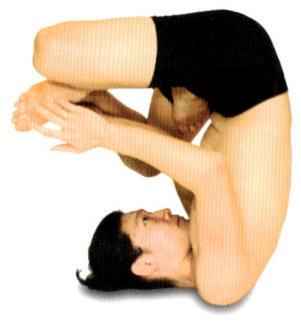
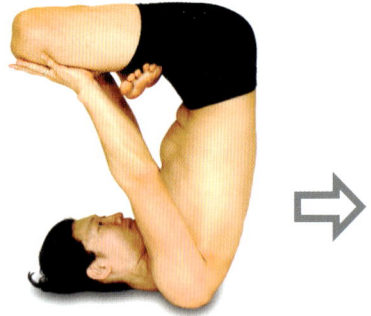

8 숨을 마시면서, 두 다리를 차올리고 오른쪽 다리를 왼쪽 허벅지 위에 올려놓고 왼쪽 다리를 오른쪽 허벅지 위에 올려 놓으며 파드마사나 자세를 만듭니다.

9 숨을 내쉬면서, 파드마사나로 만든 하체를 양 손으로 밑에서 위로 밀어 올리며 허리를 반듯하게 세웁니다. 무릎과 골반은 바닥과 수평하게 만들고 아랫배를 수축합니다. 시선은 코를 보며 호흡을 8번 마시고 내쉽니다. 목과 어깨에 무리가 간다고 여겨지면 자세를 유지하지 않고 엉덩이를 바닥에 내려놓습니다.

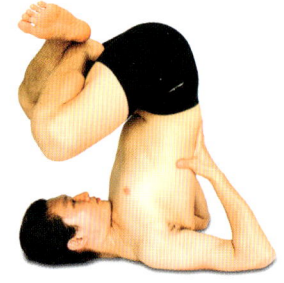

초보 수련자는 목과 어깨 그리고 허리를 다칠 수 있으므로 손으로 등과 허리를 잡고 호흡을 유지합니다. 또한 발목과 무릎을 다칠 수 있으므로 다리를 교차시킨 정도로 자세를 만들고 호흡을 유지하도록 합니다.

# THE FINISHING SEQUENCE
# 핀다아사나 -14 (PINDĀSANA)
PINDA=태아
DRISHTI = 코

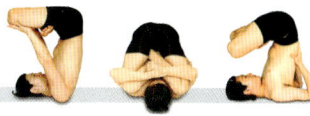

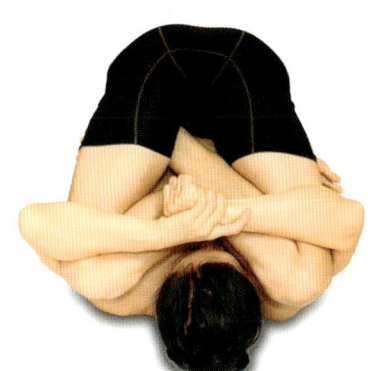

누운 자세에서 다리를 묶고 두 무릎을 가슴으로 당겨 목과 어깨로 지면을 지탱하는 깊은 전굴 자세로 복부 기관에 좋으며 척추의 부드러움과 정화 및 간, 비장, 위장 정화에 좋습니다. 묶은 다리를 양 팔로 끌어 안아 최대한 신체를 동그란 공처럼 밀착하여 목과 어깨, 등과 허리를 이완시키는 자세입니다. 백벤딩 자세 후 핀다아사나를 행할 때 목과 허리가 크게 이완되는 것을 자주 느낄 수 있습니다.

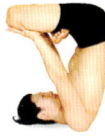 르드바 파드마사나를 마무리 하고 핀다아사나 자세를 이어합니다.

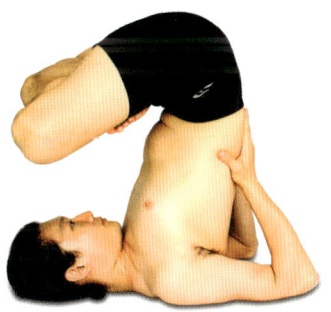

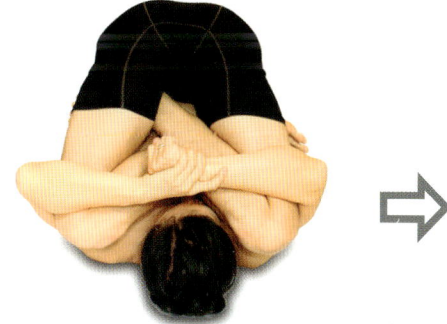

8 숨을 마시면서, 양손을 허리에 두며 두 다리를 파드마사나로 만들며 하체를 가슴으로 당깁니다.

9 숨을 내쉬면서, 가슴으로 당긴 하체를 양 팔로 감싸며 두 손을 맞잡거나 손목을 잡습니다. 시선은 코를 보며 호흡을 8번 마시고 내쉽니다. 강한 밀착으로 목과 어깨가 다치지 않도록 주의하며, 목과 어깨 및 허리에 무리가 간다고 여겨질 때에는 자세를 유지하지 않고 엉덩이를 바닥에 내려놓습니다.

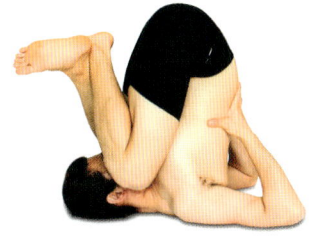

초보 수련자는 목과 어깨, 허리를 다칠 수 있으므로 손으로 등과 허리를 잡고 호흡을 유지합니다. 이 자세 또한 발목과 무릎을 다칠 수 있으므로 다리를 접어 살짝 교차시킨 정도로 자세를 만들고 허벅지를 가슴으로 당긴 후 호흡을 합니다.

우르드바 파드마사나 (ŪRDHVA PADMĀSANA) / 핀다아사나 (PINDĀSANA)

THE FINISHING SEQUENCE
마츠야아사나 -13
(MATSYĀSANA)

MATSYA=물고기

DRISHTI = 코

앞선 자세들처럼 앞으로 숙이는 전굴 자세를 통해 목과 어깨와 등과 허리를 이완했다면 이번 자세에선 그의 반대되는 자세로 머리의 정수리를 바닥에 닿게 하고 가슴을 들어올려 목과 가슴을 활짝 펴줍니다. 어깨와 허리 통증을 예방해주며 갑상선에 좋은 영향을 끼치고 골반에 탄력을 주며 가슴의 조직 흉선의 활성화를 도와줍니다.

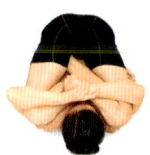 **핀** 다아사나를 마무리하고 마츠야아사나 자세로 이어합니다.

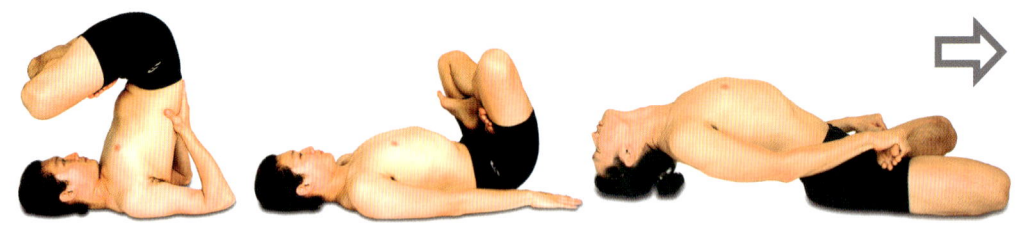

8 숨을 마시면서, 양손으로 허리와 등을 받쳐주며 파드마사나로 만든 하체와 엉덩이를 바닥에 내려놓습니다. 이때 고개가 같이 들리지 않도록 아랫배에 힘과 긴장을 유지합니다. 고개를 뒤로 젖혀 정수리가 바닥에 닿도록 하며 가슴을 들어 올려서 파드마사나를 만든 하체의 양발을 손으로 잡습니다.

9 숨을 내쉬면서, 무릎을 바닥에 닿게 내리며 아랫배를 당기고 시선은 코를 봅니다. 호흡을 8번 마시고 내쉽니다. 목과 어깨에 무리가 간다고 여겨질 때에는 자세를 유지하지 않고 등을 바닥에 내려놓습니다.

초보 수련자는 목과 어깨, 허리를 다칠 수 있으므로 손을 바닥에 내려놓고 팔꿈치를 세워 몸을 지탱하고 목과 어깨를 보호하며 호흡을 유지합니다.

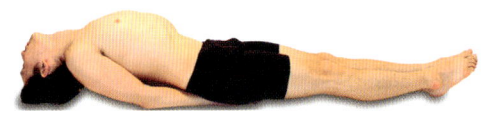

역자 주 : 요가말라 - 파타비 조이스 - 마츠야아사나 13개의 빈야사, 아사나 상태 8번 빈야사

아쉬탕가 요가 아누스타나 - 샤랏 조이스 - 마츠야아사나 13개의 빈야사, 아사나 상태 9번 빈야사

THE FINISHING SEQUENCE
우타나 파다사나 -13
(UTTANA PĀDĀSANA)
UTTANA=강화된 스트레치,뻗은 · PADA=발
DRISHTI = 코

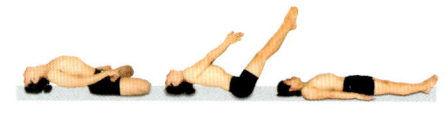

마츠야아사나에서 두 팔과 두 다리를 펴서 사선으로 뻗는 자세로 흉추를 유연하고 건강하게 해주며 어깨와 허리 통증을 없애줍니다. 간, 비장, 허리의 건강함을 유지시켜 주며 목에도 힘이 생기도록 도와줍니다. 목과 허리의 고통에서 벗어나 호흡을 통해 복부 안 쪽의 근력까지 얻을 수 있는 자세입니다.

초보 수련자는 목과 어깨 그리고 허리를 다칠 수 있으므로 무릎을 접고 팔을 사선을 편 상태로 형태를 취하여 호흡을 유지합니다.

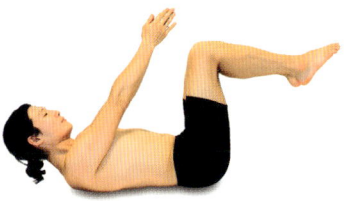

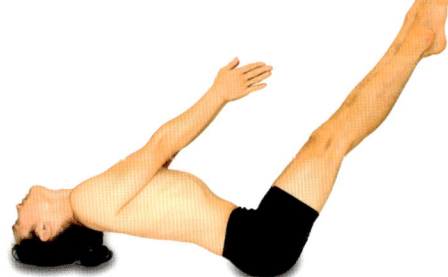

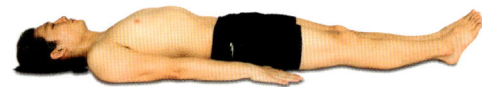

8 숨을 마시면서, 마츠야아사나에서 머리를 그대로 둔 상태로 두 다리와 양손을 모아 사선으로 폅니다.

9 숨을 내쉬면서, 허리와 가슴을 위로 밀어내며 아랫배를 당기고 시선은 코를 봅니다. 호흡을 8번 마시고 내쉽니다. 목과 어깨가 다치지 않도록 주의하며, 목과 어깨에 무리가 간다고 여겨질 때 자세를 유지하지 않고 등을 바닥에 내려놓습니다.

10 숨을 마시면서, 고개를 바로 놓고 손과 다리를 바닥에 내려놓습니다. 10-1 숨을 내쉽니다.

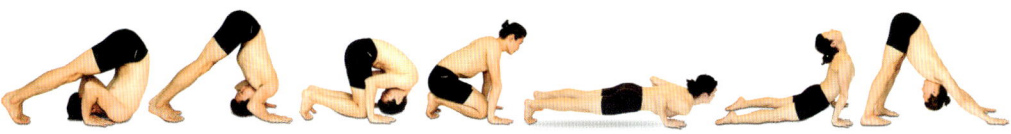

11~13 차크라사나로 동작의 전환 후 사마스티티로 동작을 마치는 것이 아닌 다음 자세로 동작을 이어서 합니다.

역자 주 : 요가말라 - 파타비 조이스 - 우타나 파다사나 13개의 빈야사, 아사나 상태 8번 빈야사

아쉬탕가 요가 아누스타나 - 샤랏 조이스 - 우타나 파다사나 13개의 빈야사, 아사나 상태 9번 빈야사

# THE FINISHING SEQUENCE
# 시르샤아사나 -13 (ŚIRṢĀSANA)
SIRSA=머리

DRISHTI = 코

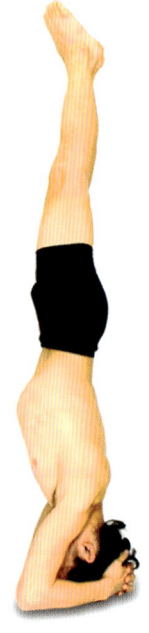

머리와 양 팔꿈치로 바닥을 지탱하는 역자세입니다. 척추의 바른 정렬을 도와주고, 신체 내부에 발생하는 긍정적인 변화를 전부 다 나열할 수 없을 정도로 효과가 많은 중요한 자세입니다. 심장의 건강함과 신체 호르몬 분비의 균형을 얻게 되며 신체의 젊음을 간직할 수 있도록 도와줍니다. 자극이 강한 만큼 신체의 변화도 큰 자세이며 오랜 시간을 두고 천천히 지속 시간을 늘려야 됩니다. 짧은 시간에 지속 시간을 늘리게 되면 오히려 건강을 해칠 수 있으므로 주의해야 합니다. 이 자세는 신체가 완벽하게 준비됐다고 하여 모두가 다 행할 수 있는 것은 아닙니다. 넘어진다는 두려움을 극복해야 가능한 자세입니다. 그러므로 외적인 신체와 내적인 마음의 균형이 알맞게 이루어져야 가능한 아사나의 왕이라고 불릴 만한 자세입니다.

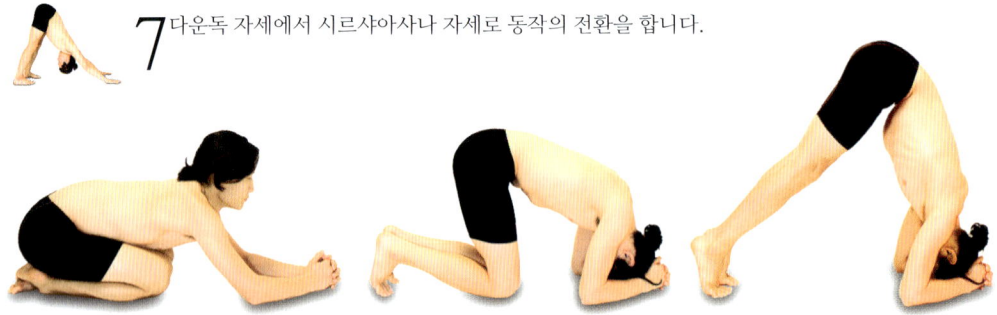

7 다운독 자세에서 시르샤아사나 자세로 동작의 전환을 합니다.

7-1 숨을 내쉬면서, 두 무릎을 꿇고 앉아 양손을 잡고 팔꿈치와 정수리를 바닥에 두면서 무릎을 폅니다. 두 발을 얼굴 쪽으로 향해 천천히 걸어 들어갑니다.

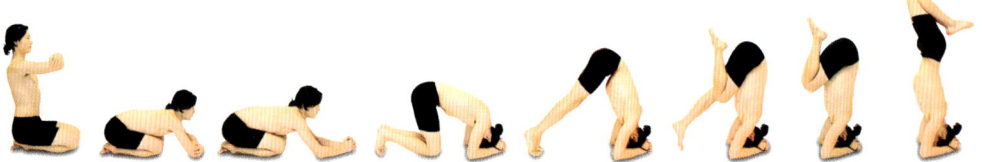

초보 수련자는 팔꿈치를 서로 잡고 바닥에 내려놓은 뒤 두 손을 맞잡습니다. 정수리를 바닥에 내려놓고 다리를 들어 얼굴 쪽으로 걸어 들어가 한발을 먼저 접고 팔꿈치를 바닥에서 밀어내며 다른 다리를 접습니다. 두 무릎을 모으며 다리를 다 펴지 않고 골반을 이용해 아랫배에 있는 힘으로 허벅지만 위로 들어 올립니다. 호흡 후 내려와 잠시 호흡을 정리합니다.

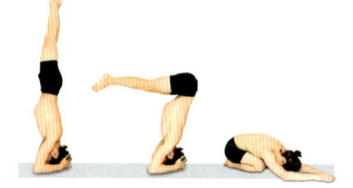

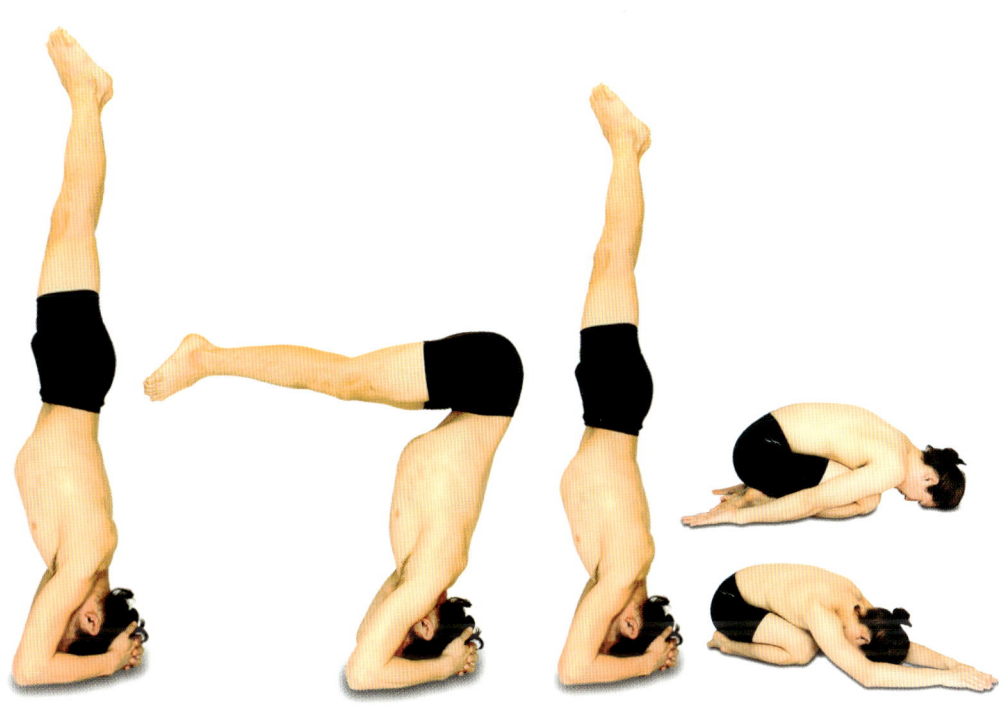

8 숨을 마시면서, 두 다리를 전전히 들어 올리며 시선은 코를 봅니다. 호흡을 15번 마시고 내쉽니다. 목과 어깨에 무리가 간다고 여겨질 때 다리를 내려놓습니다.

8-1 숨을 내쉬면서, 두 다리를 천천히 내려 바닥과 수평이 되도록 합니다. 시선은 코를 보며 호흡을 10번 마시고 내쉽니다.

8-2 숨을 마시면서, 다리를 천천히 들어올리고 숨을 내쉬면서 다리를 천천히 바닥으로 내려놓으며 이마와 손을 바닥으로 내려놓고 천천히 호흡하며 신체를 관찰합니다.

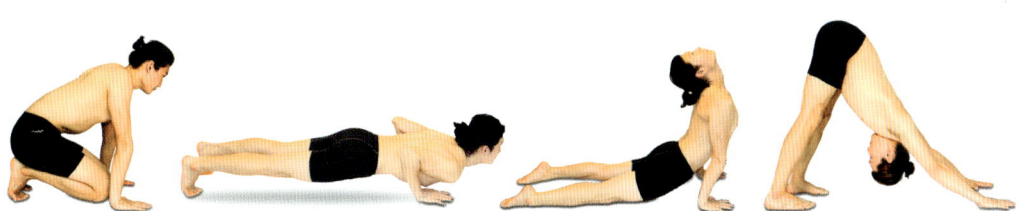

9~11 고개를 들어 손을 앞으로 가져가며 상체를 낮춥니다. 사마스티티로 동작을 마치는 것이 아닌 다음 자세로 동작을 이어서 합니다.

시르샤아사나 (ŚIRṢĀSANA)

THE FINISHING SEQUENCE
밧다 파드마사나 -16 (BADDHA PADMASĀNA)
요가 무드라 -16 (YOGA MUDRĀ)

BADDHA=접은,묶은 · PADMA=연꽃 / YOGA MUDRA=요가 몸짓
DRISHTI = 코

양손을 등 뒤로 돌려서 교차시키고 묶어 놓은 양발을 잡고 상체를 숙여 호흡하는 자세입니다. 어깨와 견갑골의 부드러움을 키워주고 가슴을 펼친 상태로 유지하면서 상체를 숙일 때 양 발뒤꿈치로 아랫배를 눌러 소장 및 대장의 독소와 찌꺼기를 정화시켜주며 변비 해소에 도움을 줍니다. 또한 소화력을 증진시켜 주며 소장과 대장의 연동 운동을 도와줍니다. 발목과 무릎이 고통스러울 때는 묶어놓은 팔과 다리를 다 풉니다.

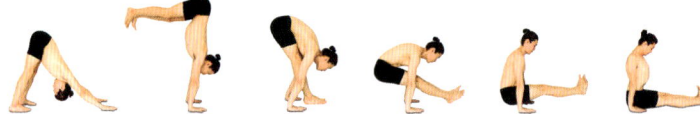

1~7 숨을 마시면서 점프 스루를 하여 두 다리를 쭉 뻗으며 앉습니다.

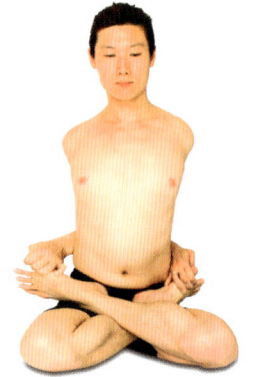

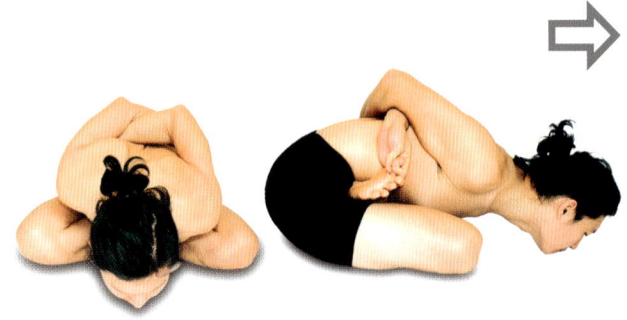

8 숨을 마시면서, 오른발을 왼쪽 허벅지 위에 올리고 왼발을 오른쪽 허벅지 위에 올리며 파드마사나를 만듭니다. 왼손으로 먼저 오른쪽에 있는 왼발을 쥐고 오른손으로 왼쪽에 있는 오른발을 쥐며 발뒤꿈치로 아랫배를 누르고 고개를 들어 허리를 폅니다. 시선은 코를 봅니다.

9 숨을 내쉬면서, 밧다 파드마사나 자세에서 상체를 숙이며 턱을 앞으로 밀어내고 시선은 코를 봅니다. 호흡을 10번 마시고 내쉽니다. 발목과 무릎에 무리가 간다고 여겨질 때에는 자세를 유지하지 않고 상체를 일으켜 다리를 풀어야 합니다.

# THE FINISHING SEQUENCE
# 파드마사나 -16 (PADMĀSANA)
PADMA=연꽃
DRISHTI = 코

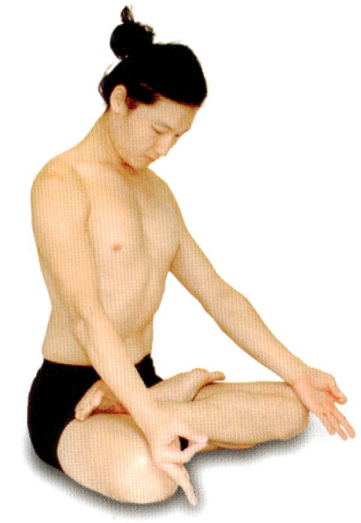

다리를 묶어 놓은 상태에서 허리를 반듯하게 세우고 양팔을 활짝 펴며, 턱을 당겨 깊은 호흡을 하는 자세입니다. 무릎과 발목의 경직을 예방하고 척추에 반듯함을 주며 간과 비장의 정화를 돕는 등 복부 기관에도 좋은 자세입니다. 깊은 호흡을 유지하면서 복부 내부에서 팽창 및 수축을 하는 가슴속 장기들의 변화를 관찰해 봅니다.

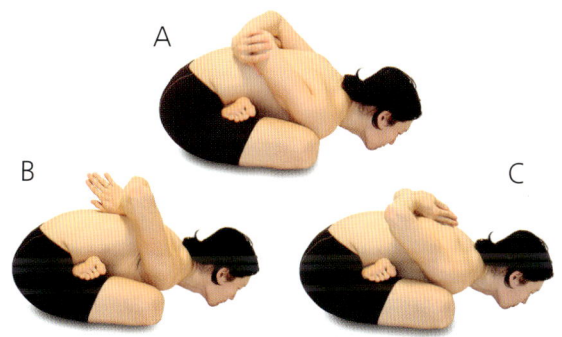

초보 수련자는 등 뒤로 팔꿈치를 서로 잡고 상체를 숙이며 A자세에서부터 C자세로 단계별 진행을 합니다.

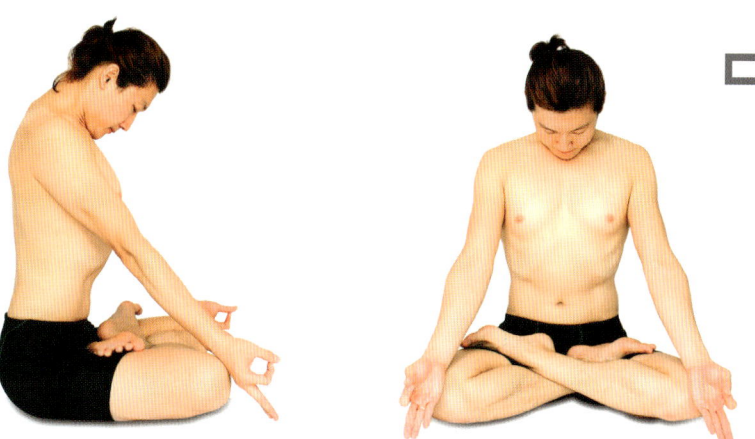

10 숨을 마시면서, 요가 무드라에서 상체를 일으켜 허리를 세우고 두 팔을 펴며 손가락을 모으고 턱을 당기면서 아랫배도 당깁니다. 호흡을 깊고 천천히 하며, 시선은 코를 보고 호흡을 10번 마시고 내쉽니다.

밧다 파드마사나 (BADDHA PADMĀSANA) / 요가 무드라 (YOGA MUDRĀ) / 파드마사나 (PADMĀSANA)

THE FINISHING SEQUENCE
우트플르트히 -16 (UTPLUTHIḤ)

UTPLUTHIH=용수철

DRISHTI = 코

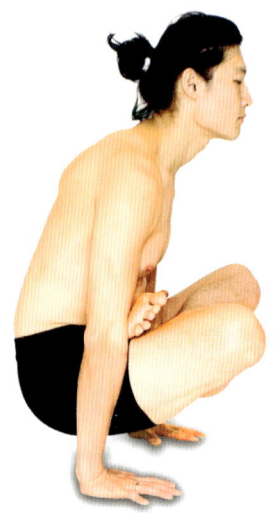

묶어놓은 하체를 두 손으로 바닥에서 들어 올려 호흡을 하는 자세로 항문과 복근에 강한 조임을 느낄 수 있도록 도와주며 몸을 가볍게 만들어 줍니다. 이 자세를 수련할 때마다 육체의 한계를 느끼지만 수련 후에는 알 수 없는 성취감을 느낄 수 있습니다.

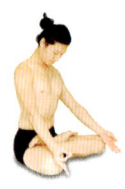

파드마사나를 마무리하고 우트플르트히 자세로 이어합니다.

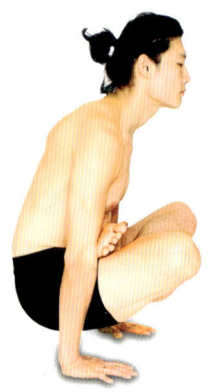

10 숨을 마시면서, 파드마사나에서 양손을 골반 옆 바닥으로 나란히 내려놓고 바닥을 밀어 몸을 들어 올립니다. 시선은 코를 보며 호흡을 10번 마시고 내쉽니다.

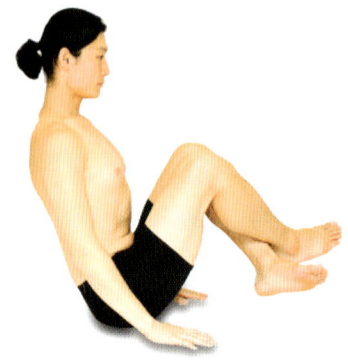

10-1 숨을 내쉬며, 몸을 바닥에 내려놓습니다.

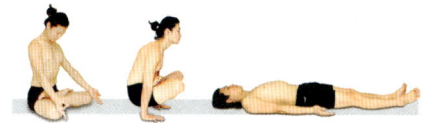

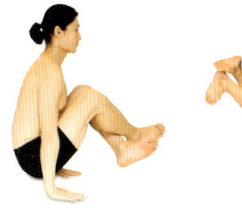 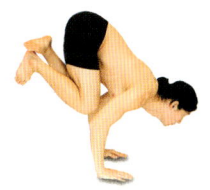 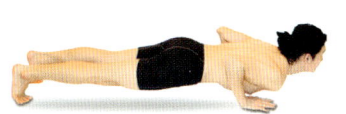 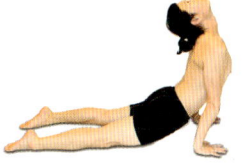

11 숨을 마시며, 몸을 들어 올리고 점프백으로 동작의 전환을 합니다.　12 숨을 내쉬면서, 몸을 낮춥니다.　13 숨을 마십니다.

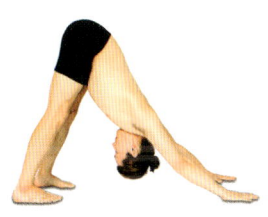 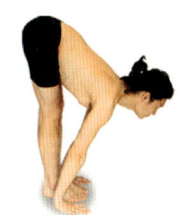 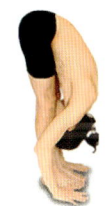 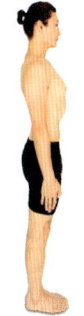

14 숨을 내쉽니다.　15 숨을 마십니다.　16 숨을 내쉽니다.　사마스티티

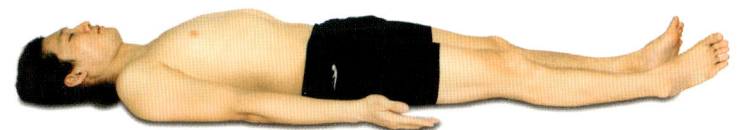

사마스티티 후에 모두가 크로징 만트라를 첸팅합니다. 만트라 첸팅 후 수리야 나마스카라A를 구령에 의해 여섯 번 다운독 자세까지 진행하며 일곱 번째에 점프하면서 등을 바닥에 대고 휴식을 취합니다.

우트플르트히 (UTPLUTHIH) 161

ASHTANGA YOGA OF MIND

수련일지 - 나태함, 게으름
PRACTICE DIARY - 2014.11.19 / 자각

인도 마이소르에서 수련하는 동안 잠도 잘 잤으며, 잠자리도 포근하고 따뜻합니다. 어디보다도 조용하고 평온하며 누구의 간섭도 없습니다. 밤은 깊고 저의 몸은 깊은 밤사이 동안 고통스럽던 허리도 어느덧 편해졌습니다.

움직일 때마다 허리를 움켜쥐던 고통은 사라졌습니다. 그만큼 저는 수련에 적응된 것입니다. 하지만 저에게 문제가 하나 생겼습니다. 이건 제가 전혀 생각해 본 적 없었던 것으로 이런 마음이 저의 안에 있었는지도 몰랐던 것이었습니다. 그것도 이곳 마이소르에서 말입니다.

그토록 얻고자 하는 것을 얻은 후에 편안해진 마음과 그 편안함을 넘어선 나태함이 바로 그것입니다. 매번 수련이 만족스러울 순 없습니다. 수련이 만족스럽지 못할 때에는 내일을 기대해 보면 됩니다. 멈춤 없이 끝없이 노력하면 무엇이든 이룰 수 있다고 생각합니다.
이런 생각을 다른 방향으로 바꿔서 생각하면 오늘 아니면 내일로 미루는 나태함이 고개를 든 것입니다. 항상 알 수 없는 팽팽한 긴장감에 제 안에서 끊어질 듯 끊어지지 않았던 질긴 무엇이 느슨해진 것입니다. 이렇게 찾아온 나태함과 게으름이 저의 목표와 내 안의 성취감 등 모든 것을 녹슬게 만들었습니다.

저의 나태함을 알아차린 건 11월 초 아침이었습니다.
스탠딩 수련 중 오른쪽 어깨부터 손까지 움직일 수 없을 정도의 통증을 느꼈습니다.
처음 겪는 일이었습니다. 호흡을 몰아쉬며 천천히 몸을 달래듯 움직였고 점차적으로 통증은 사라졌지만 통증이라는 고통의 흔적은 두려움으로 제 안에 새겨졌습니다.
그것은 저의 몸을 둔하게 만들었고 머릿속에 오늘 수련만 잘 버티고 집에서 쉬고 싶다는 마음으로 바뀌었습니다. 지금 이 순간만 넘어가길 바랐습니다. 모든 것을 포기하고 집으로 가서 저의 방에서 누워있고 싶다는 간절함이 생겼습니다. 물론 백벤딩도 대충 했고 오늘 처음인 어시스트는 그런 저의 마음을 알아챈 듯 수련을 강요하지 않았습니다.

백벤딩 후 피니쉬 시퀀스를 하러 탈의실로 걸어가려고 일어서는데, 샤랏 선생님이 오셔서 어시스트에게 저의 백벤딩 수련 정도를 물으셨습니다. 어시스트는 샤랏 선생님에게 있는 그대로를 설명했고 샤랏 선생님은 어시스트에게 일정 수준의 수련까지는 이루어져야 한다고 말씀하시며 저를 쳐다보시는데 저도 모르게 고개가 숙여졌습니다. 선생님의 눈을 똑바로 쳐다볼 수 없었습니다. 선생님은 저의 내면에 무언가가 변했다는 것을 알아 채신 것 같았습니다.

저도 모르게 들어온 나태함을 말입니다.
탈의실에서 피니쉬 자세를 하면서 그제서야 제 자신을 알았습니다.

속상했습니다...

오늘처럼 대충 수련했던 적은 없었습니다.
항상 땀으로 젖은 저의 몸은 오늘만큼은 어느 하나 젖은 곳이 없다는 걸 알게 되었고 집으로 돌아와 노트에 이 글을 쓰는 저 자신에게 말해 주고 싶었습니다.

"그런 나태함은 곧 저의 정신을 나태하게 만들고, 저의 몸은 게으름으로 망가지게 될 것이며, 그로 인해 저의 목표와 저의 희망들이 사라질 것이며, 지금껏 노력했던 모든 것이 점차적으로 사라질 것이며, 마지막에는 저의 긍정적인 사고와 긍정적인 밝은 에너지마저 소멸되어 껍데기만 남겨질 것이다."라고 말입니다.

"정신 차리고 오늘부터 다시 시작해 보자."라고 다짐해 봅니다.

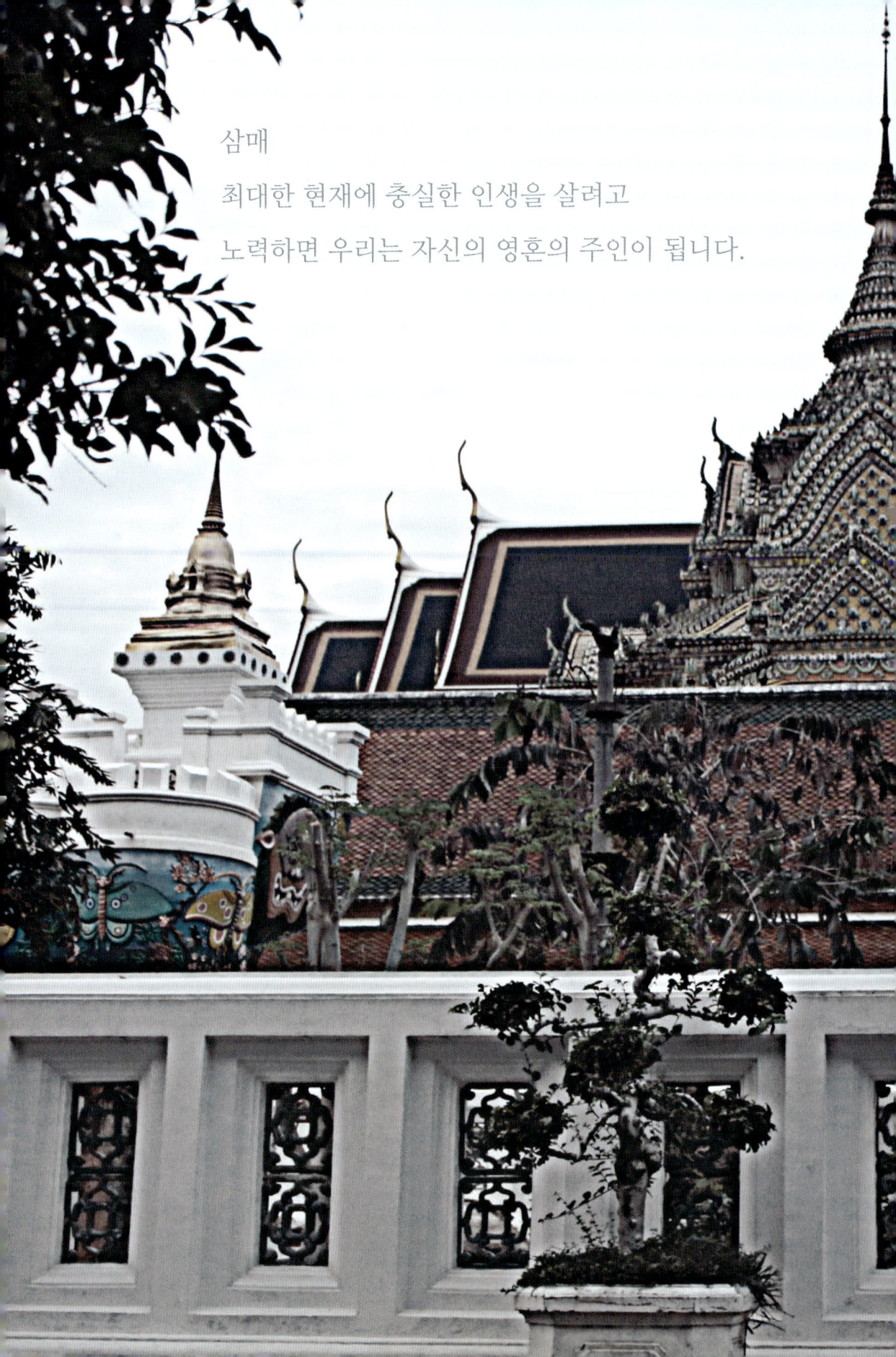

삼매

최대한 현재에 충실한 인생을 살려고

노력하면 우리는 자신의 영혼의 주인이 됩니다.

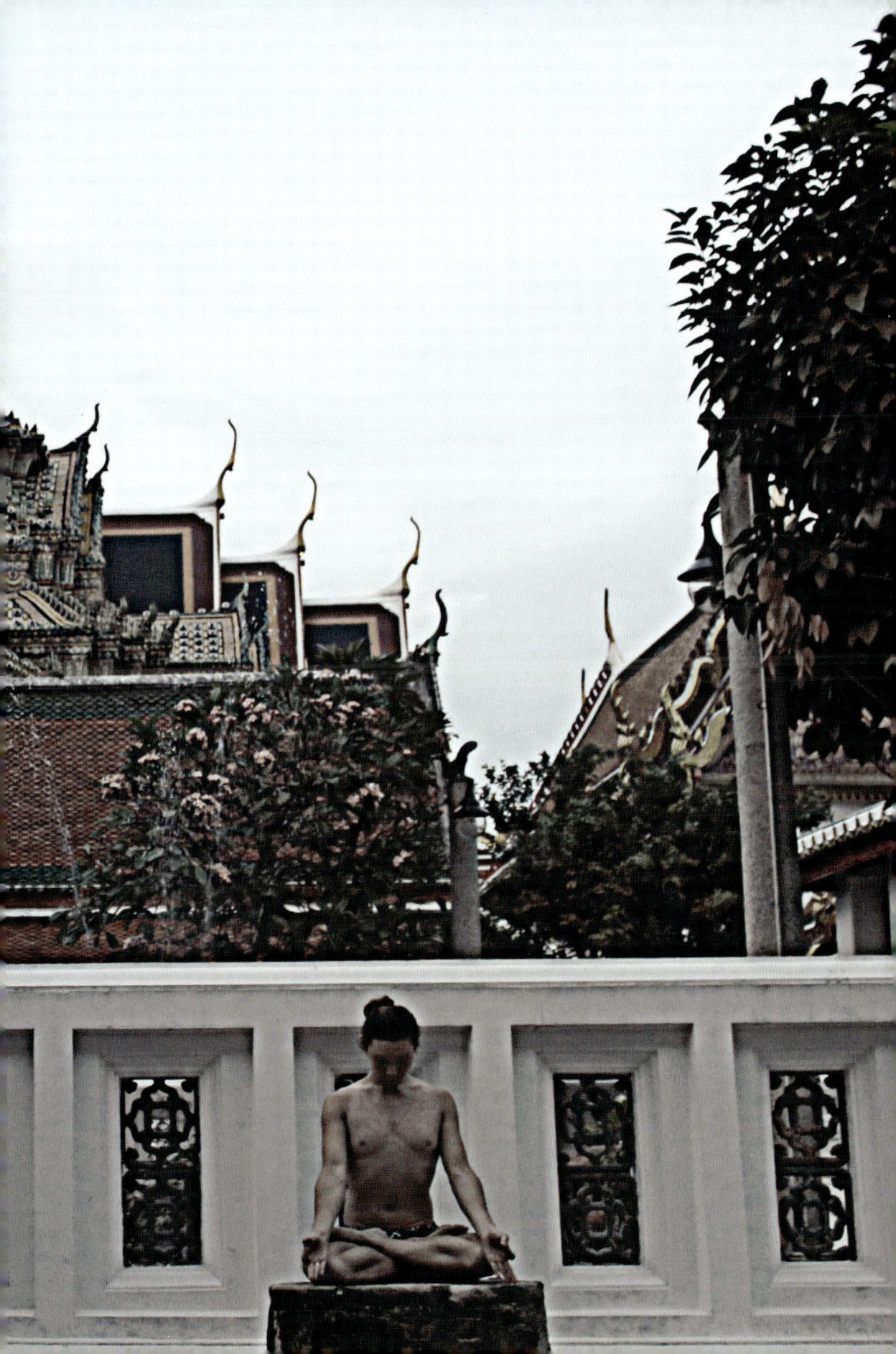

가치란?
그것은 세상을 살아가는 기준이 될 수 있습니다.
본질적인 가치를 잊어버려서는 안됩니다.

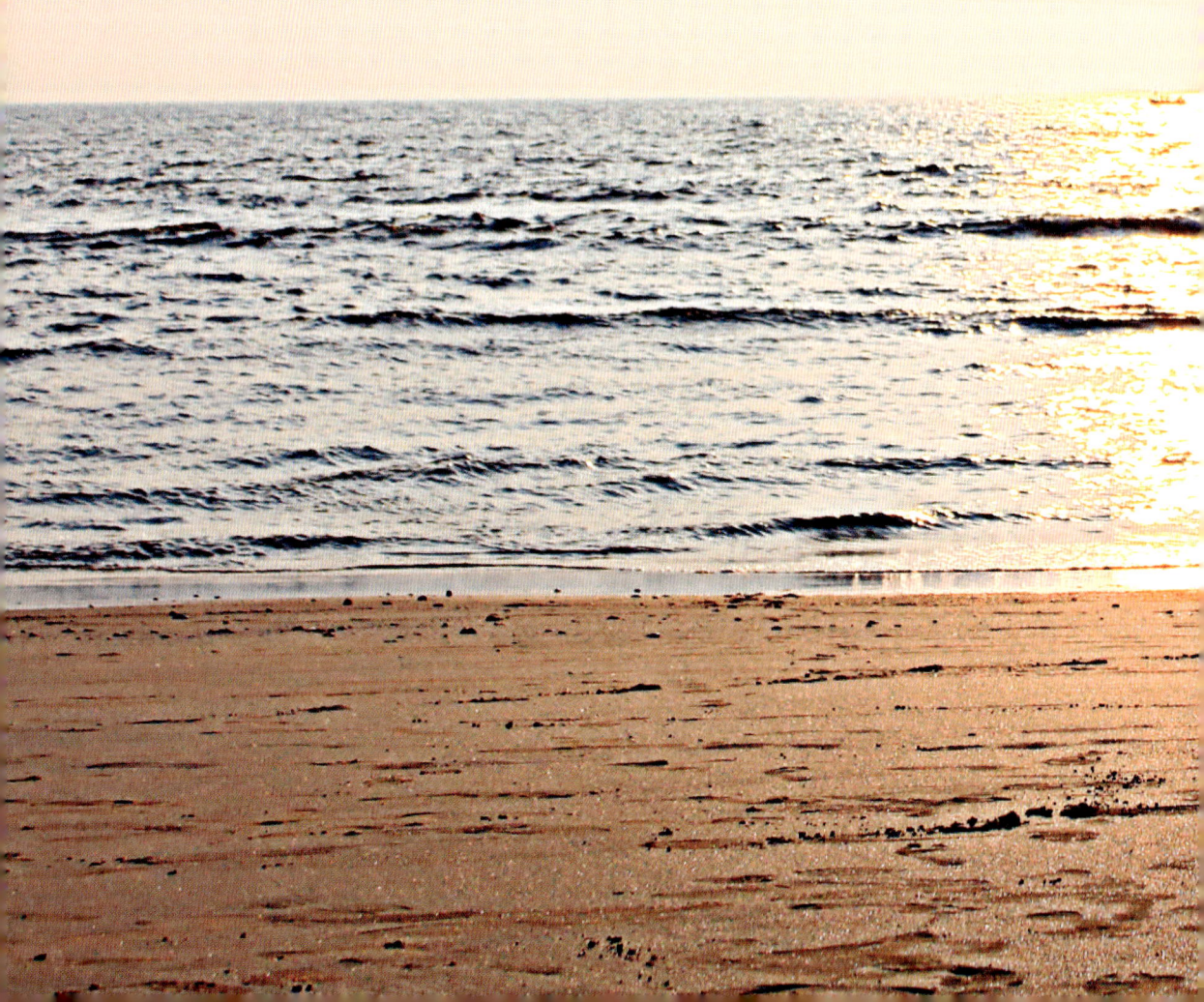

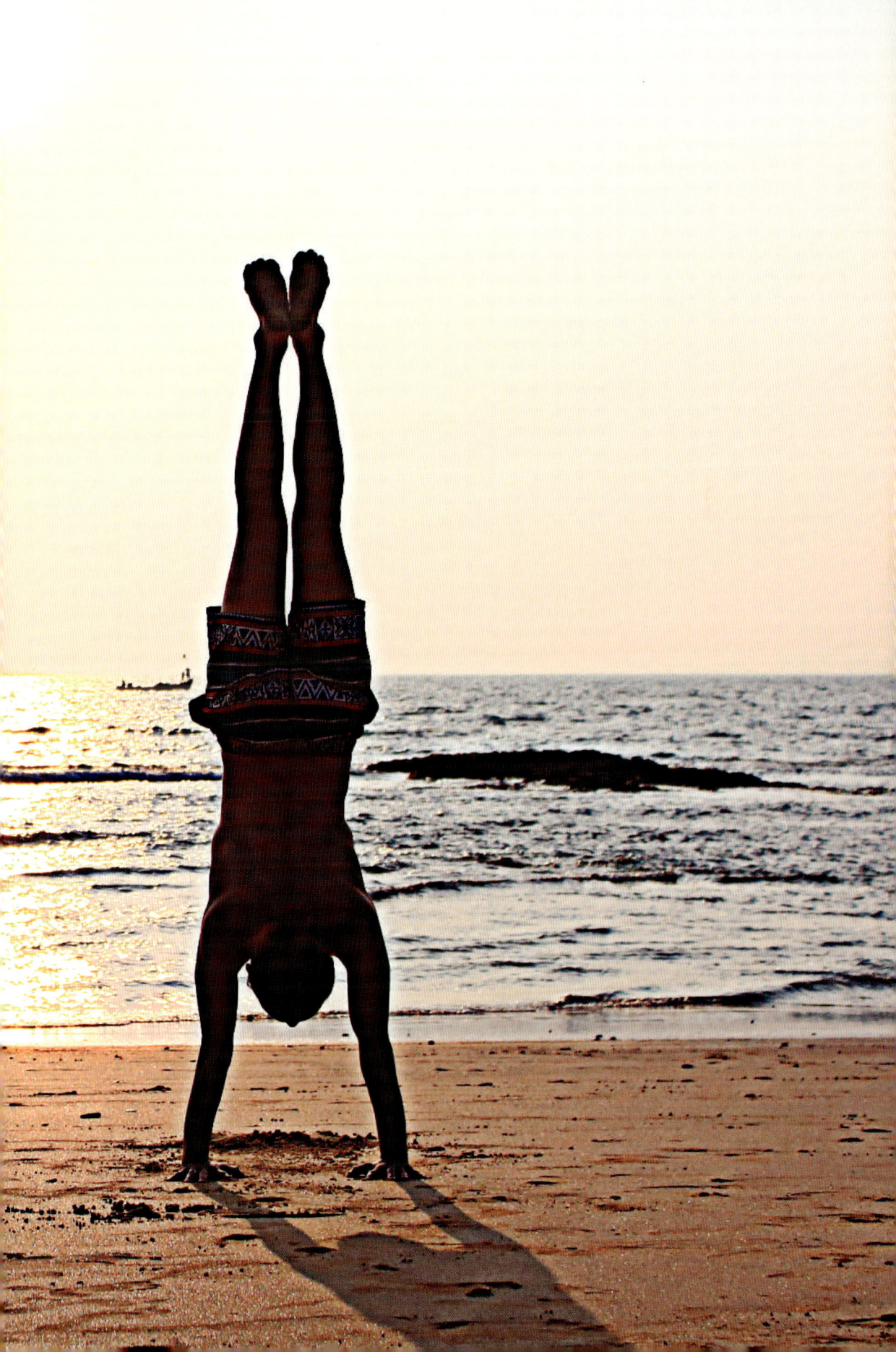

DEDICATION
감사의 말

책을 만들게 된 계기는 제가 아쉬탕가 요가를 수련하면서 샤랏 선생님의 구령으로 수련할 때에는 몰랐던 혼자서 수련할 때 자세의 순서와 연결 과정을 잊게 되면서부터였습니다. 아사나 수련을 구체적이며 쉽게 이해할 수 있는 참고서가 있었으면 좋겠다고 생각하게 되었고, 또한 아사나를 수련하면서 힘들 때마다 느끼는 감정들에 대해서도 공감할 수 있는 책을 만들고 싶다고 생각하게 되었습니다.

저 혼자만 이런 감정들이 생기는지 아니면 다른 사람들도 이런 감정들이 생기는지 궁금하였고, 그에 따라 아사나 수련을 하면서 좀 더 마음의 변화에 대해 관찰하게 되었습니다.

저와 함께 수련했던 많은 사람들 또한 저와 비슷한 감정을 느꼈으며 그로 인해 저 혼자만의 감정들이 아니라는 걸 알게 되었고 그것 또한 수련의 일부분임을 알 수 있었습니다. 겉으로 보이는 신체적인 수련과 겉으로는 보이지 않지만 신체 수련만큼 중요한 내면의 수련을 통해 밸런스 있는 수련을 하기를 노력하였고, 이를 함께 이해하고 공감을 통해 좀 더 좋은 방양의 수련이 되었으면 하는 마음으로 책을 만들게 되었습니다.

책을 만들 때 우선 제일 중요한 것은 전달이었습니다. 정확하고 자세한 전달을 위하여 각 자세마다 구분 동작을 촬영하기로 결정하였습니다. 구분 동작을 촬영한다는 건 마치 모든 움직임을 계속 따라 다니면서 촬영하는 느낌이었습니다. 좀 더 정확한 자세의 전달을 위하여 끊임없이 반복적으로 자세를 유지하여야 했고, 구분 동작은 계속적으로 움직여야 했으며 더 좋은 결과를 얻기 위해서 새로운 시도를 계속 해야 하는 모험같은 긴 시간이 소요되었습니다. 그만큼 많은 인내심이 필요했으며 힘든 작업의 연속이었습니다. 디자인과 편집은 되도록이면 심플하게 전달 내용이 분명하도록 노력했습니다.

책을 마무리 하는 과정이 되었을 때 무엇인지 알 수 없는 아쉬움이 남았습니다.
내용 전달은 잘 될지, 혹시나 틀린 건 없는지, 저의 잘못된 생각과 지식으로 잘못된 정보를 전달하는 건 아닌지, 불안한 마음에 샤랏 선생님에게 찾아갔습니다. 선생님은 몇 가지 부분을 수정하도록 일러주셨습니다.
그럼에도 불구하고 마음이 편하지 않았지만 샤랏 선생님이 주신 메시지는 저에게 용기를 주었습니다. 이제는 정말 마무리가 되어가는 시점에서 그 부족함마저 받아들이기로 마음을 먹었습니다. 지금은 마음이 조금은 편해졌습니다.

제가 우연히 요가를, 그것도 아쉬탕가 요가를 수련하게 되었을 땐 몸이 그리 부드럽지도 건강하지도 않았습니다.
그래서 수련이 힘들어도 제가 건강하지 못해서 힘든 것이라고 생각하며 좀 더 건강해지기를 기대하면서 수련을 이어갔던 날들이 떠오릅니다.
아쉬탕가 요가 수련으로 인해 저는 저의 건강을 다시 찾게 되었고 두 아이를 얻게 되었으며, 또한 다른 사람들에게 아쉬탕가 요가를 전달하는 것을 직업으로도 삼게 되었습니다. 아쉬탕가 요가 수련을 통해 모든 것을 얻게 되었다라고 해도 과언이 아닙니다.

아쉬탕가 요가를 가르치기까지, 저를 도와주시는 분들이 많았습니다.
마음 속 고통에서 벗어나지 못하고 방황하던 저를 항상 믿어주며 용기를 주는 저의 아내 그리고 두 아이의 엄마인 정애씨에게 감사하며 사랑한다고 전합니다. 그리고 저의 모든 가족들에게 감사하며 사랑한다고 말씀드리고 싶습니다.
요가를 처음 가르쳐 주시고 길잡이가 되어주신 이혜옥 선생님께 감사함을 전합니다. 저의 마음의 중심을 잡도록 도와주신 김제창 선생님, 인도에서의 첫 수련 이후 우울증과 감정 조절을 못 할 당시 부부 상담을 통하여 마음의 어두움을 알도록 도와주신 김순종 소장님 감사합니다. 보다 넓은 세상을 부여주고 격려를 아끼지 않으신 에비그린 이다락 선생님, 성유경 선생님, 오랜 친구 전혜연 선생님, 절 믿어주시고 제가 인도에 수련을 갈 때마다 저 대신 수업을 대신 맡아주신 선생님들 감사합니다. 다시는 일어서지 못할 것만 같았던 어렵고 힘든 시기에 이 책을 세상에 내놓을 수 있게 도와주신 김경희님에게 진심으로 감사함을 전합니다.

마지막으로 저를 믿어주시고 오랜 시간 함께 해 주신 저의 수업을 듣는 모든 분들에게 감사함을 전합니다.

2014, 겨울.
황승욱 올림.

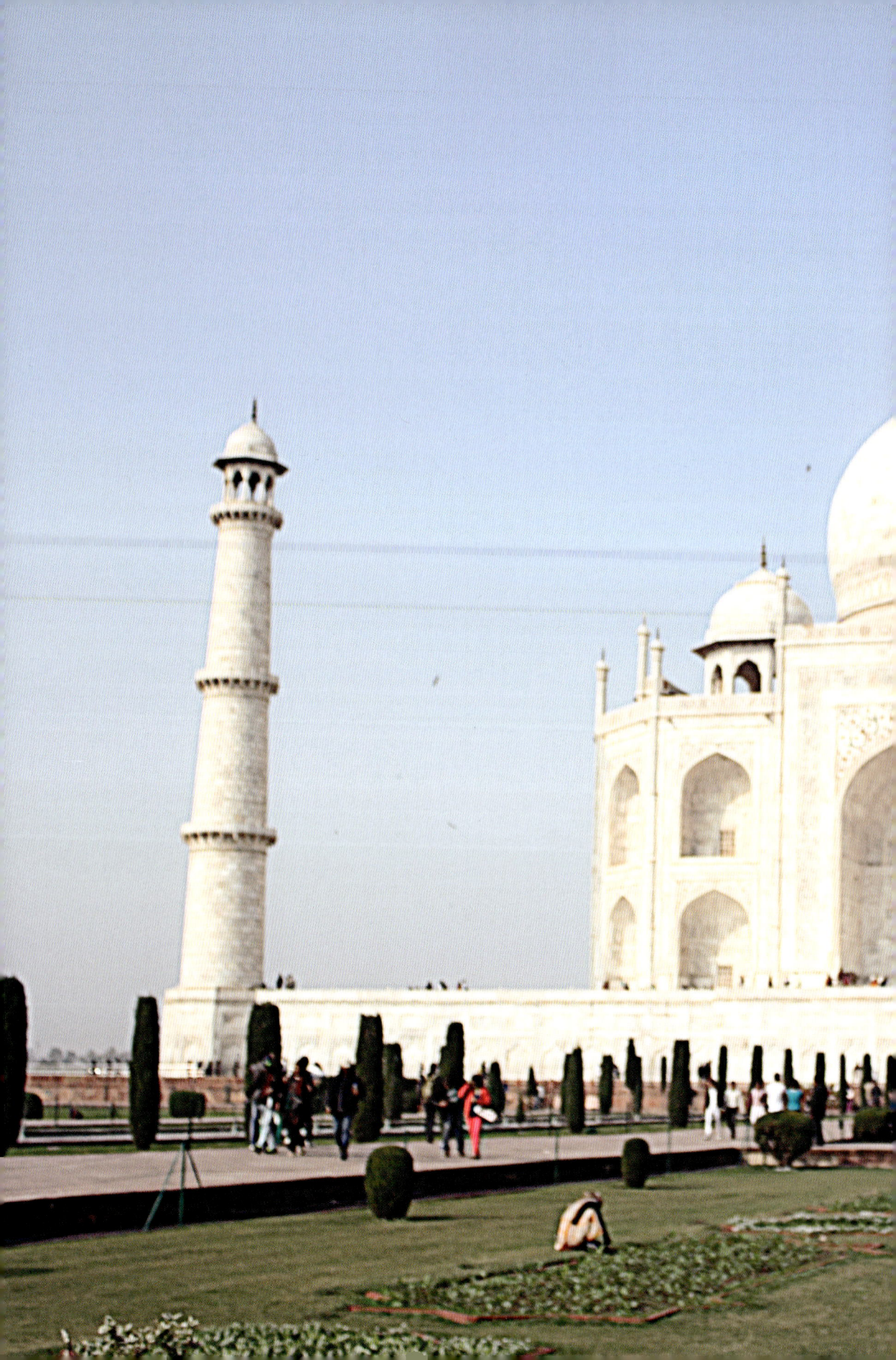

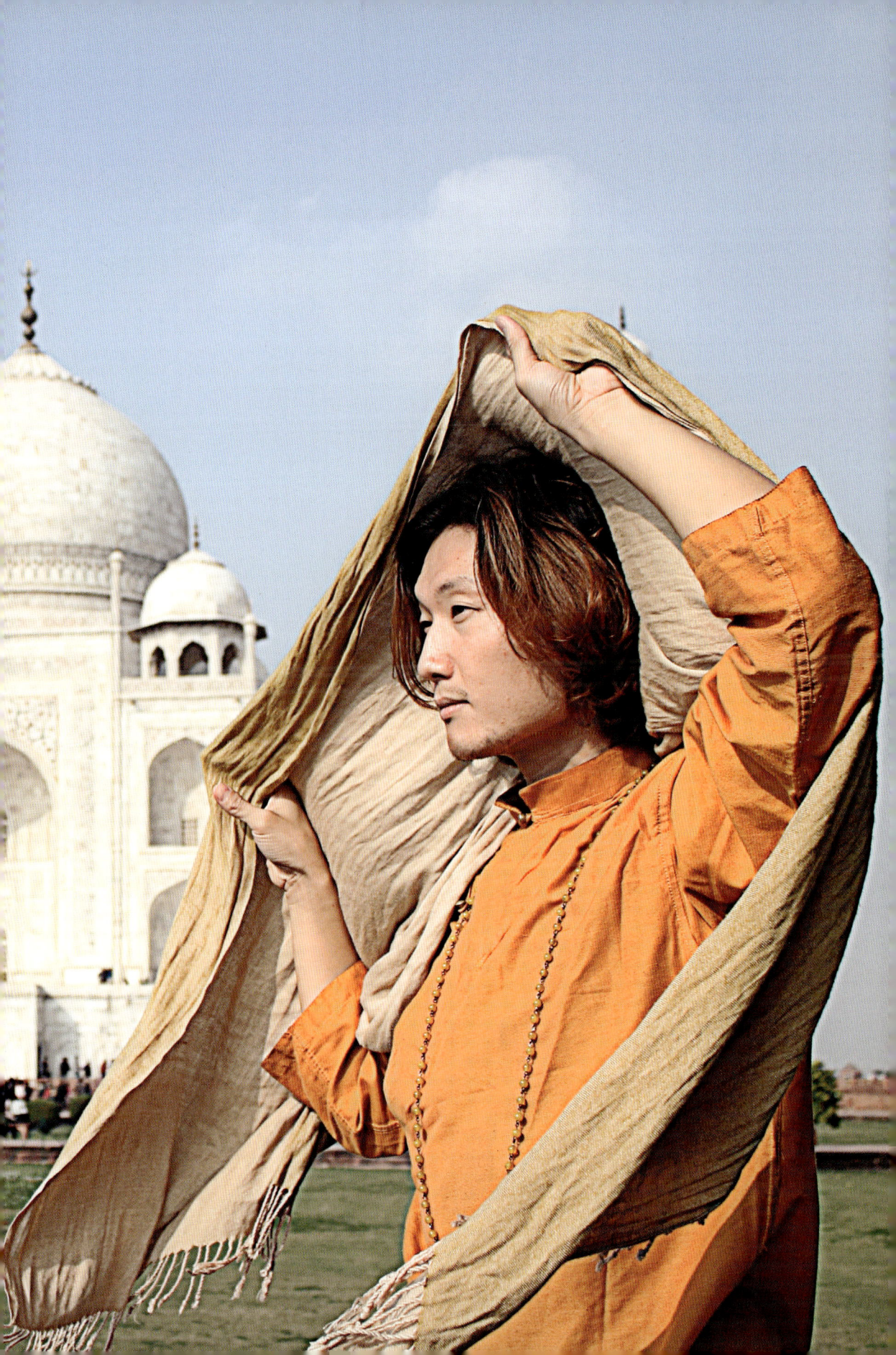

ASHTANGA YOGA OF MIND
INDEX 색인

A
ANGA : 몸
  SALAMBA SARVANGASANA
  (살람바 사르방가사나) ·· 149
ANGUSTHA : 엄지손가락 ································ 21
ARDHA : 절반
  ARDHA BADDHA PADMOTTANASANA
  (아르다 밧다 파드모타나사나) ······························· 70
  ARDHA BADDHA PADMA PASCIMATTANASANA
  (아르다 밧다 파드마 파치마타나아사나) ················ 94

B
BADDHA : 접은,묶은
  ARDHA BADDHA PADMOTTANASANA
  (아르다 밧다 파드모타나사나) ······························· 70
  ARDHA BADDHA PADMA PASCIMATTANASANA
  (아르다 밧다 파드마 파치마타나아사나) ················ 94
  BADDHA KONASANA
  (밧다 코나사나) ·· 126
  BADDHA PADMASANA
  (밧다 파드마사나) ··· 158
BHUJA : 어깨 또는 팔
  BHUJAPIDASANA
  (부자피다사나) ··· 116

D
DANDA : 막대
  DANDASANA
  (단다아사나) ··· 88
DHANUR : 활
  URDHVA DHANURASANA
  (우르드바 다누라사나) ······································· 144

DRISTI : 응시점 ··· 21

E
EKA-PADA : 한 다리
  TRIANGA MUKHAIKAPADA PASCIMATTANASANA
  (트리앙 무카 에카파다 파치마타나아사나) ············· 96

G
GARBHA : 자궁
  GARBHA PINDASANA
  (가르바 핀다사나) ·· 124

H
HALA : 쟁기
  HALASANA
  (할라아사나) ··· 150
HASTA : 손
  UTTHITA HASTA PADANGUSTHASANA
  (웃티타 하스타 파단구스타사나) ··························· 64
  PADAHASTASANA
  (파다하스타아사나) ··· 44

J
JANU : 무릎
  JANU SIRSASANA
  (자누 시르샤아사나) ······························· 98, 100, 102

K
KARNA : 귀
  KARNA PIDASANA
  (가르나 피다아사나) ·· 151
KONA : 각도

UTTHITA TRIKONASANA
(웃티타 트리코나사나)·················· 46, 48
UTTHITA PARSVAKONASANA
(웃티타 파르스바코나사나)·············· 50, 52
BADDHA KONASANA
(밧다 코나사나)······························· 126
UPAVISTHA KONASANA
(우파비스타 코나아사나)···················· 128
SUPTA KONASANA
(숩타 코나아사나)····························· 130
KUKKUTA : 수탉
KUKKUTASANA
(쿡쿠타아사나)································ 125
KURMA : 거북
KURMASANA
(꾸르마사나)··································· 118

M
MARICHI : 성자 마리챠
MARICASANA
(마리챠아사나)··············· 104, 106, 108, 110
MATSYA : 물고기
MATSYASANA
(마츠야아사나)································ 154
MUKHA : 얼굴
TRIANGA MUKHAIKAPADA PASCIMATTANASANA
(트리앙 무카 에카파다 파치마타나아사나)·············· 96
URDHVA MUKHA PASCIMATANASANA
(우르드바 무카 파치마타나사나)············ 138

N
NAMASKARA : 인사

SURYA NAMASKARA
(수리야 나마스카라)············ 30, 32, 34, 36
NAVA : 보트
NAVASANA
(나바사나)····································· 112

P
PADA : 발
PADAHASTASANA
(파다하스타아사나)···························· 44
PRASARITA PADOTTANASANA
(프라사리타 파도타나사나)········ 54, 56, 58, 60
TRIANGA MUKHAIKAPADA PASCIMATTANASANA
(트리앙 무카 에카파다 파치마타나아사나)·············· 96
UTTANA PADASANA
(우타나 파다사나)····························· 155
PADANGUSTHA : 엄지발가락
PADANGUSTHASANA
(파단구스타아사나)···························· 42
UTTHITA HASTA PADANGUSTHASANA
(웃티타 하스타 파단구스타사나)·············· 64
SUPTA PADANGUSTHASANA
(숩타 파단구스타사나)························ 132
UBHAYA PADANGUSTHASANA
(우바야 파단구스타사나)····················· 136
PADMA : 연꽃
ARDHA BADDHA PADMOTTANASANA
(아르다 밧다 파드모타나사나)················· 70
ARDHA BADDHA PADMA PASCIMATTANASANA
(아르다 밧다 파드마 파치마타나아사나)······· 94
URDHVA PADMASANA
(우르드바 파드마사나)······················· 152

ASHTANGA YOGA OF MIND
INDEX 색인

BADDHA PADMASANA
(밧다 파드마사나) ·················· 158
PADMASANA
(파드마사나) ·················· 159

PARSVA : 측면
UTTHITA PARSVAKONASANA
(웃티타 파르스바코나사나) ·········· 50, 52
PARSVOTTANASANA
(파르스봇타나사나) ·················· 62

PASCIMA : 서쪽, 뒤
PASCIMATTANASANA
(파치마타나아사나) ··········· 89, 90, 148
ARDHA BADDHA PADMA PASCIMATTANASANA
(아르다 밧다 파드마 파치마타나아사나) ·········· 94
TRIANGA MUKHAIKAPADA PASCIMATTANASANA
(트리앙 무카 에카파다 파치마타나아사나) ·········· 96

PIDA : 압력, 압박
BHUJAPIDASANA
(부자피다사나) ·················· 116
KARNA PIDASANA
(가르나 피다아사나) ·················· 151

PINDA : 태아
GARBHA PINDASANA
(가르바 핀다사나) ·················· 124
PINDASANA
(핀다사나) ·················· 153

PRASARITA : 뻗은, 확장된
PRASARITA PADOTTANASANA
(프라사리타 파도타나사나) ······ 54, 56, 58, 60

PURVA : 동쪽, 앞
PURVATTANASANA
(프르바타나아사나) ·················· 92

S
SALAMBA : 지탱
SALAMBA SARVANGASANA
(살람바 사르방가사나) ·················· 149
SARVA : 모든
SALAMBA SARVANGASANA
(살람바 사르방가사나) ·················· 149
SETU : 다리
SETU BANDHASANA
(세투 반다아사나) ·················· 140
SIRSA : 머리
JANU SIRSASANA
(자누 시르사아사나) ··········· 98, 100, 102
SIRSASANA
(시르샤아사나) ·················· 156
STHITI : 곧은, 균형잡힌, 서있는
SAMASTHITI
(사마스티티) ·················· 32
SUPTA : 잠, 깊은, 누운
SUPTA KURMASANA
(숩타 꾸르마사나) ·················· 119
SUPTA KONASANA
(숩타 코나아사나) ·················· 130
SUPTA PADANGUSTHASANA
(숩타 파단구스타사나) ·················· 132
SURYA : 태양
SURYA NAMASKARA
(수리야 나마스카라) ······ 30, 32, 34, 36

T
TRI : 셋
UTTHITA TRIKONASANA

(웃티타 트리코나사나) ·················· 46, 48

TRIANGA : 세가지

TRIANGA MUKHAIKAPADA PASCIMATTANASANA

(트리앙 무카 에카파다 파치마타나아사나) ············ 96

U

UBHAYA : 양쪽

UBHAYA PADANGUSTHASANA

(우바야 파단구스타아사나) ····················· 136

UPAVISTHA : 앉은

UPAVISTHA KONASANA

(우파비스타 코나아사나) ························ 128

URDHVA : 위를 향한

URDHVA MUKHA PASCIMATANASANA

(우르드바 무카 파치마타나사나) ············· 138

URDHVA DHANURASANA

(우르드바 다누라사나) ························· 144

UTKATA : 거친,강력한

UTKATASANA

(웃카타사나) ································· 72

UTPLUTHIH : 용수철

UTPLUTHIH

(우트플르트히) ······························ 160

UTTANA : 강화된 스트레치, 뻗은

PRASARITA PADOTTANASANA

(프라사리타 파도타나사나) ··········· 54, 56, 58, 60

PARSVOTTANASANA

(파르스봇타나사나) ····························· 62

ARDHA BADDHA PADMOTTANASANA

(아르다 밧다 파드모타나사나) ··················· 70

PASCIMATTANASANA

(파치마타나아사나) ······················ 89, 90, 148

PURVATTANASANA

(프르바타나아사나) ···························· 92

UTTANA PADASANA

(우타나 파다사나) ···························· 155

UTTHITA : 뻗은, 확장

UTTHITA TRIKONASANA

(웃티타 트리코나사나) ···················· 46, 48

UTTHITA PARSVAKONASANA

(웃티타 파르스바코나사나) ················ 50, 52

UTTHITA HASTA PADANGUSTHASANA

(웃티타 하스타 파단구스타사나) ···················· 64

V

VIRA : 전사

VIRABHADRASANA

(비라바드라아사나) ···························· 74

Y

YOGA MUDRA : 요가 몸짓

YOGA MUDRA :

(요가 무드라) ······························· 158

BIBLIOGRAPHY
참고 문헌

R. SHARATH JOIS , ASTANGA YOGA ANUSTHANA , KPJAYI MYSORE , 2013

Sri K. Pattabhi Jois, YOGA MALA , 침묵의 향기, 2011

Sri K. Pattabhi Jois, YOGA MALA, Patanjali Yoga Shala, New York, 2000

John Scott, ASHTANGA YOGA, Gaia Books Limited, London, 2000

Iyengar. B.K.S, LIGHT ON YOGA , Pune , Harper Collins, India, 1966

David Swenson, Ashtanga Yoga 수련 지침서, 아쉬탕가 요가 프로덕션, 마루요가

www.itsyoga.com homepage store 'Ashtanga yoga manual'

김제창(번역 및 정리, 편집), '인도 까이발리아다마 요가대학의 교과 과정에 따른 이오미 건그금 요가지도자 쿠스 기본 교재(미출판 교재)', 아오마 요가 아카데미, 서울, 2006.

황승욱 (정리, 편집), '인도 까이발리아 다마 요가 대학의 교과 과정에 따른 자격 청구 논문 (미출판 교재)

배해수(편역), "요가비전", 지혜의 나무, 2006

Svatmarama, edited by Swami Digambaraji, `Hathapradipik of Svatmarama', Kaivalyadhama S.M.Y.M. Samiti, Lonavla, India, 1998.

Swami Digambaraji edit., `Gheranda Samhita ', Kaivalyadhama S.M.Y.M. Samiti, Lonavla, India, 1997.